W0254980

Krankenpflege.

Handbuch

für

Krankenpflegerinnen und Familien

von

Dr. Julius Lazarus,

Königl. Preuß. Sanitätsrath
und dirigirender Arzt am Krankenhause der jüdischen Gemeinde zu Berlin.

Mit zahlreichen Abbildungen.

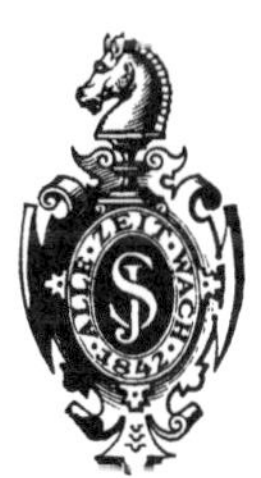

Springer-Verlag Berlin Heidelberg GmbH 1897

ISBN 978-3-662-32005-1   ISBN 978-3-662-32832-3 (eBook)
DOI 10.1007/978-3-662-32832-3
Softcover reprint of the hardcover 1st edition 1897

Vorwort.

Dieses Handbuch ist hervorgegangen aus den Vorträgen, welche ich seit mehreren Jahren als theoretische Ergänzung des praktischen Unterrichts zur Ausbildung von Krankenpflegerinnen halte. In einer vieljährigen ärztlichen Thätigkeit im Krankenhause und in der Familie habe ich allzuoft die Beobachtung machen müssen, daß das Können mit dem Wollen in der Krankenpflege nicht immer gleichen Schritt hält. Wie man es für richtig erachtet hat, die Lehre von der Erhaltung der Gesundheit (die Hygiene) von den Stätten der strengen Wissenschaft in die breiten Schichten des Volkes hineinzutragen, so hat man auch dieselbe Nothwendigkeit für die Lehre von der Pflege des kranken Menschen erkannt. Gerade diese Lehre ist in den letzten Jahrzehnten mit großem Eifer wissenschaftlich und praktisch gefördert worden, und wenn namentlich die in letzterer Beziehung gewonnenen Resultate weiteren Kreisen zugänglich gemacht werden sollen, so geschieht es, damit nicht durch mangelhafte Ausführung der Anordnungen der Erfolg der ärztlichen Kunst beeinträchtigt werde.

In diesem Sinne habe ich meine Vorträge erweitert und manches aus dem Gebiet des rein praktischen Krankendienstes hinzugefügt. Sie werden dadurch für die Pflegerinnen ein Nachschlagebuch bilden für das, was diese in ihrer Lehrzeit theoretisch und praktisch gelernt haben, sie werden für die Familien ein Handbuch sein, wenn es sich darum handelt, den Anordnungen des Arztes im Falle von Krankheit im Hause das nöthige Verständniß entgegenzubringen. In Berücksichtigung dieses letzteren Zweckes habe ich geglaubt, namentlich den Ausführungen im allgemeinen Theil einen weiten Raum geben zu müssen.

Wenn der Wissensdrang der Leser über die einzelnen Krankheiten, namentlich ihre Ursachen und Entstehungen mehr gewünscht hätte, als ihnen von mir geboten wird, so gebe ich gern zu, in dieser Beziehung eine gewisse Zurückhaltung gewahrt zu haben; aber ich wollte auch nur denjenigen genügen, die praktisch Krankenpflege üben wollen, und dazu gehört nur zu wissen, wie eine Krankheit gewöhnlich verläuft und wie man sich bei gewissen Zwischenfällen im ersten Augenblick zu verhalten hat — vor Allem, wie man den Arzt in seinen Bestrebungen, dem Kranken zu helfen, verständige Unterstützung gewähren kann.

Nicht als ob ich glaubte, man soll den Wissensdrang eindämmen. Dazu hat Niemand ein Recht. Wenn aber Jemand diesem Drange folgend sich weitere Kenntnisse erwirbt, so giebt er damit das Zeichen, daß ihm die Ausübung der Krankenpflege allein nicht mehr genügt, und dann ist er auch zur Krankenpflege nicht mehr geeignet.

Wie ich im allgemeinen Theil dieses Buches zuerst die Ethik in der Krankenpflege und dann alle die einzelnen Techniken des Krankendienstes eingehend behandelt habe, so habe ich im speziellen Theile unter Anderem den Verlauf einiger Krankheiten ausführlich beschrieben, vielleicht mehr, als es auf den ersten Blick nöthig und am Platze zu sein scheinen dürfte. Ich wollte damit der Pflegerin gewissermaßen nur ein Schema geben für das, was sie zu beobachten hat und wie sie ihre Beobachtungen mittheilen soll. Die gebildete Pflegerin wird in dieser Auffassung ihrer Thätigkeit Anregung für Geist und Gemüth zur Genüge finden.

Als eine ganz falsche Auffassung meiner Bestrebungen müßte ich es aber ansehen, wollte Jemand glauben, daß er mit der

Erlernung der Krankenpflege auch die ganze Heilkunde sich an-
geeignet habe. Er würde sehr bald erfahren zu seinem eigenen
Schaden und zu demjenigen der ihm Anvertrauten, daß sein
Handeln nur ein Pfuschen ist — nichts Ganzes hier, nichts
Ganzes dort!

Mein Buch soll das Verständniß für Krankenpflege fördern
und allen Denen dienen, welche ganz von dem Bestreben erfüllt
sind, Krankenpflege praktisch auszuüben.

Berlin, im Januar 1897.

Dr. Julius Lazarus.

Die Abbildungen 4, 5, 34, 35, 36, 37 sind mit Erlaubniß des Kaiserl. Gesundheits-
amtes dem Gesundheitsbüchlein entnommen.

Inhalt.

Einleitung.

Begriff und Wesen. Unter Krankenpflege versteht man die Fürsorge für unsere Mitmenschen, die durch Krankheit außer Stande sind, für sich selbst zu sorgen. Wir müssen annehmen, daß dem Menschen Mitgefühl, Nächstenliebe und Fürsorge für die Kranken und Elenden angeborene Eigenschaften sind, denn wir finden sie sogar schon bei den Wesen, die einen niedereren Entwickelungsgrad an Geist und Gemüth als die Menschen haben, bei den Thieren. Nicht allein, daß das Muttervieh für sein Neugeborenes sorgt, so lange es hilflos ist — nicht allein, daß sich die Thiere zusammenscharen, um sich vor einem drohenden Ungemach, einem Feinde, mit gemeinsamen Kräften zu retten, nein, das unvernünftige Thier springt dem kranken, dem ermüdeten zu Hilfe, leckt seine Wunden, um sie zu reinigen und zu kühlen, trägt es mit den Zähnen oder auf den Flügeln an einen gesicherten Ort und lagert es, wo und wie es vor Schädlichkeiten geschützt ist. Mag man es Instinkt, Treue, Klugheit nennen, wenn der Hund seinen vor Müdigkeit zusammengesunkenen Herrn bewacht, wenn des Kriegers Roß nicht von der Seite seines sterbenden Herrn weicht, es ist und bleibt doch das angeborene Gefühl, das, als die Kultur sich im Menschen zu entwickeln begann, seinen Ausdruck fand in dem altbiblischen Satz: "Liebe Deinen Nächsten wie Dich selbst." Was heißt das aber anderes, als thue Deinem Nächsten das, was Du Dir wünschest, daß man Dir thue. Es ist das die erste und zugleich die höchste Forderung der Sittlichkeit, wie sie das Herz eines jeden gebildeten Menschen beherrschen muß. Aus diesem Satz heraus hat sich das Gefühl entwickelt, daß man vor Allem dem Kranken, dem Schwachen Hilfe bringen muß, ihm beistehen muß in seiner Noth, seiner Krankheit und Gefahr.

Aber wie es sich von selbst verstand, wie wir es bei den Thieren gesehen haben, daß die Eltern den Kindern beistehen, so lange sie hilflos sind, so führte den Menschen das Gefühl der Dankbarkeit allmählich dahin, daß die Kinder den Eltern ihre Liebe erwiderten; so führte das Gefühl der Zusammengehörigkeit die Geschwister dahin, sich gegenseitig zu unterstützen, und so kamen denn auch Stadt nnd Staat, die Gemeinde und das ganze Volk dahin, ihren kranken und nothleidenden Gliedern hilfreich beizuspringen.

Zum Ausdruck kommt dieses Streben in der Krankenpflege, und darum ist die Krankenpflege nicht die Eigenthümlichkeit eines Volkes oder einer Religionsgemeinschaft, sondern sie ist das Herzensbedürfniß der Menschheit, und sie ist nicht gelehrt worden von dem Begründer einer Religion, sondern sie liegt in der Brust des Menschen. Sie ist nicht allein geübt worden bei den Gottesgläubigen, sondern ebenso auch bei den Heiden, zu jeder Zeit und an jedem Orte. Die Krankenpflege ist nicht ein Handwerk, das sich in unserer Zeit erst entwickelt hat, sie ist nicht ein Gewerbe, das einen Erwerbszweig bilden soll. Die Krankenpflege ist eine Thätigkeit, zu der man einen inneren Beruf, eine unwiderstehliche Neigung fühlen muß, der man sich mit Leib und Seele ergeben muß; hier heißt es: ganz oder gar nicht. Oberflächlichkeit oder planlose Spielerei wird hier zum Verbrechen.

Besondere Begabung der Frau zur Krankenpflege. Aber wie jede Thätigkeit sich allmählich immer mehr ausbildet, so daß sie immer erfolgreicher, thatkräftiger und nützlicher wird, so hat sich auch die Krankenpflege allmählich so entwickelt, daß jetzt zu dem inneren Berufsgefühl vielerlei Fertigkeiten zu ihrer Ausführung erworben werden müssen, daß sie eben gelernt werden muß. Und wenn nun zumeist von dem weiblichen Geschlecht Gelegenheit genommen wird, sich diesem Berufe zu widmen, so ist dies eine Folge der natürlichen Beschaffenheit des Weibes.

Die Krankenpflege ist eine rein menschliche Aufgabe, eine Aufgabe, die das Herz an uns Alle, Männer wie Frauen stellt. Wenn wir aber in die Familie hineinschauen, in welche Krankheit oder Siechthum ihren traurigen Einzug gehalten haben, wessen Herz ist es dort, das zuerst die Besorgung der Pflege der Kranken und Siechen zu seiner Aufgabe macht? Das Herz der Mutter, der Gattin, der Tochter oder der Schwester. Nicht weil die Kenntniß des Hauswesens überhaupt sich bei den Frauen findet, nicht weil immer noch, was zu des Leibes Nahrung und Nothdurft gehört, Sorge der Hausfrau ist, nicht weil wir immer noch den schönen Satz in unserem socialen Leben bewährt finden:

Dem Manne die Welt das Haus,
Der Frau das Haus die Welt,

vielmehr, weil Zartgefühl, Sanftmuth, Geduld und Fügsamkeit und der Sinn für Sauberkeit die eigensten Mitgaben von der Natur für die Frau sind, und ihre hervorragendsten Charaktereigenschaften bilden, und darum ist die Frau die geborene Krankenpflegerin.

Ausbildung der Anlagen. Aber wie alle unsere Eigenschaften, selbst die angeborenen ebenso wie die erworbenen, entwicklungsfähig sind und weiter entwickelt werden müssen, so muß das angeborene Talent zur Krankenpflege auch erst ausgebildet werden, so will die Krankenpflege mit eifrigem Bemühen erst erlernt werden. In seinem Herzen fühlt das Weib den Beruf, Krankenpflegerin zu sein; ihn zu erfüllen muß man lernen. Mit dem Herzen muß der Verstand sich einen, und schließlich muß zum Verstehen und Wissen dann noch das Können kommen, d. h. die körperliche Kraft, auszuführen, was man weiß und will.

Mit dem heiß aufwallenden Mitgefühl für die Leiden der Andern, mit dem raschen Erglühen in leidenschaftlicher Erregung für das Schöne und Erhabene in der Erfüllung dieses Berufes ist es nicht allein gethan, ebensowenig wie mit dem Heroismus, der sich dazu drängt, kalten Blutes schweren Operationen beizuwohnen, und ebensowenig mit dem eifrigen Wissensdrang, die Medicin gründlichst studieren zu wollen.

Nothwendige körperliche und geistige Eigenschaften. Die Eigenschaften, welche die Krankenpflegerinnen zu dem machen, was sie sein wollen und sein sollen, sind, wie ich bereits erwähnte, natürliche Eigenschaften des Weibes. Und doch wird man unter diesen natürlichen Eigenschaften gerade eine vermissen, welche die Hauptstütze dieses Berufes ist: das ist die körperliche Kraft, mit der man den schweren Anstrengungen dieses Berufes trotzen kann. Gewiß hat die Natur hier Grenzen gezogen, aber der weibliche Körper ist, wie der Körper des Menschen überhaupt, in der Lage, durch Uebung und Gewohnheit die ihm gesteckten Grenzen weit hinauszuschieben. Die rohe Körperkraft, die dem Weibe abgeht, kann ersetzt werden durch die Feinfühligkeit der Sinnesorgane. Jedenfalls ist es nöthig, daß die Krankenpflegerin über einen gesunden, kräftigen Körper verfügt; sie soll sich dessen wohl versichern, ehe sie sich dem Berufe widmet, denn sonst schädigt sie nicht nur sich, indem sie bald den zugemutheten Leistungen unterliegt, sondern auch den Kranken, dem sie nicht das leisten kann, was sie leisten möchte und was sie leisten soll. Ein körperlicher Schaden, und schien er noch so gering, Krampfadern, Platt-füße, ein Unterleibsbruch, Schäden, die im gewöhnlichen Leben als unbedeutende zu betrachten sind, machen andererseits zum Krankenpflegedienst untauglich, sie führen zu Störungen, die über kurz oder lang trotz besten Willens zwingen, den Kranken-dienst aufzugeben. Und wenn es auch für selbstverständlich gilt, so kann ich es doch nicht unerwähnt lassen, denn häufig genug wird es eben seiner Selbstverständlichkeit wegen nicht genügend beachtet: wer Kranke pflegen will, muß im Vollbesitz seiner Sinnesorgane sein.

Die Pflegerin soll ein scharfes Auge haben, das wohl zu unterscheiden vermag, wie sich die Gesichtszüge des Patienten, seine Gesichtsfarbe ändern; ihr Ohr darf sie nicht im Stiche lassen, wenn es gilt, leise, hingehauchte Worte des todesmatten Kranken zu vernehmen, mit denen er bittet, den verschmach-tenden Lippen einen Trunk zu reichen oder seine schmerzhafte Körperlage zu verbessern. Der Geruchssinn muß scharf sein, um selbst kleine Verunreinigungen in der Zimmerluft, die sich am ehesten für die Nase merklich machen, nicht unbemerkt zu lassen. Der Gefühls- oder vielmehr der Tastsinn muß ein besonders feiner sein, da wir von einer guten Pflegerin ver-langen müssen, uns ein Urtheil z. B. über den Puls des Patienten abzugeben und die Prüfung der Beschaffenheit des-selben ein sehr zartes und empfindliches Tastgefühl voraus-setzt. Mit mangelhaftem Tastgefühl wird die Pflegerin den

Kranken derb anfassen, ihn drücken und stoßen, da sie es selbst nicht empfindet. Auch an den Geschmackssinn der Pflegerin stellen wir berechtigte Ansprüche, denn er soll nicht allein über die Beschaffenheit der Arzneien, die unter Umständen mit der Nase und der Zunge geprüft werden müssen, wachen, sondern auch über die dem Kranken zu verabreichenden Speisen und Getränke, wenn auch für den Werth derselben die Zunge der Pflegerin nicht allein als sicherer Maßstab anzusehen ist.

So wird die Pflegerin für den Kranken fühlen und empfinden und demgemäß für ihn handeln können.

Wenn vorher schon erwähnt war, daß viel Körperkraft für diesen Beruf nöthig ist, so müssen die Organe der Pflegerin auch so beschaffen sein, daß sie sich ihre Kräfte auch erhalten kann. Wie die Sinnesorgane normal sein müssen, so müssen es auch die andern sein, die den vermehrten Kräfteverbrauch zu ersetzen bestimmt sind.

Es soll an dieser Stelle noch erwähnt werden, daß selbst von kleineren Schwächen und Gebrechen, über welche man sonst im gewöhnlichen Leben mit leichter Mühe hinwegkommt, die Pflegerin frei sein muß. Das Fühlen und Empfinden eines Kranken ist bisweilen so leicht reizbar, daß jene kaum nennenswerthen Uebelstände in ihm einen unüberwindlichen Widerwillen selbst gegen die getreueste Pflegerin erwecken.

Kleine Verunzierungen im Gesicht, schlechte Körperhaltung, ein sogenanntes unangenehmes Organ, der Dialekt, erschweren ebenso unbegründet bisweilen den gegenseitigen Verkehr zwischen Kranken und Pflegerin, wie ein gewinnendes Aeußere, ein gewisser Wohllaut in der Stimme die Sympathie des Kranken zur Pflegerin so erwecken, daß die Letztere einen fast unglaublichen Einfluß auf den Kranken auszuüben vermag. Wie oft hören wir von Kranken die Bemerkung, daß sie dieses oder jenes Gesicht nicht an ihrem Bette sehen wollen, nicht sehen können. Man ist dann leicht bei der Hand mit dem Urtheil, daß das ja nur eine Schrulle, eine Laune sei, die man bekämpfen könne. Bei kleinen Kindern, die leicht zu Widerspruch und Unart neigen, mag es sich ja häufig nur um unberechtigte Wünsche handeln, gegen sie kann man dann auch energisch ankämpfen, man kann dann leicht den Widerstand, den sie einzelnen Personen ihrer

Umgebung entgegenbringen, brechen; aber bei Erwachsenen hat wohl Niemand den Muth, dies mit Energie durchzuführen. Selbst der vernünftigste Mensch, der in gesunden Tagen den Menschen nur nach seinem wahren innern Werthe zu beurtheilen gewohnt ist, verfällt als Patient unweigerlich diesen Launen — dieser Schwäche.

Wir besitzen über die Gemüthsverfassung der Patienten eine wahrhaft klassische Schilderung, die uns die englische Schrift= stellerin Miß Nigthingale giebt.

„Ein unter Gesunden sehr verbreiteter Irrthum besteht darin, daß es dem Kranken nur an ein wenig Selbstbeherrschung fehle, um seine trüben Gedanken los zu werden und sich nicht das Krankenbett unnütz zu erschweren. Mit Bestimmtheit kann ich versichern, daß jeder halbwegs vernünftige Patient fort= während mehr Selbstbeherrschung übt, als dies die Gesunden glauben, bis sie selbst einmal krank werden. Denn fast jeder Schritt, den er thut, jeder Gedanke, der sein Hirn kreuzt, ver= ursacht ihm Schmerz; spricht er in gütigem Tone oder sieht er uns freundlich an, immer übt er Selbstbeherrschung.“

In dieser Form schildert jene durch ihre philanthropischen Lehren namentlich auf dem Gebiete der Krankenpflege berühmte Schriftstellerin den Seelenzustand des Patienten, und da sollten wir den Muth haben, diesem einen Wunsch, und erschiene er auch wirklich launisch und schrullenhaft, abzulehnen? Da ver= langt es die Selbstlosigkeit der Krankenpflegerin, daß sie mit Hintansetzung der jedem Menschen innewohnenden Selbstachtung sich still zurückzieht und sich hineinfindet, nach nichtssagenden Aeußerlichkeiten beurtheilt zu werden und nicht nach ihrem inneren wahren Werthe.

Mit dieser Selbstlosigkeit wird die treu ihrem Beruf er= gebene Pflegerin es auch ertragen, wenn die Kranken, denen sie Wochen und Monate hindurch treu gedient, sie mit Auf= bietung aller ihrer Kräfte gepflegt hat, ohne freilich ihre Leiden mildern zu können, plötzlich ihrer Person überdrüssig werden. Erzählt uns doch der verstorbene Billroth, dieser von seinen Patienten hoch verehrte, fast vergötterte Operateur, daß es auch ihm passirt sei, daß Kranke, die lange Zeit liegen mußten, die ein unheilbares, immer fortschreitendes Leiden hatten, ihn nicht mehr sehen wollten und nach einem anderen Arzt verlangten. Kann man dies eine Laune, eine Schrulle nennen? Soll man dem armen Kranken den letzten Trost rauben, der in der Hoffnung liegt, daß sein Arzt sich doch täuschen könnte, daß es doch wohl eine Pflegerin geben möchte, die ihm größere Erleichterungen verschaffen könnte? Eine falsche Empfindlichkeit wäre es, wollte man diesem Gefühl nicht Rechnung tragen, und Arzt wie Pflegerin werden sich gewiß, wenn auch im Vollbewußtsein, ihre Pflicht gethan zu haben, stillschweigend zurückziehen. Wie leicht und schnell wird aber wiederum in einem anderen Falle diese scheinbare Zurücksetzung, die ja nicht der Ausfluß ruhiger, gesunder Ueberlegung ist, ausgeglichen durch einen dankbaren Blick, einen leichten Händedruck, den der Patient seiner Pflegerin schenkt, wenn sie ihm durch einen kleinen Liebesdienst eine Erleichterung oder Milderung seiner Schmerzen verschafft hat.

Zu diesen scheinbar kleinen Dienstleistungen gehört aber eine feine Beobachtungsgabe, eine gewisse Geschicklichkeit. Ich habe oben bereits gesagt, die Pflegerin soll für den Kranken denken und fühlen. Wer einem Kranken wohlthun will, der muß nicht erst warten, bis der Kranke ruft, der muß in die Gefühle und Empfindungen des Kranken sich so eingelebt haben, sich so in sie hineinversetzen können, daß er nicht allein die geringste Schmerzensäußerung sofort wahrnimmt, sondern daß er aus dem Gesichtsausdruck, aus dem Stimmfall der Sprache, aus Aeußerungen, die jedem Anderen entgehen, die Wünsche des Patienten erkennt. Das ist zum Theil ein Talent, ein Beobachtungstalent, das angeboren ist, zum Theil wird es aber auch Jeder, der in seinem Pflegeberuf wirklich aufgeht und mit seinen fünf gesunden Sinnen ausgestattet ist, sich aneignen können. Damit erwirbt man sich denn auch die Geschicklichkeit, die an einzelnen Personen so sehr gerühmt wird. Was ist diese aber anderes, als daß der durch genaue Beobachtung erkannte Schwächezustand der Kranken sofort mit „leichter Hand", unmerklich fast, gehoben und ausgeglichen wird. Einem Patienten, dem wegen heftiger Kopfschmerzen eine Eisblase auf den Kopf gelegt worden war, ist diese im Schlafe heruntergeglitten. Es ist Nacht und dunkel im Krankenzimmer; um

den Patienten nicht zu stören, ist das Nachtlicht ganz versteckt
aufgestellt. Da die Eisblase nicht mehr auf dem Kopfe des
Patienten liegt, macht sich der Kopfschmerz wieder bemerkbar.
Im Schlafe stöhnt der Patient und greift nach dem schmerzhaften Kopfe. Die Pflegerin, die ihren Patienten genau beobachtet, sieht diese Bewegung, undeutlich zwar, aber sie versteht
sie richtig, legt, ohne den Patienten wach werden zu lassen, die
geschickt gefüllte Eisblase dem Patienten wieder auf den Kopf.
Sie füllt die Eisblase, wie sie es gelernt hat, mit kleinen
Stücken, auch nicht allzu sehr, um sie nicht zu schwer zu machen,
und legt sie so: leicht und kalt, mit „leichter Hand" auf, und
der Patient schläft ruhig weiter.

Diesem Beispiele, das uns lehrt, wie Geschicklichkeit bei
guter Beobachtungsgabe Günstiges bewirken kann, möchte ich
ein zweites hinzufügen, aus dem wir entnehmen können, wie
gute Beobachtungsgabe schon an und für sich allein Ruhe geben
und vor leerer Angst schützen kann.

Eine Mutter fürchtet das Schreckgespenst aller Mütter; sie
glaubt, ihr Kind habe Diphtheritis, denn es kann den Mund
nicht ohne große Schmerzen öffnen, es kann nicht schlucken und
es hat einen weißen Belag im Munde. Ein Blick auf das
Kind zeigt bei verständiger, geübter Beobachtungskunst, daß der
Hinderungsgrund für das Oeffnen des Mundes in einer, wenn
auch kleinen, so doch geschwollenen und deshalb schmerzhaften
Drüse am Kiefergelenk liegt. Deßwegen kann das Kind nur
mit großen Schmerzen den Mund öffnen, kann nicht kauen und
kann nicht schlucken. Und woher kommt der weiße Belag im
Munde? Die ängstliche, zärtliche Mama hatte, um nur ja dem
Kinde nicht allzu weh zu thun, den Löffelstiel ganz leicht vorn
auf die Zunge gelegt. Dabei hatte sich dann selbstverständlich
die Zunge hinten in die Höhe gebäumt, es traten Würge-
bewegungen ein, und der aus dem Rachen hervorquellende Schleim
täuschte den weißen Belag vor. Wie anders die beobachtende
und geschickte Pflegerin! Sie hatte den Grund zu dem erschwerten Oeffnen des Mundes, zu dem erschwerten Kauen
erkannt, sie drückt jetzt mit dem Löffelstiel, um sich über das
Innere der Mund- resp. Rachenhöhle zu orientiren, den Zungengrund mit leichter Hand herab, übersieht mit einem Blick

die ganze Schleimhaut des Mundes und Rachens, überzeugt
sich, daß nichts vorhanden ist, was Besorgniß erregen kann,
und von der ganzen Untersuchung, die nicht so viel Zeit in
Anspruch nimmt, als ihre Schilderung, ist das Kind weder auf-
geregt noch geärgert und die Umgebung beruhigt.

Hat man zu beobachten gelernt, hat man sich die nöthige
Geschicklichkeit angeeignet, dann gewinnt man Ruhe und Sicherheit und mit ihr die so nothwendige Geistesgegenwart, die
zur rechten Zeit richtig eingreifen lehrt. Wer, wie so manche
junge Mutter, die da glaubt, ihren Säugling am besten selbst
abwarten zu können, selbst ohne daß sie es vorher gelernt hat,
begeht nicht den Fehler, wenn das Kind bricht, es ruhig auf
dem Rücken liegen zu lassen. Wer Beobachtungsgabe hat, merkt
aus dem aus dem Munde hervorquellenden Schleim, daß das
Kind bereits durch Erbrechen den Mageninhalt in den Mund
befördert hat, und wer sich dann noch überlegt, daß der Mensch
mit gefülltem Munde nicht athmen kann, dem ist es klar, daß
die den Mund füllende Flüssigkeit sofort herausbefördert werden
muß. Während das Kind unter den Augen der Mutter in
dieser Lage ersticken kann, wird die geschickte Wärterin, indem
sie das Kind auf die Seite legt, jede Gefahr der Erstickung
sofort beseitigen, denn so kann das Erbrochene sofort aus dem
Munde herausfließen. Das ist die Geistesgegenwart, die wir
von der Krankenpflegerin zu verlangen haben. Ein anderes
Kind, das mit Knöpfen spielt, bekommt plötzlich Athemnoth und
scheint zu ersticken. Die besorgte Umgebung dreht das Kind
hin und her, frägt es dies und das, denkt wohl auch daran,
ob nicht etwas im Munde wäre, was die Athmung verhindern
könnte, hat aber nicht den Muth, in den Mund hineinzugreifen
Die Pflegerin, die sich ihre Ruhe bewahrt, sieht, daß das Kind
mit Knöpfen gespielt hat, sie überlegt, daß es wahrscheinlich
einen Knopf in den Mund genommen hat, sie wird mit Geistesgegenwart herzhaft tief in den Mund bis zum Schlund hinein-
greifen und den Knopf, der dem Kinde in der Kehle sitzt, heraus-
holen! Diese Herzhaftigkeit soll nicht zur Rohheit ausarten.
Die Pflegerin soll mit ihrem Pflegebefohlenen in warmer Theilnahme mitempfinden, aber nicht empfindsam sein; sie soll um
ihn fürsorglich beschäftigt sein, aber nicht ruhelos geschäftig

umherirren; ruhig und besonnen soll sie beobachten, dann wird sie Allem gegenüber, was da kommen kann, auf der Grundlage des von ihr Gelernten die nöthige Sicherheit in ihrer Thätigkeit gewinnen und ihm mit Geistesgegenwart entgegentreten. Die Unruhe verräth Unsicherheit, die eigene Unruhe macht den Kranken unruhig, die eigene Unruhe stört in der Beobachtung, und wenn der Mangel an Ruhe die Pflegerin nicht genau beobachten läßt, dann entspringt daraus ein weiterer Uebelstand, daß sie selbst nicht mit Geistesgegenwart handeln kann.

Eine Pflegerin muß wahrheitsliebend sein. Ein Vergessen oder Uebersehen, wenn es von der Pflegerin eingestanden wird, kann vielleicht wieder gut gemacht werden, ja selbst ein Eingriff, der im Moment der Wärterin nothwendig erschien und keinen günstigen Erfolg hatte, kann noch wieder ausgeglichen werden, wenn er wahrheitsgetreu gemeldet wird; eine Unwahrheit führt irre; sie nimmt zunächst dem Arzte und, wenn es der Kranke merkt, auch diesem das Vertrauen zur Pflegerin, und was ebenso schlimm, ja noch schlimmer sein kann, sie leitet den Heilplan auf falsche Fährte und kann von unabsehbar traurigen Folgen für den weiteren Kurverlauf sein. Wenn ich nun noch hinzufüge, daß es dem ehrlichen, biederen Charakter einer Krankenpflegerin als das oberste Gesetz erscheinen muß, daß das Lügen das schlimmste aller Laster ist, so muß ich doch hier auch zugeben, daß der Kranke nicht immer die Wahrheit hören will und hören darf. Wir haben kein Recht dem hinsiechenden, gebrochenen Menschenkinde, das aus wohlverständlichen Gründen mit allen seinen Fasern am Leben hängt, gefragt und noch viel weniger ungefragt, die niederschmetternde Nachricht ins Gesicht zu sagen, daß auch die, die es für seine Helfer und Retter ansieht, seinen Zustand für hoffnungslos halten, und daß es ein Kind des Todes ist. Man soll freudig und scheinbar hoffnungsvoll selbst in den letzten Momenten nicht allein seine Schuldigkeit thun, trotzdem man erkennt, daß Alles zwecklos ist, sondern man soll in dem Kranken das Gefühl der möglichen Besserung bis zum letzten Athemzuge aufrecht zu erhalten suchen. Die gütige Natur hat in vielen Krankheiten ein solches Uebermaß von Hoffnung in das Menschenherz gelegt, daß keiner, und wäre er selbst roh genug es zu wollen, ihm

die Hoffnung zerstören kann. Gar schwer mag es der Pflegerin
werden, die gelernt hat, die Wahrheit über Alles zu setzen,
einzustimmen in die Pläne für die Zukunft, ja selbst für die
ferne Zukunft, denen sich der hoffnungsreiche Schwindsüchtige
so gerne hingibt, selbst wenn ihm der Todesengel schon die
Hand auf's Antlitz gelegt hat. Hier ist die Unwahrheit eine
Wohlthat und darum in solchem Falle, aber nur in diesem,
verzeihlich. Ich setze in jede Pflegerin das feste Vertrauen,
daß sie mit feinem Taktgefühl die enggezogenen Grenzen erkennen
wird, in denen es ihr dem Patienten gegenüber erlaubt ist, die
Wahrheit zu verhüllen.

Es kann auch bisweilen nothwendig erscheinen, den Angehörigen gegenüber mit der vollen Wahrheit zurückzuhalten,
aber dies soll man doch in noch viel engeren Grenzen sich
nur erlauben, da das Fehlschlagen einer so erweckten Hoffnung bisweilen sehr traurige Folgen haben kann. Der
Mutter, die mit uns die Sorge um ihr schwerkrankes Kind
theilt, dürfen wir nicht völlig alle Hoffnung rauben, selbst wenn
das Kind dem Tode geweiht ist, wir würden sonst Uebermensch-
liches zu ertragen ihr auferlegen. Sie würde zusammenbrechen
am Krankenlager ihres Kindes und dem Sterbenden die letzten
Augenblicke erschweren. Man hüte sich aber, in ihr Hoffnungen
zu erwecken, deren Fehlschlagen durch den plötzlichen Tod sie an
den Rand der Verzweiflung bringen würde. Ein angeborner
Takt muß hier leiten, das richtige Maß der Wahrheit zu finden.
Dieser feine Takt der Pflegerin wird aber auch noch in andern
Fällen sehr in Anspruch genommen. Es mag ein Widerspruch
erscheinen und doch ist es Thatsache, daß es bei Weitem nicht
so schwer ist, einen Schwerkranken zu pflegen, als einen Leichtkranken oder einen Rekonvalescenten. Der Schwerkranke hat
sich seiner persönlichen Eigenthümlichkeiten ganz begeben. Wie
ich schon früher gesagt, hat die Pflegerin für ihn zu denken
und zu fühlen. Gehört die Pflegerin ihrem Beruf mit Leib
und Seele an, so findet sie, je größer die Ansprüche, die derselbe an sie stellt, d. h. je schwieriger die Pflege des Kranken
ist, eine um so größere innere Befriedigung. Ganz anders
liegt es aber bei den Rekonvalescenten und Leichtkranken. Eine
große Reihe alleinstehender Personen suchen Krankenhäuser auf

oder verlangen eine Krankenpflegerin im Privatleben selbst bei leichten Erkrankungen, weil es ihnen an Verwandten oder Bekannten, die sonst in solchen Fällen leicht beispringen, fehlt. Hier, wo die Krankenpflegerin wenig zu thun hat, fehlt das Gefühl der vollen Schaffensfreude, und was noch schlimmer ist, die Pflegerin leidet nicht selten unter dem Mißbehagen eines solchen Menschen, unter der Nörgelei und steten Unzufriedenheit solcher bisweilen vielleicht auch gar nur eingebildeten Kranken. Und wie bei den Leichtkranken, so kann es im Stadium der Rekonvalescenz ihr auch bei manchem Patienten ergehen, daß er mit seiner Ungeduld, mit unberechtigten Ansprüchen, mit Launen und Stimmungen ihr das Leben recht schwer macht. Ich habe schon oben darauf hingewiesen, welch hoher Grad von Selbstverleugnung dazu gehört, mit ruhigem Blute dies zu ertragen; an dieser Stelle möchte ich aber betonen, daß der den Frauen namentlich innewohnende Takt sehr oft im Stande ist, solche Patienten, bei denen die Pflegerin unter Unerzogenheit und Ungezogenheit schwer zu leiden hat, im Zügel zu halten.

Mehr als ein Fernstehender ist die Pflegerin in der Lage, einen tiefen Blick in den Charakter ihres Patienten, und wenn sie in der Familie pflegt, in das innere Wesen dieser Familie zu werfen. Sie soll hören, sehen und schweigen. Das, was sich ihr eröffnet hat aus den Delirien des Kranken, aus seiner Krankheit selbst, was sie gesehen von seinen Beziehungen zu dem und jenem Familiengliede, Alles, was ihr bei pflichtschuldiger Aufmerksamkeit auf den Kranken nicht entgehen durfte und was ihr so manchmal dabei auch gegen ihren eigenen Willen selbst nicht entgehen konnte, das muß in ihr verschlossen sein. Verschwiegen wie das Grab soll sie sein, und wenn sie dabei selbst auf den übrigens so billigen Ruhm verzichten muß, erzählen zu können, daß sie jenen berühmten Mann und jene bekannte Frau schon gepflegt habe und wer weiß was Alles von ihnen wisse.

Verhalten zum Arzt. Die Pflegerin erlernt die Krankenpflege von einem Arzt, sie muß daher in dem Arzte stets ihren Lehrer und Meister anerkennen. Sie ist dazu aber nicht nur verpflichtet dem Arzte gegenüber, der wirklich gerade ihr Lehrer war, sie muß sich in jedem neuen gegebenen Falle, in welchem sie einem Arzte am Krankenbett zur Seite steht, immer wieder dessen bewußt sein.

Wie soll ein Feldherr eine Schlacht leiten oder gar gewinnen, wenn er nicht einen Adjutanten zur Seite hat, der in Allem und Jedem genau auf seine Pläne und Gedanken eingeht, sie zu den seinigen macht und sie mit gleichem Eifer auszuführen bestrebt ist. Wo sollte es hinführen, wollte der Adjutant, gestützt auf seine Kenntnisse und Erfahrungen, und wären sie selbst noch so bedeutend, seine eigenen Wege wandeln, wohl gar in dem Gedanken, es selbst besser machen zu können, die Pläne jenes Vorgesetzten durchkreuzen! Der Arzt ist am Krankenbett die einzige verantwortliche Person; er kann aber nicht beständig zugegen sein, er muß daher in seiner Abwesenheit von Jemandem vertreten sein, der genau seine Anordnungen befolgt, der Alles thut, was er selbst thun würde, wenn er zugegen wäre. Es muß der Pflegerin ein erhebendes Gefühl sein, daß der Arzt in sie das Vertrauen setzt, seine Anordnungen ausführen zu können, es muß ihr Streben sein, sich dieses Vertrauens würdig zu zeigen, und die Genugthuung, ihre Pflicht erfüllt zu haben, muß und wird ihr der höchste Lohn sein.

A. Ueber die Beschaffenheit des menschlichen Körpers.

1. Beschreibung nach äußerer Form.

Die Beobachtung ergiebt, daß man am menschlichen Körper unterscheiden kann: Kopf, Rumpf und Gliedmaßen.

Am **Kopfe** nennt man den oberen Theil, dessen Hautbedeckung Haare zeigt, den Schädel; der vordere Theil ist das Gesicht, mit Ohren, Stirn, Augen, Nase, Mund, Wangen und Kinn. Der Kopf ist mit dem Rumpf verbunden durch den Hals, an welchem man bei Männern vorn eine stärkere, bei Frauen eine weniger starke Hervorwölbung bemerkt: den Kehlkopf. Der hintere Theil des Halses heißt Nacken.

Am **Rumpf** unterscheiden wir oben den Schultergürtel und unten den Beckengürtel. Der Schultergürtel wird gebildet vorn durch die Schlüsselbeine, hinten durch die Schulterblätter; der Beckengürtel wird gebildet durch das Becken; an ersterem, da wo Schlüsselbein und Schulterblatt einander berühren, hängt beiderseits je ein Arm, und seitwärts am Becken sind die Beine eingefügt. Der Rumpf zerfällt in einen Brusttheil und Bauchtheil (Brust und Bauch). Der Brusttheil wird gebildet durch die Rippen, die wie die Reifen ein Faß umgeben, sich von der Wirbelsäule hinten zum Brustbein nach vorn im Bogen herumziehen. An der vorderen Seite der Brust bemerkt man zwei halbkugelige Gebilde; beim Manne sind dieselben flacher als beim Weibe. In der Mitte derselben ragt eine kleine dunkelgefärbte Warze hervor: Brüste und Brustwarzen. Links vorn unterhalb der Brustwarze sieht man eine regelmäßige Erschütterung, welche dem Herzschlag entspricht. Am unteren Ende des Brustbeins ist eine kleine grubenartige Vertiefung, die Magen= auch fälschlich Herzgrube genannt wird. Von hier an beginnt der Bauch.

An der vordern Wand des Bauches, fast in der Mitte, ist der Nabel. Die vordere untere Parthie wird Schooß genannt, sie ist seitlich begrenzt von den Weichen. Die seitwärts herausstehenden Beckenknochen werden die Hüften, auch Lenden genannt. Die hintere Seite des Rumpfes heißt der Rücken, seine untere Hälfte ungefähr das Kreuz.

Von den **Gliedmaßen**, auch Extremitäten genannt, unterscheidet man obere und untere. Die oberen sind die Arme, die unteren die Beine. Die Arme bestehen aus Ober= und Unterarm. An den Unter= oder Vorderarm schließt sich die Hand an. Die Stelle, wo der Arm sich an die Brust (den Brustkorb) anfügt, nennt man die Schulter; da, wo Oberarm und Vorderarm sich treffen, ist der Ellenbogen. Die Beine bestehen aus Oberschenkel und Unterschenkel. An den Unterschenkel schließt sich der Fuß an. Die Stelle, wo Ober= und Unterschenkel sich treffen, ist das Knie.

2. Beschreibung nach Knochen und Weichtheilen.

Zur Beschreibung des Körpers kann man sich dann noch einer andern Eintheilung bedienen, nämlich der nach der Festigkeit der einzelnen Gebilde: harte (Knochen) und weiche (Weichtheile).

Die **Knochen** bilden das knöcherne Gerüst des ganzen Körpers, dieses wird auch Skelett oder Gerippe genannt. (Siehe Abbildung 1 und 2 auf Seite 16 und 17). Zum knöchernen Gerüst gehören verschiedene Knochenarten, lange, kurze und platte. Die langen oder Röhrenknochen haben eine äußere harte Rinde, die eine Röhre bildet, welche mit dem weichen Knochenmark ausgefüllt ist. Die kurzen Knochen (Handwurzelknochen und Wirbel) sind bimssteinartig, hier liegt in den porenartigen Lücken das Knochenmark. Die platten Knochen (Schädelknochen) sind von zwei aufeinander liegenden Knochenplatten gebildet, zwischen denen sich ebenfalls ein Knochenmark befindet. Alle Arten von Knochen sind von einer dünnen festen Haut,

Stirnbein.
Scheitelbein.
Schläfenbein.
Jochbein.
Oberkiefer.
Unterkiefer.
Hals-Wirbel.
Schlüsselbein.
Oberarm.
Brustbein.
Wahre Rippen.
Falsche Rippen.
Lendenwirbel.
Speiche.
Elle.
Hüft bein.
Kreuzbein.
Schambein.
Gelenkkopf des Oberschenkels.
Oberschenkel.
Kniescheibe.
Wadenbein.
Schienbein.
Fussgelenk.

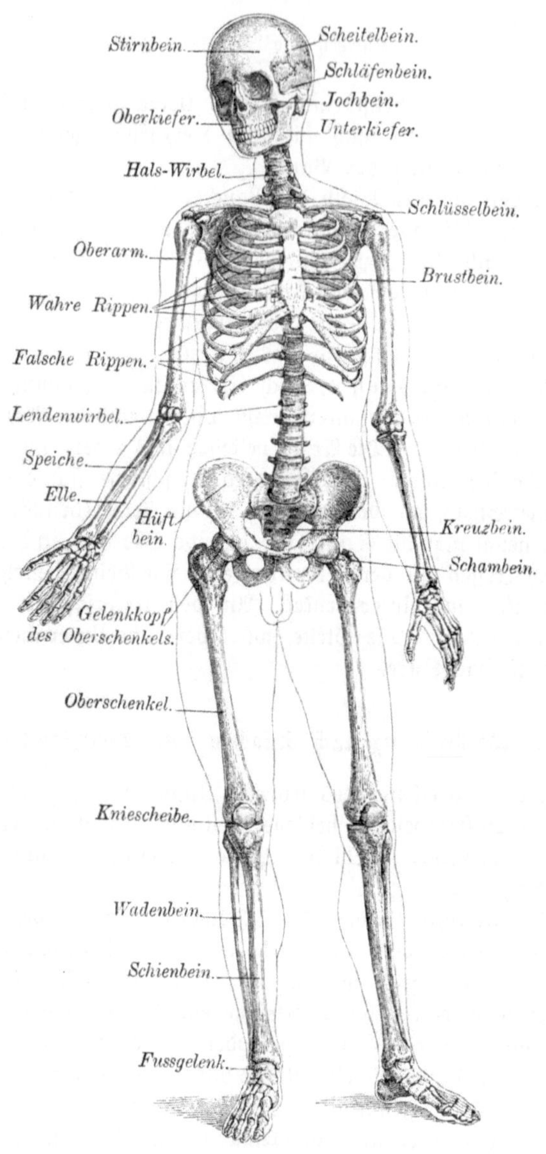

Abb. 1.

Scheitelbein.
Hinterhauptsbein.
Schulterblatt.
Ellenbogen.
Sitzbein.

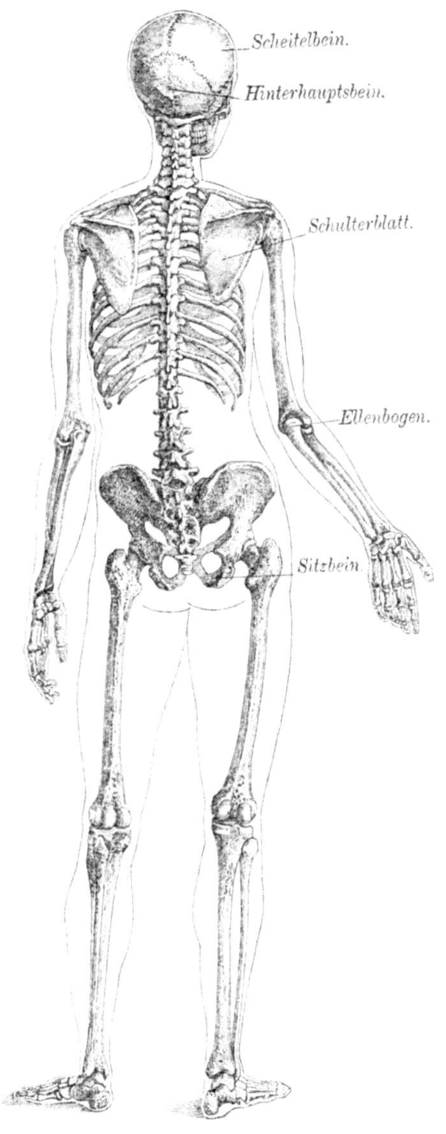

Abb. 2.

der sogenannten Knochenhaut, überzogen. Die Knochen, die ihre
Festigkeit und Widerstandsfähigkeit ihrem Gehalt an Kalk verdanken, haben die Aufgabe, entweder edeln Organen in der von
ihnen gebildeten und bedeckten Höhle Schutz zu bieten oder die
Bewegung des Körpers zu vermitteln, indem sich an ihnen die
Muskeln befestigen, durch welche die Knochen in den Gelenken
bewegt werden. Die Verbindung der einzelnen Knochen untereinander findet auf verschiedene Weise statt: entweder fest oder
beweglich. Die erstere Form ist diejenige, die als Naht, die
letztere diejenige, die als Gelenk bezeichnet wird. Unter Naht
verstehen wir das Ineinandergreifen der Zacken des einen (meist
platten) Knochen in die Lücken des andern, wie sie an den
Rändern der betreffenden Knochen vorgebildet sind: beispielsweise
die Verbindung der Schädel- und die der Beckenknochen untereinander. Während diese Art der Verbindung mehr einem
völlig festen Gefüge gleicht, gestattet die andere Art, diejenige
der Gelenke, eine möglichst ausgiebige Beweglichkeit, Gelenkig-
keit; sie findet sich am meisten ausgebildet an den Gliedmaßen.
Die langen Knochen derselben haben an ihren Enden Gruben,
Furchen, Fortsätze und Vorsprünge, die zwar sorgfältig auf einander passen, aber doch keine große Berührungsfläche mit einander haben; deßwegen ist die Verbindung eine sehr lockere; dieselbe gewinnt nur eine gewisse Sicherheit dadurch, daß sich
bandartige Streifen sehr festen Gewebes von einem Gelenkende
zum andern ziehen. Diese Gelenke gestatten eine sehr ausgiebige Beweglichkeit der benachbarten Knochen zu einander.

Der knöcherne Kopf setzt sich zusammen aus dem Schädel
und den Gesichtsknochen. Der Schädel ist die feste knöcherne
Hülse für das Gehirn; seine kugelige Form erhält er durch acht
wenig gebogene, durch Nähte verbundene Knochen, das Stirnbein, die zwei Scheitelbeine und das Hinterhauptsbein, das
Schädeldach, dann die zwei Schläfenbeine, das Keilbein und
das Siebbein, den Schädelgrund bildend. Am unteren Theil
des Schädels bemerken wir ein ziemlich großes, rundes Loch.
Dieser Theil des Schädels ruht auf der Wirbelsäule und ist
mit ihr durch Gelenke verbunden. Aus dem Schädelloch tritt
die Fortsetzung des Gehirns, das Rückenmark, in die von der
Wirbelsäule gebildete Röhre, in den Wirbelkanal. — Vorn

unten am Schädel sind die Gesichtsknochen, 14 an der Zahl, befestigt, welche die Augenhöhlen, die Nase, den oberen Theil des Mundes u. s. w. bilden. Während alle diese Kopfknochen ganz fest aneinander gefügt sind, ist einer, der Unterkieferknochen, durch ein bewegliches Gelenk (Kiefergelenk, kurz vor dem Ohre gelegen) mit dem Schädel verbunden. Diese feste Aneinanderheftung der Schädelknochen entwickelt sich übrigens erst mit den Jahren. Beim Neugeborenen sind sowohl die platten Knochen noch sehr weich, wie ihre Verbindung untereinander auch keine knöcherne, sondern eine häutige ist. Ganz besonders fällt dies an den beiden Stellen auf, wo mehrere solcher Knochen mit ihren Seiten und Ecken zusammenstoßen, z. B. die beiden Scheitelbeine mit dem Stirnbeine und mit dem Hinterhauptsbeine. Diese Stellen sind bekannt unter dem Namen der Fontanellen, sie sind bis zum zweiten Lebensjahr ganz deutlich durch die behaarte Kopfhaut durchzufühlen.

Neben dem bereits erwähnten großen Loch am unteren Theil des Schädels sind dann noch eine ganze Menge größerer und kleinerer Oeffnungen an diesem Knochen zu verzeichnen, die dazu dienen, einzelnen Nerven, die direkt vom Gehirn abgehen, z. B. zum Ohr, zum Auge und den Blutgefäßen, den Eingang resp. den Ausgang zu gestatten.

Zu den Kopfknochen müssen ferner gerechnet werden die 32 Zähne, von denen 16 im Oberkiefer und ebenso viel im Unterkiefer sich befinden. Die Zähne haben wie die anderen Knochen auch eine feste äußere und eine weiche innere Masse. Die äußere ist, so weit sie im Munde sichtbar ist, von einer sehr glänzenden weißen Masse, dem Zahnschmelz, überzogen. Die Verbindung der Zähne mit den Kiefern besteht darin, daß die einzelnen Zähne mit einem oder mehreren Fortsätzen (Wurzeln) in die Kiefer, welche dementsprechende Höhlen haben, hineinragen. Wie man die Zähne untereinander in Schneidezähne, Eckzähne (Augen-) und Backzähne eintheilt, so unterscheidet man am einzelnen Zahne die Krone, d. i. der in den Mund hineinragende Theil, von der Wurzel, das sind die einfach oder mehrfach in die Kiefer passenden Fortsätze.

Beim Neugeborenen sehen wir keine Zähne. Dieselben erscheinen erst gegen das Ende des ersten Lebensjahres und zwar ganz allmählich: die Schneidezähne zuerst, dann die Eckzähne und einige Backzähne. Im 7. oder 8. Lebensjahre werden diese kleinen „Milchzähne“ meist „ganz von selbst“ aus dem Kiefer heraus „geschoben“, d. h. jetzt treten die bleibenden Zähne hervor, deren letzter, der sogenannte Weisheitszahn, bisweilen bis zum 18. ja 20. Lebensjahre auf sich warten läßt.

Zum Kopfe muß noch das Zungenbein gerechnet werden, es ist dies ein hufeisenförmiger dünner Knochen, parallel dem Unterkiefer verlaufend, zwischen diesem und dem Kehlkopf. Es liegt nicht in der Zunge, sondern dieselbe setzt sich an ihm fest. Das Zungenbein ist mit den benachbarten Knochen nur durch Muskeln, nirgend durch Gelenke verbunden.

Der knöcherne Rumpf setzt sich zusammen aus der Wirbelsäule, dem Brustkorb und dem Becken.

Die Wirbelsäule oder das Rückgrat, die dem Rumpf Stütze und Halt bietet, bildet sich aus 26 übereinanderliegenden, ringförmigen Knochen. Diese Knochen, Wirbel genannt, haben zumeist die Gestalt eines Siegelringes, dessen Platte nach vorn gerichtet ist. Die einzelnen Wirbel sind durch feste, sehnige Bänder untereinander verbunden und haben zwischen sich eine feine Knorpelplatte; sie liegen alle übereinander und bilden dadurch einen langen Kanal, in welchem, wie schon vorher erwähnt, das Rückenmark liegt. Durch die zwischenliegenden Knorpelplatten und die verbindenden sehnigen Massen hat die ganze Wirbelsäule eine, wenn auch beschränkte, so doch ausreichende Beweglichkeit. Wir unterscheiden an der ganzen Säule den Halstheil (7 Wirbel), den Brusttheil (12 Wirbel) und den Lendentheil (5 Wirbel) und die unten den Verschluß des Kanals bildenden zwei wirbelartigen Knochen, das Kreuzbein und das Steißbein.

Die dem Brusttheil der Wirbelsäule angehörenden Wirbel unterscheiden sich von den anderen dadurch, daß seitlich an ihrem Ringtheil glatte Platten und Vorsprünge sind, in welche die Köpfe der Rippen hineinpassen und durch welche mit Hilfe von Gelenkbändern eine Gelenkverbindung zwischen Rippen und Wirbelsäule hergestellt wird. So laufen denn auf jeder Seite sieben Rippen von der Wirbelsäule in großem Bogen nach vorn zum Brustbein, einem langen, platten, schmalen

Knochen, an welchem die Rippen mit Knorpeltheilen enden. Das sind die sieben wahren Rippen, im Gegensatz zu den fünf falschen Rippen, welche, den unteren Theil des Brustkorbes bildend, nicht bis vorn zum Brustbein reichen, sondern zu zweien in einem ziemlich langen Knorpel sich vereinigend, zu diesem erst gelangen, oder, wie dies bei den untersten der Fall ist, überhaupt frei enden. Zum Brustkorb gehören außerdem noch die beiden Schulterblätter, zwei dreieckige Knochenplatten, die rechts und links von der Wirbelsäule wie zwei Flügel hinten auf den obersten Rippen aufliegen. Die äußeren Winkel dieser Platten endigen nicht spitz, sondern wie kleine Pfannen, in welchen sich die oberen Enden der Oberarmknochen bewegen. Zu diesem so sich bildenden Schultergelenk gehört dann noch das Schlüsselbein, das sich jederseits S=förmig vorn vom äußeren Winkel des Schulterblattes zum oberen Theil des Brustbeines zieht. So bilden die Schlüsselbeine und Schulterblätter einen Gürtel um den oberen Brustkorb und an ihrer Vereinigungs= stelle mit dem Oberarm das Schultergelenk.

Wie die Rippen oben an der Wirbelsäule den Brustkorb, so bilden unten an der Wirbelsäule einige freilich ganz fest aneinandergefügte Knochen, das Darmbein, das Sitzbein und das Schambein, zusammen Hüftbein genannt, das Becken. Dieses ist ebenfalls ringförmig, einem runden Waschbecken ähn= lich, oben weit, unten eng; es bildet die untere Begrenzung für den Rumpf und an seinen Hüftbeinen durch tiefe Pfannen den kugeligen Oberschenkelköpfen die passende Verbindung zum Hüftgelenk.

Die Gliedmaßen, Extremitäten, werden gebildet von den Armen und Beinen. Zum Arm gehört der Oberarm, der Unter= oder Vorderarm, die Hand. Der Oberarmknochen ist in möglichst freier Beweglichkeit mit dem Brustkorb ver= bunden; sein oberer kugeliger Theil wird Kopf genannt, der untere Theil hat die Form einer Rolle, über welche auch in der That ein Fortsatz des Ellenbogenknochens, der Elle, rollend, das Ellenbogengelenk bildet. Dieser letztere röhrenförmige Knochen bildet mit der neben ihm verlaufenden Speiche den Vorder= arm, der ziemlich dieselbe Länge wie der Oberarm hat. Die beiden ihn bildenden Röhrenknochen sind derartig gelenkig, daß

die an der Daumenseite liegende Speiche sich um den an der
Kleinfingerseite liegenden Ellenbogenknochen drehen und somit
eine drehende Bewegung auch der Hand geben kann. Die Hand
ist mit dem Vorderarm durch das Handgelenk, ein ebenfalls
sehr ausgiebiges Gelenk, verbunden und besteht aus der Hand-
wurzel, Mittelhand und den Fingern. Man thut gut, die
Finger in folgender Weise, vom Daumen beginnend, zu bezeichnen: Daumen-, Zeige-, Mittel-, Ring-Finger und Kleiner
Finger.

Aehnlich den oberen sind die unteren Gliedmaßen, die
Beine, nur daß sie länger, stärker und dicker sind, entsprechend
der Last des Körpers, die auf ihnen ruht. Dem Oberarm entspricht der Oberschenkel, der mit seinem Kopf und der Pfanne
des Hüftbeines das Hüftgelenk bildet. Dem Ellenbogengelenk
entspricht das Knie, nur mit dem Unterschied, daß der Fortsatz
des Ellenbogenknochens hier ein selbstständiger thalergroßer
Knochen, die Kniescheibe, ist, der im vorderen Knie frei beweglich ist. Die den Unterschenkel bildenden beiden Röhrenknochen sind das große, massige Schienbein und das neben
ihm verlaufende schlanke Wadenbein. Am unteren Ende haben
beide Knochen nicht unbedeutende Anschwellungen, welche als
Knöchel bezeichnet werden, und nach denen das hier befindliche Gelenk zwischen Unterschenkel und Fuß auch Knöchel- oder
Fußgelenk genannt wird. Am Fuße selbst unterscheiden wir
ebenfalls, wie an der Hand, Fußwurzel, Mittelfuß und
Zehen. Außerdem führt der hinterste und größte Knochen
der Fußwurzel den eigenen Namen: die Hacke oder Ferse, der
untere Theil des Fußes, derjenige, mit dem der Fuß die Erde
berührt, die Sohle.

Zu den harten oder festen Körpertheilen gehören dann
noch die Knorpel. Dieselben sind zwar von weniger festem
Gefüge als die Knochen, bieten aber mit diesen so viel Aehnliches, daß sie wohl zugleich mit diesen genannt werden können.
Wir finden den Knorpel im Körper sehr häufig dort, wo eine
gewisse Biegsamkeit und Nachgiebigkeit, wie diese der harte
Knochen nicht hat, erforderlich ist, also z. B. um die Wirbelsäule biegsam zu machen, liegen zwischen den einzelnen Wirbeln
Knorpelplatten. Andererseits zeigen die Röhrenknochen an ihren

Gelenkenden überall einen Knorpelüberzug, der durch seine außerordentliche Glätte namentlich die Reibung bei der Bewegung in dem Gelenk so gering als möglich macht. Um dies noch zu unterstützen, ist in den Gelenkkapseln eine zähe, fadenziehende Flüssigkeit vorhanden, die sogenannte Gelenkschmiere.

Auf und in dem Gerippe liegen die **Weichtheile**, diese haben die verschiedensten Formen, als Muskeln, Haut und Eingeweide.

Die Muskeln sind die im gewöhnlichen Leben als das Fleisch bezeichneten Theile. Es sind zumeist lange, runde, rothe Fleischstreifen, die an ihren Enden gewöhnlich in Sehnen, d. h. silberglänzendes, sehr festes Gewebe übergehen. Es giebt aber auch platte und kurze Muskeln. Die Muskeln verbinden gewöhnlich zwei benachbarte Knochen mit einander, indem sie sich von dem einen zu dem andern ziehen. Soll eine Bewegnng ausgeführt werden, z. B. der Vorderarm gegen den Oberarm bewegt werden, so ziehen sich die Muskeln, die vom Oberarm zum Vorderarm gehen, zusammen, und der Vorderarm nähert sich dem Oberarm, er beugt sich im Ellenbogen. Soll bei dieser Gelegenheit eine Last, die man in der Hand hat, mitbewegt werden, so müssen die Muskeln sich noch kräftiger, noch dicker zusammenziehen, und wir sehen sie dann wie dicke harte Würste oder Wülste an den Armen hervortreten. Aehnliches kann man bei Bewegungen der Beine beobachten, wo namentlich die Muskeln, die die Waden bilden, sich sehr deutlich von ihrer Umgebung abheben. Die Muskeln, die das ganze Knochengerüst in einfachen und doppelten Schichten, kreuz und quer bedecken, an der Nasenspitze und am Gesäß, dort als kleinste Plättchen, hier als große, dicke Fleischmassen sind überzogen von der Haut.

Die Haut bildet eine Decke, die Bedeckung, des ganzen Körpers. Die Haut ist dick, zäh, von sehr verschiedener Farbe, überall mit kaum sichtbaren Löchern versehen, den sogenannten Poren, durch welche Schweiß und Talg abgesondert werden, welche die Haut geschmeidig erhalten. Die Haut ist namentlich am Kopf mit Haaren besetzt. Während man die Körperbedeckung im Allgemeinen die Haut nennt, sprechen wir auch noch von der Schleimhaut. Es ist dies gewissermaßen ein Theil der allgemeinen Haut, von dem man sich nur vorstellen muß, daß er

die nach außen offenen Höhlen des Körpers überzieht. Man
stelle sich z. B. vor, daß die für einen menschlichen Körper be=
stimmte Haut zu weit ist und nun die überflüssigen Theile der
Haut in die Mundhöhle, in die Nasenhöhle u. s. w. hineingestülpt
worden sind. Da, wo diese Einstülpung beginnt, ändert sich
übrigens die Haut recht bemerkenswerth, sie wird dünn, roth,
weich; jetzt heißt sie Schleimhaut. Neben den genannten Unter=
schieden zwischen diesen beiden Häuten ist aber noch einer be=
sonders bemerkenswerth. An einzelnen Stellen der äußeren
Haut bemerken wir nämlich eine sehr dicke, polsterartige Unter=
lage, die bei einzelnen Menschen am Gesäß und Bauch, beim
weiblichen Geschlecht überhaupt mehr als beim männlichen, ge=
funden wird, das Fett: eine schmierige, glänzende, gelbe Masse.
Das Fett dient vielfach zum Schutze der darunter liegenden
Theile und füllt Höhlen und Spalten aus, wodurch eine gewisse
Rundung der äußeren Form bewirkt wird.

Unter Eingeweide verstehen wir im weiteren Sinne alle
diejenigen Körpertheile, welche in den drei großen Körperhöhlen,
im Kopfe, in der Brust und im Bauch liegen; im engern Sinne
werden allein diejenigen Organe, die in der Bauchhöhle liegen
und zwar speciell die Därme damit bezeichnet (s. Abb. 3, S. 26).

In der Kopf=, oder besser gesagt, in der Schädelhöhle liegt das
Gehirn, eine weiche Masse, in der Form einem halben großen Ei
gleichend; es besteht aus einer innern weißen und einer äußern
grauen Substanz; es zeigt auf seiner Oberfläche eine große
Menge von Furchen und Falten, wodurch die sogenannten Win=
dungen dargestellt werden. Eine große Furche, die von vorn
nach hinten zieht, theilt das Gehirn in zwei Hirnhälften, ebenso
wie eine deutliche Theilung zwischen dem die obere Schädel=
höhle ausfüllenden Großhirn und dem darunter liegenden
Kleinhirn zu beobachten ist. Das ganze Gehirn ist eingehüllt
in mehrere Häute, die Hirnhäute. Das Gehirn setzt sich fort
durch das Hinterhauptsloch in den Wirbel oder Rückenmarks=
kanal, hier den Namen Rückenmark erhaltend. Durch die bei
Besprechung des Schädels erwähnten zahlreichen kleinen Löcher
in den Schädelknochen treten die Blutgefäße zum Gehirn herein und
heraus, oder es kommen die vom Gehirn entspringenden Nerven
aus der Schädelhöhle heraus. Wie wir gesehen haben, lassen

aber die übereinander gelagerten Wirbelknochen auch viele seitliche, runde und spaltförmige Oeffnungen, durch welche die Blut-
versorgung dieses Organs sich vollzieht, durch welche aber vor
Allem die zahlreichen Nerven für den Rumpf und die Gliedmaßen, die sämmtlich vom Rückenmark sich abzweigen, heraus-
treten. Auch das Rückenmark ist in Häute, gerade wie das
Gehirn, eingeschlossen.

Die Brusthöhle umschließt das Herz und die Lungen; sie
wird im Rumpf von der Bauchhöhle geschieden durch das
Zwerchfell. Es ist dies die aus einem kuppelförmigen Muskel
bestehende Scheidewand dieser beiden Höhlen.

Das Herz liegt links neben und hinter dem Brustbein, den Raum zwischen diesem und der Brustwarze von
der zweiten bis fünften Rippe ausfüllend. Es hat die Größe
der Faust beim Erwachsenen sowohl wie beim Kinde und
liegt in einem häutigen Beutel, dem Herzbeutel, eingeschlossen. Das Herz ist ein Muskel, der durch den Verlauf
seiner einzelnen Fasern Höhlen bildet. Wir unterscheiden vier
Höhlen, von welchen die beiden großen, nebeneinanderliegenden,
die rechte und die linke Herzkammer heißen; die beiden
vor diesen liegenden Höhlen heißen die rechte und die linke
Vorkammer. Die Wand der linken Kammer ist am dicksten,
die Wand der rechten Kammer ist weniger dick, die Wand der
Vorkammern am wenigsten. Jede Vorkammer hat eine Oeffnung für das eintretende Blutgefäß und eine zweite Oeffnung
für den Austritt des Blutes aus der Vorkammer in die gleich-
seitige Kammer. Die Kammer hat außer dieser Oeffnung, durch
welche also das Blut in sie hineinströmt, noch eine zweite,
durch welche das Blut in ein großes Blutgefäß aus dem Herzen
herausströmt. Die Oeffnungen haben Klappen, welche dem
Blute nur nach einer Richtung zu strömen gestatten.

Neben und hinter dem Herzen, die Brusthöhle völlig ausfüllend, liegen die Lungen, links die linke zweilappige, rechts
die rechte dreilappige Lunge, die zuckerhutförmig mit ihrer
Spitze nach oben gerichtet sind. Der breiteste Theil sitzt genau
auf dem Zwerchfell auf. Die Lungen liegen überall der Brust-
wand und dem Zwerchfell fest an und sind mit einer äußerst
zarten Haut, ebenso wie das ganze Innere des Brustkorbes,

überzogen; die letztere heißt das Rippenfell, die erstere das Brustfell. Um sich ein Bild von der Lunge zu machen, denke man
sich ein daumendickes, elastisches Rohr, das sich an einem Ende
in zwei Röhren theilt. Diese theilen sich dann wieder in zwei
kleinere und so fort bis zu Röhren, die mit bloßem Auge nicht
mehr zu erkennen sind. Am Ende dieser allerkleinsten Röhrchen
sitzen ganz kleine, auch noch elastische Bläschen auf. Das Innere
der Röhren ist hohl, nur an den Innenwänden schlängeln sich

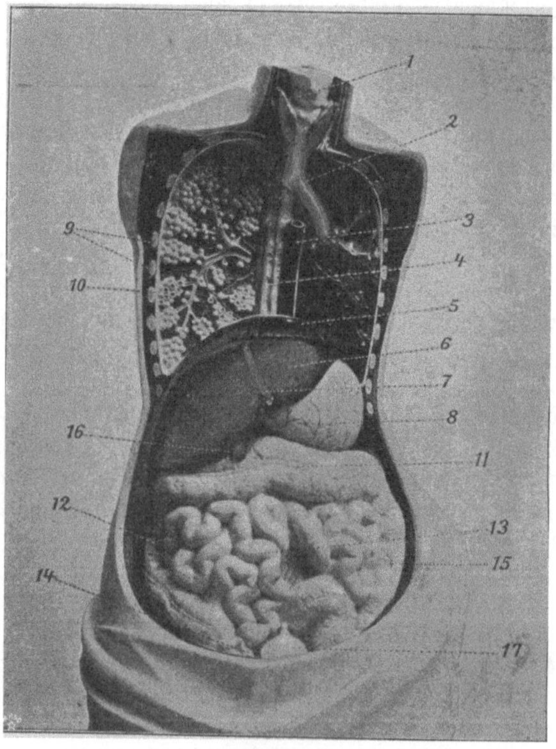

Abbild. 3.

1 Kehlkopf. 2 Luftröhre mit nach links in die Lunge abgehendem Ast. 3 Große
Brustschlagader. 4 Wirbelsäule. 5 Zwerchfell. 6 Leber (linker Leberlappen).
7 Befestigungsband der Leber. 8 Magen. 9 Rippen. 10 Schema der kleinsten
Luftröhren und Lungenbläschen. 11 Querliegender Theil des Dickdarmes. 12 Auf=
steigender Theil des Dickdarms. 13 Dünndarm. 14 Wurmfortsatz am Blind=
darm. 15 Absteigender Theil des Dickdarmes. 16 Gallenblase. 17 Harnblase.

kleinere und allerkleinste Blutgefäße. Bläst man in das große, weiteste Rohr hinein, so dehnt sich dasselbe bis in seine kleinsten Verzweigungen aus, ja selbst die am Ende jedes Röhrchens befindlichen kleinen Bläschen werden aufgeblasen; das nennt man: die Lunge erweitert sich. Wenn man sich die Zwischenräume zwischen den einzelnen Aesten, Zweigen und Bläschen mit Körpergewebe, das auch elastisch ist, ausgefüllt, und das Ganze dann von dem Brustfell überzogen denkt, so hat man eine Vorstellung von der Lunge. Das daumendicke, weiteste, zuführende Rohr ist die im Halse vor der Wirbelsäule vom Kehlkopf zur Lunge sich hinziehende Luftröhre, deren oberes Ende also der Kehlkopf ist.

Der Kehlkopf, der das am vorderen Halse bemerkliche Gebilde ist, beim Manne größer als bei der Frau, ist weiter als die Luftröhre und nicht wie diese rund, sondern mehr dreieckig; seine Spitze steht nach vorn. In ihm ziehen die Stimmbänder von vorn nach hinten, ein rechtes und ein linkes, die zwischen sich einen mäßig weiten Spalt lassen, der durch ganz kleine Muskeln, die in und an den Stimmbändern verlaufen und die Stimmbänder bewegen, bald mehr erweitert, bald mehr verkleinert werden kann. Dieser Spalt heißt die Stimmritze. Die Stimmbänder werden aber nicht allein durch ihre Muskeln bewegt, sondern auch durch die Luft, durch diejenige sowohl, welche von oben nach unten, zu den Lungen, als auch durch diejenige, welche von unten, aus den Lungen, nach oben zieht. Diese Luft, wenn sie mit großer Schnelligkeit strömt, wenn sie mit einer gewissen Gewalt durch die Stimmritze durchgepreßt wird, erzeugt den Ton unserer Stimme zum Sprechen, zum Singen, zum Husten 2c. Auf dem Kehlkopf liegt eine Klappe, wie eine Fallthür auf, der Kehldeckel: eine Thür, die sich nur nach oben öffnet, nur zum Munde zu. Steht die Thür offen, dann zieht die Luft ungehindert vom Munde zur Lunge und umgekehrt.

Außer Herz und Lungen liegen im Brustkorb noch die großen Blutgefäße; dieselben werden im Zusammenhang mit dem ganzen Gefäßapparat später besprochen, ebenso die auch in der Brust neben der Wirbelsäule verlaufende Speiseröhre und das große Lymphgefäß.

Im Bauche finden wir, als am meisten Raum einnehmend, die Leber. Diese liegt rechts oben im Bauche, unter den falschen Rippen; sie liegt so oberflächlich, daß sie gar leicht dem Drucke eines engen Korsets ausgesetzt ist; sie hat einen großen, rechten Leberlappen und einen kleinen linken. An ihrer unteren Fläche liegt die Gallenblase, die den eigenthümlichen Saft, den nur die Leber produciren kann, die Galle, in sich aufspeichert.

Links von der Leber, den linken Oberbauch ausfüllend, liegt der Magen; er reicht nach rechts wenig über die Mittellinie hinaus, trifft sich mit dem linken Leberlappen in der Gegend der Magengrube. Er ist ein dünnwandiger, häutiger Sack; so dünn diese Haut ist, so enthält sie doch Drüsen, die den Magensaft hergeben, und sogar eine Muskelschicht, welche durch Zusammenziehung und Ausdehnung eine beständige Bewegung des Mageninhaltes bewirken. Oben mündet in den Magen die Speiseröhre, ein häutiger Schlauch, der aus dem Munde hinter dem Kehlkopf und der Luftröhre an der Wirbelsäule entlang, das Zwerchfell durchbrechend, zum Magen zieht. Der Magen hat dann eine zweite, an ziemlich entgegengesetzter Stelle liegende Oeffnung, den Pförtner, der Uebergang zum Darm.

Der menschliche Darm hat ungefähr die sechsfache Länge des ganzen Körpers. Der längste Theil des ganzen Darmes ist der sogenannte Dünndarm, der in vielen Windungen die Bauchhöhle durchzieht. Wenn der ganze Darm des Menschen ca. 9 Meter Länge hat, so kommen auf ihn allein ca. 8 Meter. Der gleich an den Magen sich anschließende Theil heißt der Zwölffingerdarm; in diesen mündet ein Kanal, der, von der Gallenblase kommend, die Galle dem Darminhalt zuführt. Hier endet noch ein Kanal, der von der Bauchspeicheldrüse (einer ziemlich großen, hinter dem Magen liegenden Drüse) kommt, und durch den der Saft dieser Drüse sich in den Darm ergießt. In der rechten Unterbauchgegend geht dann der Dünndarm in den noch einmal so weiten Dickdarm über, der hier sich ganz plötzlich sackartig erweitert und so den sogenannten Blinddarm bildet, mit einem kleinen regenwurmartigen Anhängsel, dem Wurmfortsatz. Der Blinddarm, der sich nach einer Seite namentlich erweitert und die rechte Unterbauchgegend ausgefüllt hatte, nimmt nun wieder seine cylindrische Form an und heißt von da an Dickdarm. Dieser ist nicht allein viel weiter, sondern auch mit einer viel dickeren Wandung versehen als der Dünndarm. Er steigt von rechts unten nach rechts oben, von da querhinüber nach links oben, von da hinunter in die linke Unterbauchgegend und endet mit einer S-förmigen Windung, jetzt Mastdarm genannt, am After, einem ringförmigen Muskel, der den unteren festen Verschluß des ganzen Darmrohrs bildet. Nach dieser Schilderung ergiebt sich, daß der Dickdarm wie ein Rahmen die Dünndarmschlingen umzieht. Am ganzen Darm sehen wir ein breites Band verlaufen, welches krausenartig (das Gekröse) an der Wirbelsäule festgewachsen ist; dadurch werden auch die schlingenartigen Anordnungen des Darmes geschaffen.

Links oben in der Bauchhöhle unter dem Zwerchfell, links vom Magen, liegt die Milz, sie reicht bis knapp an den linken Rippenbogen.

Zu beiden Seiten der Wirbelsäule (in ihrem Lendentheile) vom ersten bis dritten Lendenwirbel reichend, in einem reichen Fettpolster eingepackt, liegen die Nieren, zwei bohnenförmige Organe. Da, wo die Bohne einen Einschnitt zeigt, bemerken wir auch bei der Niere einen solchen: hier treten die Blutgefäße ein und aus, die zur Fabrikation des Urins in den Nieren das Blut herbeischaffen und das abgenutzte Blut wieder abführen. Zur selben Stelle verläßt aber auch jede Niere ein dünner Schlauch, der Harnleiter, der, nach unten ziehend, in die im vordern untern Beckenraum liegende Harnblase mündet und den Urin diesem Reservoir zuführt. Die Harnblase liegt im Unterleib hinter der Schambeinfuge, da, wo die Schambeine sich vereinigen; sie faßt für gewöhnlich ca. $^1/_2$ Liter Flüssigkeit, kann aber bis zu 2—3 Liter Inhalt sich ausdehnen. Im gefüllten Zustande überragt sie die Schambeinfuge um eine Hand breit nach oben; sie hat unten, unterhalb der Schambeinfuge, eine Oeffnung, an welcher beim Manne ein längeres, beim Weibe ein kürzeres Rohr, die Harnröhre, beginnt, durch welche der Urin je nach Bedürfniß entleert wird. Zwischen Harnblase und Mastdarm liegt beim Weibe genau in der Mitte die Gebärmutter, ein ziemlich dreieckiger hohler Körper, der

fledermausartig zwei Flügel an der Seite hat, mit welchen er
am Becken befestigt ist und in denen die Eierstöcke liegen. Der
untere sich verjüngende Theil der Gebärmutter, der Hals genannt,
ragt in die Scheide hinein, einen ca. 10 Centimeter langen
Schlauch, der unten offen ist und an die Gebärmutter sich anschließt. Vorn unten, nahe dem äußern Ende, zwischen den
Schamlippen mündet die Harnröhre als ein kleiner Wulst.
Die Hautparthie zwischen Scheide und Aftermündung heißt der
Damm. Beim Manne ist der Damm kürzer, da hier hinter
der nach außen mündenden längeren Harnröhre noch der Hodensack liegt.

Sämmtliche Theile im Bauche sind, wie die Lunge im
Brustkorb, mit einer glänzenden Haut überzogen, die sich auch
in die Falten und Vertiefungen hinein erstreckt und schließlich
schürzenartig noch außerdem die Därme selbst überdeckt; diese
Haut, in der Brust Brustfell genannt, ist im Bauch das Bauch-
fell und als dünne Decke über den Därmen, das Netz genannt.

Die meisten der hier aufgeführten Weichtheile führen auch
den gemeinsamen Namen der Unterleibsdrüsen. Unter Drüsen
versteht man nämlich im Allgemeinen alle diejenigen Organe
des menschlichen Körpers, welche dem Blute, das sie durch-
strömt, Stoffe entziehen, um diese dann in mehr oder weniger
flüssiger Form weiter zu verwerthen (Magensaft, Galle 2c.),
oder aus dem Körper auszuscheiden (Harn, Schweiß).

Den Namen Drüsen im Besonderen führen dann aber noch
kleine, stecknadelknopfgroße Gebilde, welche in den Lymphbahnen
eingeschaltet sind und durch welche die Lymphe gewissermaßen
durchfiltrirt wird. Diese Drüsen schwellen sehr leicht an, wenn
die Lymphe schädliche Stoffe mit sich führt, die hier zurückgehalten werden, und sind dann in den Weichen, am Halse, in
der Schulterhöhle 2c. als bohnen- bis walnußgroße, harte
Körper zu fühlen.

3. Beschreibung der einzelnen Organe und ihrer Verrichtungen.

Ein anderer Gesichtspunkt für die Betrachtung des menschlichen Körpers ergiebt sich, wenn wir ihn uns lebend vorstellen, wie der Mensch sich bewegt, sich erhält, wie er fühlt

und denkt. Hierzu genügt nicht, die einzelnen Körpertheile in ihrer äußeren Beschaffenheit zu kennen und zu wissen, wie sie im Körper liegen, sondern zu verstehen, was sie bedeuten, was sie leisten, wie jeder für sich und im Zusammenhang mit den andern lebt. Dazu gehört, die Körpertheile als Organe des menschlichen Körpers kennen zu lernen. Organe sind Körpertheile, die nur einer bestimmten Thätigkeit fähig sind und dieselbe so lange sie leben zu verrichten haben, um den Menschen am Leben zu erhalten. Jedes dieser Organe ist aber wieder ein Theil einer Zusammengehörigkeit, Apparat genannt, der wiederum nur eine Verrichtung, eine Funktion für das Leben auszuführen hat. Das menschliche Leben vollzieht sich nun in zwei Richtungen: im Aufnehmen von nützlichen und im Ausscheiden von ausgenutzten Stoffen einerseits, andererseits in körperlicher und geistiger Thätigkeit.

Der **Verdauungsapparat** beginnt an den Lippen und endet am After. Die Lippen und mit ihnen die Wangen dienen zum Ergreifen und Festhalten der Speisen und Getränke, wie dies namentlich aber bei den Flüssigkeiten klar wird, die zum Theil durch Saugen und Schlürfen dem Körper zugeführt werden. Beim Säugling vollzieht sich z. B. die ganze Ernährung auf die Weise, daß er mit seinen Lippen die Milch aus der Brust der Mutter ansaugt. Feste Speisen werden entweder in kleinen Stücken direkt in den Mund hineingelegt oder in einem größeren Stück zwischen die Zahnreihen gebracht und durch Schließen des Mundes namentlich durch die Vorderzähne abgeschnitten oder wie es heißt abgebissen. Dieser „Bissen" wird dann im Munde hin und her bewegt, indem er von der Zunge gegen den Gaumen gedrückt und durch seitliche Bewegungen des Unterkiefers zwischen den Mahlzähnen wie zwischen zwei Mahlsteinen zerkleinert wird. Damit der Bissen aber so geschmeidig wird, um weiter gleiten zu können, wird er im Munde mit Speichel gemischt, den die Speicheldrüsen, von denen drei große jederseits und zahlreiche kleinere zerstreut hier sich befinden, gerade während des Kauens reichlich abgeben. Je härter die Speise ist, desto länger muß sie gekaut werden, desto mehr Speichel braucht sie, desto länger hält sie sich im Munde auf. Getränke gehen schnell durch den Mund in den Schlund feste Speisen erst dann, wenn sie ganz weich geworden sind. So drücken wir mit der Zunge den Bissen schließlich nach hinten in den Rachen und von da in die Speiseröhre. Damit er vom Rachen aus, wo doch auch die Luftröhre sich anschließt, nicht in diese gelangt, legt sich nach Art einer Klappe der Kehldeckel über den Eingang zum Kehlkopf, und über diese Brücke gleitet der Bissen dann seine Bahn durch die Speiseröhre hinunter in den Magen. Dieser, der eine kräftige Muskulatur hat und sich und seinen Inhalt daher energisch bewegen kann, wirft die Speisen, die einzelnen Bissen, durcheinander und verflüssigt sie durch den Saft der zahlreichen Drüsen, die auf seiner innern Oberfläche münden, derartig, daß hier ein dünner Brei entsteht, der bequem und leicht weiter fließt. Dieser Brei verläßt durch den Pförtner den Magen und mischt sich im Zwölffingerdarm mit der Galle und dem Saft der Bauchspeicheldrüse. Die Galle ist von der Leber gebildet und in der Gallenblase angesammelt worden. Von hier kommt sie gelegentlich der Verdauung dann zum Darm zugeflossen. Ist ihr dieser Weg verstopft, wie dies z. B. bei der Bildung von Gallensteinen in der Gallenblase vorkommt, so staut sie sich in der Leber an, verursacht dadurch große Schmerzen, geht auch hier in das Blut über, das dadurch in weiterer Wirkung eine Gelbfärbung aller Organe veranlaßt, die sich am meisten auf der äußeren Haut bemerklich macht. (Gelbsucht.) Dieser flüssige Darminhalt muß nun in vielen Windungen den langen Weg durch den Dünndarm zurücklegen; er ist aber durch den Zusatz der Galle namentlich so verändert worden, daß seine flüssigen Bestandtheile durch die Lymphgefäße in den Wänden des Darms aufgesogen und in die Blutbahn übergeführt werden können. Je mehr der Darminhalt an Flüssigkeit verliert, desto mehr wird er eingedickt und als ziemlich dicke, mindestens dickbreiige Masse kommt er schließlich in dem Blinddarm an, um von da, nachdem er hier noch mehr verdickt worden ist, in den Dickdarm überführt zu werden. Dieser mit seiner dicken Wand, die eine demgemäß stärkere Muskelschicht auch enthält, schiebt den nun schon fast geformten Brei immer weiter, läßt die darin enthaltene Flüssigkeit von der Darmwand völlig aufsaugen und speichert schließlich in dem stark erweiterten Mastdarm die nun hart gewordenen

Kothmassen auf, bis dieselben gelegentlich des Stuhlgangs durch den untern Schließmuskel des Darmrohrs, den After, entleert werden. Wenn der Darminhalt hier zu Tage tritt, hat er unter normalen Verhältnissen eine braune Farbe, die vordem hellere ist allmählich in die dunklere braune übergegangen. Dieser ganze Prozeß der Verdauung setzt voraus, daß auf dem weiten Wege an jeder Stelle das Nothwendige sich vollzieht: daß im Munde gut gekaut, im Magen richtig verdaut wird, im Darm die Galle genügend vorhanden und zuletzt, aber nicht am wenigsten, eine richtige Bewegung im Darm, namentlich in dem langen Dünndarm sich vollzieht. Ist einer dieser Vorgänge gestört, dann entstehen üble Folgen, wie ich dies schon bei der Leber hervorhob, als ich vom Uebertritt der Galle in das Blut sprach; dann kann statt der Bewegung von oben nach unten, eine umgekehrte Bewegung eintreten, der Magen beispielsweise statt seinen Inhalt in den Darm weiterzubefördern, denselben auf dem kürzern Wege wieder zurückstoßen (Erbrechen), oder der Darm kann den im Magen nicht genügend vorbereiteten Speisebrei nun nicht genügend eindicken, und derselbe wird dann nicht in normaler Form, sondern dünnflüssig, wie bei Diarrhoe, entleert.

Während man auf dem ganzen Wege vom Munde bis zum After überall Gelegenheit hatte, von Drüsensäften zu sprechen, die zur Verdauung beitragen, dadurch, daß sie aus den kleinsten Oeffnungen in der innern (Schleim)haut austreten und sich mit den Speisen mischen, sehen wir doch die auffallende Thatsache, daß der Speisebrei bei dem Verlassen des Körpers eine trockene, feste Masse geworden ist. Den Vorgang dieser Veränderung hat man sich in folgender Weise vorzustellen. Zunächst verliert der Speisebrei einen Theil seiner Flüssigkeit dadurch, daß diese vom Blutstrom in der Darmwand aufgenommen wird; ein anderer Theil wird durch feine porenartige Oeffnungen in der Darmschleimhaut in die Lymphgefäße hineingesogen. Diese Lymphgefäße sammeln sich in schwammartigen Gebilden, die im Gekröse und hinter demselben verstreut liegen, in kleinen erbsen- bis bohnengroßen Drüsen. Die Lymphe tritt dann wieder in kleinen Mengen in je einem Gefäß aus, diese Gefäße sammeln sich dann in einem größern gemeinsamen Rohr, welches sich an der Wirbelsäule hinauf in die Brusthöhle zieht, dort in ein großes Blutgefäß sich ergießt und so die Lymphe aus dem Speisebrei dem Blute beimischt. Hat der Magen- und Darminhalt diese Flüssigkeiten direkt und indirekt dem Blute übergeben, so ist sein Rest unbrauchbar für den menschlichen Körper geworden und kann denselben verlassen. Ist der Körper im Stande, in seinem Verdauungsapparat die aufgenommene Nahrung vollkommen zu verbrauchen, so müssen, wenn alle andern Verrichtungen normal sind, seine Kräfte zunehmen, und umgekehrt, wenn durch Erbrechen oder Diarrhoe oder Verstopfung eine Veränderung in der Verdauung stattfindet, wenn eins der Organe, die zum Verdauungsapparat gehören, nicht in der ihr zukommenden Art thätig ist, weil es erkrankt ist, so stockt die Ernährung, die Kräfte nehmen ab, der Mensch wird mager, wird schwach. Der Maßstab, wieviel der Mensch essen, d. h. Nahrung aufnehmen soll, liegt in dem sogenannten Hungergefühl. Dieses tritt auf, wenn der Magen leer ist. Ist der Hunger gestillt, dann tritt das Sättigungsgefühl ein, über welches hinaus der Mensch nicht essen soll. Neben dem Hunger und auch ohne diesen tritt das Gefühl des Durstes auf. Dieses geht hervor aus einer gewissen Trockenheit der Schleimhaut des Mundes, der Lippen und des Rachens. Um den Durst zu löschen, genügt es daher nicht selten, nur den Mund auszuspülen, zu kühlen. Andrerseits soll nicht geleugnet werden, daß die Zufuhr von Flüssigkeit ebenso nothwendig, wie diejenige von Speisen ist.

Der Athmungsapparat. Die Ernährung des menschlichen Körpers besteht aber ebenso sehr wie aus der Zufuhr von Speisen und Getränken, aus der Zufuhr von gesunder Luft. Wie für jene der Verdauungsapparat dient, so ist für diese der Athmungsapparat vorhanden. — Unter gesunder Luft verstehen wir eine solche, die 20 vom Hundert Sauerstoff, 80 vom Hundert Stickstoff und einen kleinen Bruchtheil Kohlensäure enthält. So viel von der letztern in der Luft vorhanden ist, so viel fehlt an Sauerstoff. Dieser ist aber der wichtigste Bestandtheil der Luft für das Leben und die Kohlensäure der schädlichste. Der Stickstoff spielt gar keine Rolle. Fehlen an den 20 vom Hundert Sauerstoff $\frac{1}{2}$ vom Hundert so ist die Luft schon verdorben, denn in gesunder Luft darf nur $\frac{1}{10}$ vom

Hundert Kohlensäure vorkommen. Daher ist stets darauf zu achten, daß wir uns in frischer Luft aufhalten: d. h. da im menschlichen Körper sehr viel Kohlensäure geschaffen wird, haben wir darauf zu achten, daß in einem Zimmer, in einem geschlossenen Raume, entweder nur wenig Menschen sich aufhalten, oder der frischen Luft durch Fenster, Thüren ꝛc. möglichst viel Zutritt gestattet wird.

Der Verkehr des Menschen mit der Luft wird durch die Athmung bewirkt und zwar durch die beiden Arten der Athmung, durch Ein- und Ausathmung. Zum Athmungsapparat gehört die Nase, im Nothfall auch der Mund, der Rachen, der Kehlkopf, die Luftröhre und die Lungen. Die Einathmung vollzieht sich in folgender Weise: Durch die Einathmungsmuskeln wird der Brustkorb erweitert; da an seiner Innenfläche die Lungen fest anliegen, so müssen mit dem Brustkorb die Lungen sich erweitern, d. h. die kleinen Luftblasen am Ende der Luftröhren und diese ebenfalls müssen größer werden. Wenn diese aber größer werden wollen, so müssen sie aus der Luftröhre Luft ansaugen; die Luft gelangt in die Luftröhre von außen durch die Nase und den Kehlkopf, wovon man sich z. B. sehr leicht überzeugen kann, wenn man vor die Nase während der Einathmung eine leichte Feder oder eine Watteflocke hält. Man sieht dann, wie dieselbe mit der Luft förmlich in die Nase hineingesogen wird, und sieht umgekehrt, wie diese bei der Ausathmung weggeblasen wird. Bei der Ausathmung drücken nämlich die Ausathmungsmuskeln den Brustkorb zusammen, dadurch wird die Luft aus der Lunge, die sich dabei verkleinert, herausgepreßt durch die Luftröhren, den Kehlkopf, Rachen bis zur Nase hinaus. Diese Bewegungen bei der Athmung kann man am Menschen sehr genau beobachten, wenn man die Hand auf die Brust legt, ja sogar auch, wenn man die Hand auf den Bauch legt, denn bei Erweiterung der Lungen während der Einathmung wird das Zwerchfell nach unten gedrängt, so daß der Bauch sich erweitern muß, und umgekehrt sinkt der Bauch dann zusammen während der Ausathmung. Gerade so gut, wie man das Alles durch die aufgelegte Hand fühlen kann, so kann man auch sehen, wie sich der Brustkorb hebt und senkt. Ja, wenn die Einathmung beim Singen oder anhaltenden

Sprechen angestrengter wird, oder wenn in Krankheiten Athem=
noth eintritt, dann sieht man am Halse sogar deutlich Muskeln
hervortreten, welche den Brustkorb erweitern, man sieht dann,
wie sogar die Nase sich erweitert und wie die Bauchdecken
heftig eingezogen und ausgestoßen werden. So sieht man,
wenn die Menschen im Tanz oder raschen Laufen sich ange=
strengt haben — wenn sie außer Athem, d. h. athemlos sind —,
wie der ganze Körper sich bei der Athmung bewegt, so sieht
man bei dem kleinen Kinde, dessen Luftröhre bei Diphtheritis
durch Schleim und Beläge verstopft ist, wie es mit den Muskeln
des Gesichtes, des Halses, der Brust und des Bauches nach
Luft ringt; wir sehen förmliche Vertiefungen, Einziehungen
in der Gegend der Magengrube. Wir sehen bei den
Thieren, namentlich bei den Pferden, wenn sie lange rasch
laufen mußten, wie sie ihre Nüstern erweitern und wie ihre
Weichen fliegen!

Alle diese Anstrengungen werden gemacht, um dem
Körper frische Luft zuzuführen. Wozu brauchen wir diese
aber? Bei der Beschreibung der Luftröhre haben wir erfahren,
daß die Luftröhren auf ihrer Innenfläche eine Schleimhaut
haben, in welcher geschlängelte, kleine Blutgefäße verlaufen, und
zwar gelangen diese von einer anderen Stelle des Körpers
hierher und gehen dann zu dieser Stelle zurück: sie kommen —
wie wir später sehen werden — vom Herzen und kehren zu
diesem zurück. Diese unzähligen kleinen Blutgefäße führen in
sich das Blut, das vorher durch den übrigen ganzen Körper
gegangen ist und das in denselben nun wieder zurück soll. Die
Wandung dieser kleinen Gefäße ist aber so dünn, noch viel
dünner als Spinnengewebe, so daß das Blut mit der Luft in der
Luftröhre sich genau berührt. Bei dieser Berührung giebt dann
das aus dem Körper kommende Blut seine Kohlensäure an die
Luft ab; diese Luft wird ausgeathmet und bei der Einath=
mung, bei welcher gute, frische, sauerstoffhaltige Luft in die
Lungen eingesogen wird, wird der Sauerstoff dieser Luft in
das Blut aufgenommen und wandert von hier in den Körper. —
So ist also die Lunge dasjenige Organ, welches die Luft, die
zur Ernährung des Körpers nothwendig ist, aufnimmt und
dann die im Körper verbrauchte Luft wieder abgiebt. Die

Sättigung mit Luft wird erreicht, wenn der Mensch in der angegebenen Form 16—18 Mal in der Minute athmet.

Die Luft, die durch die Luftröhre und den Kehlkopf hin und her zieht, hat aber noch eine andere Aufgabe, nämlich diejenige, die Stimmbänder zu bewegen (s. S. 27). Durch diese Bewegung der Stimmbänder, die durch Muskeln stärker gespannt und weniger straff gezogen werden können, werden dann Töne hervorgebracht, und diese Töne werden dann weiter durch die verschiedenartige Stellung des Mundes, der Lippen und der Zunge zu den einzelnen Lauten des Alphabets. Dadurch, daß die Luft gleichzeitig durch Mund und Nase geht, können wir aber nicht allein beim Sprechen auch gut athmen, sondern die Stimme bekommt dadurch auch einen schönen, vollen Klang. Andererseits sehen wir, wenn die Nase aus irgend einem Grunde verstopft ist, daß wir beim Sprechen dann häufiger Athem holen müssen und daß die Stimme gedämpft und näselnd klingt.

Mund und Nase, Kehlkopf und Luftröhren sind von einer Schleimhaut überzogen, von welcher Schleim produziert wird. Dieser Schleim, der in der Nase Nasenschleim heißt, erhält im Munde den Namen Speichel und in den Luftröhren den Namen Auswurf: Sputum. Bei gewissen Krankheiten, beim Schnupfen, beim Luftröhrenkatarrh erscheint er in sehr großer Menge, so daß er, wenn er nicht durch Schnauben und Husten herausbefördert wird, die Athmung stört. Man muß, um ihn aus den Luftröhren herauszubefördern, um ihn herauszuwerfen — den Auswurf — sehr heftig ausathmen, wodurch das als Husten bekannte Geräusch entsteht.

Der Gefäßapparat. Die Blutgefäße, von denen beim Verdauungsapparat und Athmungsapparat so viel schon die Rede war, sind Theile eines dritten sehr wichtigen Apparates, des Gefäßapparates. Dieser setzt sich zusammen aus dem Herzen, den Schlagadern und den Blutadern.

Das Herz, dieser faustgroße Muskel im Brustkorb, der mit dem eigenthümlichen Verlauf seiner Fasern zwei Vorkammern und zwei Kammern bildet, ist beim gesunden Menschen in steter gleichmäßiger Bewegung, einer Bewegung, die nicht von dem Willen des Menschen abhängig ist, die im Schlafen und im Wachen, ohne und selbst gegen unsern Willen sich ruhig fort vollzieht. Dieser Muskel zieht sich zusammen und erschlafft in regelmäßiger Abwechselung, ca. 60 mal in der Minute; mit seiner Zusammenziehung verkleinert er seine Höhlen und drückt seinen Inhalt aus diesen heraus, mit seiner Erschlaffung erweitern sich seine Höhlen und geben dadurch Raum für neu einströmende Flüssigkeit. Im Ganzen wirkt das Herz in zwei verschiedenen Zeiten. Während nämlich die rechte und die linke Herzkammer sich zusammenziehen und ihren Inhalt hinausdrücken, sind die Vorkammern erschlafft, so daß das Blut in sie hineinströmen kann. Wenn dann die Kammern erschlaffen, strömt das Blut aus den Vorkammern bequem in die Kammern. So wechselt das Spiel der Vorkammern und Kammern in gleicher Regelmäßigkeit 60 mal in der Minute, wovon man sich leicht überzeugen kann, wenn man die Hand auf die linke Brustwarze legt; man fühlt dann die Erschütterungen, die durch das Zusammenziehen und Erschlaffen des Herzmuskels entstehen, den sogenannten Herzstoß. Man kann übrigens diesen Stoß auch in vielen Fällen sehen. — Das Blut strömt im Herzen nur in einer bestimmten Richtung: dies ist bewirkt durch die Klappen an den einzelnen Oeffnungen. Wenn sich die Herzkammern zusammenziehen, dann schließen sich die Klappen vor den Oeffnungen zwischen Vorkammern und Kammern, und das Blut kann nur aus dem Herzen in die Gefäße entweichen; wenn die Herzkammern sich wieder erweitern, schließen sich die Klappen zwischen den Kammern und den großen Gefäßen. Das von den Vorkammern nun in die Kammern strömende Blut kann nicht weiter und füllt die letzteren prall an. Die Adern, oder auch Gefäße genannt, sind Schläuche, die da, wo sie mit dem Herzen zusammenstoßen, daumendick sind. Diejenigen Gefäße, die vom Herzen ausgehen, nennt man Schlagadern, weil man in ihnen die Bewegungen des Herzens, das Schlagen desselben, fühlen kann, wenn sie zufällig gerade unter der Haut liegen, wie z. B. die Pulsschläge am Handgelenk. Diese Schlagadern verzweigen sich an die einzelnen Organe, an die Lunge und die Leber, die Nieren und das Gehirn u. s. w. in immer kleineren Zweigen, die schließlich hier in ein Netzwerk übergehen. Von diesem Netzwerk aus sammeln sie sich dann wieder und

vereinigen sich allmählich im Körper als die sogenannten Blut=
adern, die schließlich wieder in großen Stämmen in die Vor=
kammern des Herzens münden. So entsteht der Kreislauf
des Blutes. Das Blut geht vom Herzen in den Körper und
kehrt von diesem in das Herz zurück. Da das Blut aber die
Ernährung des Körpers in gewisser Beziehung versehen soll, so
muß es an einer Stelle die Ernährungsstoffe aufnehmen können.
Dies ist der Fall in dem sogenannten
kleinen Kreislauf, so genannt
im Gegensatz zu dem vorher be=
schriebenen, dem großen Kreis=
lauf (Abbildungen 4 und 5). Der
kleine Kreislauf beginnt in der
rechten Herzkammer, von welcher
aus ein sich bald spaltendes, großes
Gefäß in die (rechte und linke)
Lunge geht. Dieses Gefäß ver=
zweigt sich in der Lunge und endet
schließlich in den früher schon ge=
schilderten allerkleinsten Gefäßen in
der Luftröhrenschleimhaut. Wir
haben gesehen, wie das Blut in
diesen Gefäßen seinen Ueberschuß an
Kohlensäure an die Luft abgiebt,
sich mit der sauerstoffhaltigen Luft
mischt, und dann sich wieder in
größere Gefäßzweige sammelt. Diese
Zweige vereinigen sich dann in einen
dicken Stamm, der das gereinigte,
an Sauerstoff reiche Blut schließlich

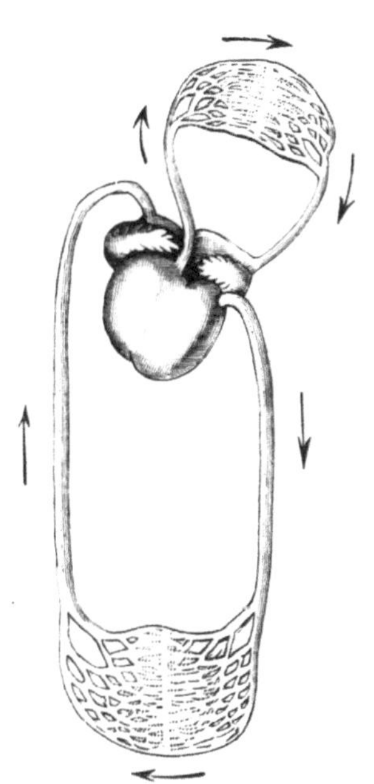

Abb. 4. Schema des Kreislaufs.

in der linken Vorkammer wieder dem Herzen zuführt, den
kleinen Kreislauf so beendend. Der große Kreislauf be=
ginnt sobann in der linken Herzkammer. Das von hier aus=
gehende Gefäß, die Hauptschlagader, giebt sehr bald Zweige
nach oben zum Gehirn ab, dann für die oberen Glied=
maßen, dann immer abwärtsziehend neben der Wirbelsäule
für den Magen, die Leber, die Nieren rc. und schließlich für
jedes Bein. Alle diese Schlagadern verästeln sich, wie gesagt,

gehen zuletzt in ein Netzwerk (der Haargefäße) aus und aus diesem sich sammelnd in den Blutadern zum rechten Vorhof zurück. Sie haben auf diese Weise ihren Sauerstoff in den

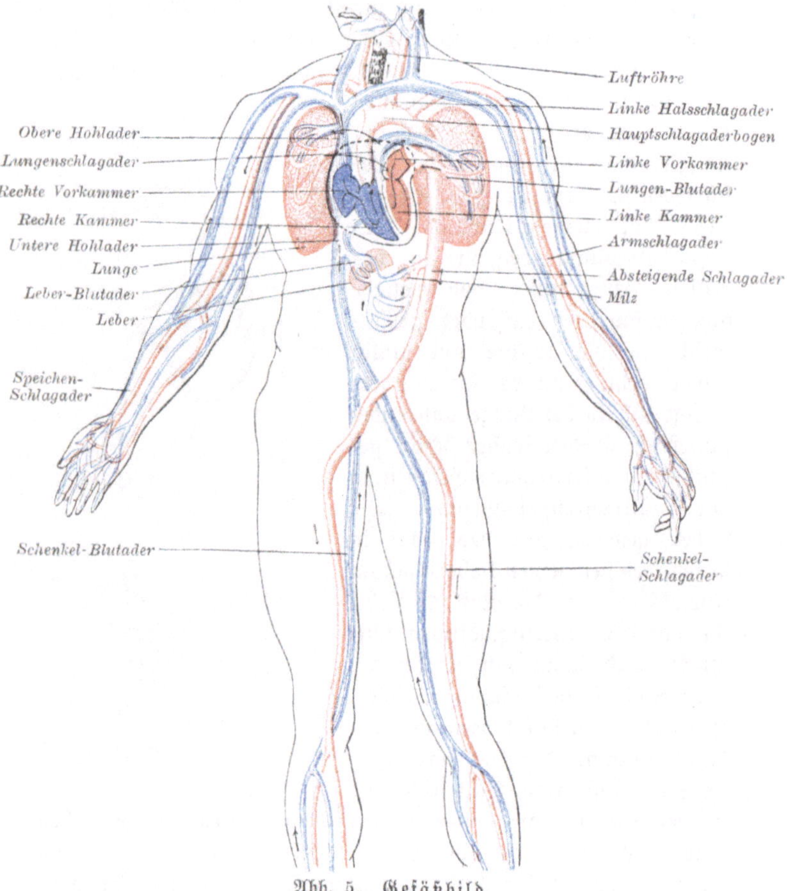

Abb. 5. Gefäßbild.

verschiedenen Körpertheilen abgegeben zum Verbrauch und den verbrauchten dann in Form von Kohlensäure wieder auf=genommen. Kurz vor ihrem Eintritt in das Herz nehmen diese Blutadern aber auch noch den Zusammenfluß aller Saug=

adern in sich auf, die die Lymphe, die Nährflüssigkeit aus dem Darminhalt, in sich führen.

Das Blut, das in den Adern strömt, ist, wie sich dies aus der vorangegangenen Beschreibung ergiebt, recht verschieden. Wie es in den Schlagadern reich an Sauerstoff, hellroth ist, so ist es in den Blutadern arm an Sauerstoff und reich an Kohlensäure, tief dunkelblau. So sehen wir auch die dieses Blut führenden Gefäße, wenn sie oberflächlich in der Haut liegen, als dunkelblaue Linien in der weißen Haut sich abheben. Die Schlagadern verlaufen im Allgemeinen weniger oberflächlich, aber doch noch oberflächlich genug, um sie, wie z. B. am Pulse, deutlich fühlen zu können. Aus diesen Gefäßen spritzt dann auch, als Zeichen der starken Triebkraft des Herzens, wenn sie verletzt werden, das Blut in großem Bogen heraus und in kurzer Zeit in großer Menge. Wenn deßhalb diese Gefäße, damit sie nicht leicht verletzt werden, ziemlich tief unter der Haut liegen, so muß man aber doch die Stellen genau kennen, wo sie mit dem Finger zu erreichen sind, um, wenn bei einer Verwundung eine Blutung eintritt, mit dem Finger, der das Gefäß zusammendrücken kann, das weitere Zuströmen von Blut zu verhindern.

Wer die große Schlagader, die den Oberarm versorgt, schnell zu finden weiß an der Stelle, wo sie in den Arm hineingeht, der wird bei einer Verletzung des Armes mit Blutung sofort den weitern Zulauf des Blutes hemmen, ja ganz hindern können, bis die Wunde verbunden ist. Es müssen uns daher folgende Stellen ganz genau bekannt sein:

Die Achselhöhlenschlagader liegt in der Schulterhöhle genau am vordern Haarrande;

die Oberarmschlagader an der deutlich zu fühlenden Furche an der innern Seite des Oberarmes;

die Speichenschlagader an der Daumenseite der Beugefläche des Vorderarmes im Handgelenk;

die Ellenbogenschlagader an der Kleinfingerseite des Vorderarmes, der vorigen gegenüber;

die Oberschenkelschlagader in der Mitte der Schenkelbeuge und von da in der flachen Furche, die schräg nach innen zum Knie verläuft.

Der Harn= und Geschlechtsapparat.   Der Harnapparat setzt sich zusammen aus den Nieren, den Harnleitern, der Blase und der Harnröhre.   Die Nieren erhalten aus einer großen Schlagader frisches Blut, dem sie Wasser und gewisse schädliche Beimischungen entnehmen, ehe sie es durch die Blutader wieder entlassen.   Das Wasser und die für den Körper schäd= lichen Bestandtheile werden dann durch die Harnleiter in die Blase geleitet, wo sie sich ansammeln und schließlich durch die Harnröhre willkürlich entleert werden: Harn oder Urin genannt.

Der Geschlechtsapparat besteht beim Manne aus dem Gliede, in welchem auch die Harnröhre verläuft, und dem Hodensack mit den zwei Hoden.   Zum Geschlechtsapparat der Frau gehören äußere und innere Körpertheile.   Die letzteren sind die Gebärmutter mit den Eierstöcken und der Scheide.   Die ersteren werden von den Brüsten gebildet.   Diese liegen als zwei halbkugelförmige Körper vorn neben dem Brustbein.   Auf der Höhe dieser Halbkugeln ragen die Warzen hervor.   Die Brüste sind Drüsen, in welchen die Milch bei säugenden Frauen erzeugt wird.   Diese Organe vergrößern sich von der Mitte der Schwangerschaft an allmählich, sondern auch in dieser Zeit schon eine milchartige Flüssigkeit ab.

Der Sinnes= und Nervenapparat.   Der Sinnes= und Nervenapparat umfaßt das Gehirn, das Rückenmark, die Ner= ven, und die Sinnesorgane.   Durch ihn erhält der Mensch zum größten Theile die Eigenthümlichkeit, die ihn vom Thiere unter= scheidet.   Wir haben an anderer Stelle von willkürlicher und unwillkürlicher Thätigkeit einzelner Organe gesprochen, einer Thätigkeit, die in beiderlei Form durch diesen Apparat ver= mittelt wird.

Wenn wir etwas wollen, so geht dies vom Gehirn aus. Wer sich bewegen, wer gehen, wer essen, wer sprechen will, der bewegt dazu die Muskeln; daß sie sich zusammenziehen oder ausdehnen, ist aber nur möglich, wenn das Gehirn mit den be= treffenden Muskeln durch die Nerven verbunden ist.   Ist der be= treffende Nerv verletzt, so hört die Bewegung in dem Muskel, in dem er endigt, auf.   Das sind die sogenannten willkürlichen Bewegungen, die also unserm Willen unterworfen sind: so können wir gehen, essen, sprechen 2c., wenn wir wollen. Anders ist es mit den unwillkürlichen Bewegungen, wie die Herzthätigkeit, die Darmthätigkeit 2c. Diese sind von unserm Willen unabhängig, sind aber vom Gehirn abhängig. Wenn diese Organe z. B. durch eingeführte Speisen oder eine eigenthümliche Beschaffenheit des Blutes gereizt werden, dann theilt sich dies durch die Nerven dem Gehirn mit, und dieses leitet dann ganz selbstständig die für das Leben nothwendige Bewegung des Herzens und des Magens ein. Je mehr Speisen in den Magen kommen, desto mehr wird er sich mit der Verdauung beschäftigen; je mehr der Mensch arbeitet und dadurch gute Luft verbraucht, desto häufiger wird das Gehirn ihn athmen lassen, um gute Luft dem Körper zuzuführen; je mehr im Fieber Sauerstoff im Körper verbraucht wird, desto häufiger wird das Herz sauerstoffreiches Blut in die Schlagadern pressen: — Alles unter dem Einfluß des Gehirns. So sehen wir eine Wechselwirkung zwischen Verbrauch und Erzeugung: je mehr nothwendig ist, desto mehr wird ganz von selbst hergestellt. Es muß also zwischen den einzelnen Organen und dem Gehirn eine doppelte Verbindung stattfinden: eine solche, welche vom Organ zum Gehirn geht und demselben mittheilt, was im Organ vorgeht, und eine solche, welche, vom Gehirn kommend, im Organ dann die geeignete Thätigkeit veranlaßt. Das zeigt sich am deutlichsten an den sogen. Sinnesorganen. Wir haben ein Gehör-, Gesichts-, Geruchs-, Geschmacks- und Tast- oder Empfindungsorgan. Das sind aber nicht allein die Ohren, Nase 2c., sondern diese Körpertheile haben durch die in ihnen befindlichen Nerven die Eigenthümlichkeit, den Eindruck des Lichtes, des Schalles, des Sauern und Bittern, des gut oder schlecht Riechens, den der Kälte und Wärme 2c. zu vermitteln. Fällt ein Lichtstrahl auf das Auge, so geht dieser vom Auge durch den Sehnerv zum Gehirn, das Gehirn ordnet dann diese Empfindung zu dem Bilde, das uns die richtige Vorstellung giebt. So können wir durch unser Gehirn unterscheiden, was nah und fern, was groß und klein, was roth und blau ist. So ist es das Gehirn, welches uns das Bild von jedem Gegenstande so deutlich giebt, daß wir ihn nachbilden können. Und wie mit dem Auge, so geht es mit dem Ohr, mit der Nase und mit der Zunge. So vollziehen sich die meisten willkürlichen Bewegungen gewöhnlich in der Weise, daß die Empfindung, die die einzelnen Sinnesorgane haben, sich dem Gehirn merklich macht, und das Gehirn uns die geeigneten Bewegungen zum Genuß, zum Meiden, zum Aufnehmen oder Abwehren bewirkt. Schmeckt etwas schlecht, so speien wir es aus; empfinden wir Kälte, so bedecken wir uns; riecht etwas schlecht, so lassen wir es nicht in die Nase, wir halten sie zu; sehen wir einen Feind, so fliehen wir oder setzen uns zur Gegenwehr.

Wenn wir nun schon bei der Beschreibung aller Apparate eine Beziehung derselben zu einander bemerkt haben, so liegt die Bedeutung des Nerven- und Sinnesapparats, wie ich schon vorher erwähnt, noch in einer andern Richtung. Die Beweggründe zu unserm Wollen sind Gegenstand der Ueberlegung, des Nachdenkens, unsrer Gewohnheiten, unsrer Erziehung. Die Thätigkeit des Gehirns in dieser Beziehung ist eine so mannigfache und unter den Menschen so verschiedene, daß schon daraus zu erkennen ist, daß in diesem Organ der Hauptsitz nicht so sehr des Lebens, in dem Sinne, wie wir vom Leben der Thiere und der Pflanzen sprechen, sondern desjenigen Lebens liegt, welches dem Menschen seine bevorzugte Stellung in der Schöpfung giebt, und das den Menschen überhaupt erst zum Menschen macht.

B. Allgemeine Krankenpflege.

1. Das Krankenzimmer.

Licht und Luft. Wer zur Pflege eines Kranken gerufen wird, hat sein erstes Augenmerk auf den Raum zu richten, in welchem der Kranke sich befindet, auf das Krankenzimmer. Die Krankenpflegerin ist von ihrer Schülerzeit her an die Räume des Krankenhauses gewöhnt. Das Krankenhaus ist einzig und allein zum Zweck der Krankenpflege da und deßhalb überall zweckentsprechend eingerichtet; die Zimmer sind hell und luftig. So gut wie in dieser Beziehung der Kranke es im Krankenhause hat, so gut kann er es in seiner Wohnung nicht haben, hier muß das Krankenzimmer erst eingerichtet werden. Am häufigsten sieht man das Schlafzimmer zum Krankenzimmer benutzt. Hier stehen die Betten des Ehepaars, der Angehörigen der Familie; im Bette ist der Betreffende erkrankt, im Bett bleibt er liegen, und das Bett bleibt im Schlafzimmer. Dieses liegt gewöhnlich nach dem Hofe zu, da die Vorderräume zu Berufszwecken und Wohnzimmern gebraucht werden. Der Hof ist zwar sehr hoch, aber auch sehr klein, und deßwegen bringt nur selten ein Licht- oder Sonnenstrahl in die Fenster des Schlafzimmers. Höchstens oben im dritten und vierten Stock wird solch ein Zimmer hell, aber dafür ist es hier oben, wo die Menschen auch dichter und gedrängter wohnen, gewöhnlich so stark belegt, daß, was an Licht gewonnen ist, an Luftraum für den einzelnen Menschen vermindert ist. Dem Vorwurf, daß man die Schlafräume nach hinten verlegt, begegnet man gewöhnlich damit, daß es in den Vorderzimmern selbst in der Nacht von den Straßen her zu geräuschvoll ist. Das gilt, wie man wohl zugeben kann, für die Großstadt, keineswegs aber für kleine Städte und am allerwenigsten für das Dorf. Und doch stehen auch hier die Betten gewöhnlich in den verstecktesten, finstersten Ecken des Hauses. Welches Haus in der kleinen Stadt hat nicht den sogenannten Alkoven, einen Raum, der zwischen dem Vorder- und Hinter- zimmer liegt, in dem kein Fenster, kein Ofen ist. Nur von den daran anstoßenden Zimmern fällt ein schwacher Lichtschimmer in diese Räume und wie sie auf diese Weise im Sommer schattig sind, so sind sie im Winter stets warm, wärmer jedenfalls als andere Räume, die keinen Ofen haben, weil sie vom Vorder- oder Hinterzimmer ihre Wärme beziehen. Diese Vortheile sind aber Nachtheile, denn ebensowenig wie die Luft (die warme Luft im Sommer oder die kalte Luft im Winter) in diese Räume je hineinkommt, wenn nicht die anstoßenden Zimmer erst ge- lüftet werden, ebensowenig kommt, da sie eben kein Fenster haben, Licht in sie hinein.

Nach derselben Ansicht, nach welcher man sich in früheren Zeiten, um sich namentlich im Schlaf recht warm zu halten, unter großen, schweren Federbetten förmlich vergrub, und den finstersten und deßhalb wärmsten Winkel, die Ofenbank, im Hause als Schlafraum sich aussuchte, nach dieser Ansicht findet man leider auch heutzutage noch gar zu oft das Schlafzimmer ein- gerichtet. Wie trübe ist unsere Stimmung, wenn es im Winter um 8, 9 Uhr Vormittags noch nicht Tag, noch nicht hell werden will, und wie freudig und munter und gut aufgelegt erwachen wir im Sommer selbst nach kurzer Ruhezeit, wenn die liebe Sonne uns in das Gesicht scheint und mit ihrer Tageshelle uns aufweckt. Wie sehnen wir uns nach einem Athemzug frischer Luft, wenn wir stundenlang im Zimmer, nicht allein thätig, sondern selbst auch unthätig gesessen haben; selbst wenn wir in der warmen Stube uns befinden und es draußen regnet und schneit, treibt uns das Verlangen nach Luft hinaus auf die Straße. Müssen wir schon während der Nacht auf das Licht verzichten, so sollen wir uns doch wenigstens frische Luft ver- schaffen. Licht und Luft, die wir während des Tages so un- gern entbehren, auf die sollten wir während einer ganzen andern Hälfte unseres Lebens verzichten! Denn leider können wir uns doch nicht verhehlen, daß die Hälfte jedes Tages und damit die Hälfte des ganzen Lebens vom größten Theil der Menschen im Schlafraum verbracht wird. Und wenn auf diese Weise es

sich als ein dringendes Bedürfniß herausstellt, daß unsere Schlafräume hell und luftig sein sollen, so werden wir noch viel mehr
nach Luft und Licht verlangen für ein Krankenzimmer, in welchem
ein Mensch Wochen und Monate lang Tag und Nacht zu verbringen gezwungen ist.

Was nun zunächst den Luftraum, d. h. die Größe dieses
Zimmers anlangt, so kann man als Maßstab den Raum nicht
ansehen, der für einen Kranken in einem Krankensaal als nothwendig erachtet wird. Dieser braucht nur 40 Kubikmeter zu
betragen, d. h. bei einer durchschnittlichen Zimmerhöhe von
mehr als 3 Metern müßte die Fläche ca. 12 Quadratmeter
betragen. Das gilt für das Krankenhaus, ist aber nichts weniger
als ausreichend für ein Privatkrankenzimmer. Da sich hier
die Pflegerin gleichzeitig mit dem Kranken aufzuhalten hat,
wird schon deßwegen der für zwei Personen nöthige Raum
beansprucht, der aber auch nicht ausreichend erscheint. Wenn
man bedenkt, daß in diesem Zimmer Wasch- und Reinigungs-
utensilien, ein Ofen, ein Tisch ꝛc. noch nothwendiger Weise
untergebracht werden muß, so leuchtet es ein, daß ein Krankenzimmer selbst mit 2 × 40 Kubikmeter Luftraum für einen
Kranken nicht allzu groß bemessen ist. Man kann dies höchstens als die Grenze desjenigen ansehen, was man am wenigsten
zu verlangen hat. Ein Einzelkrankenzimmer soll daher 20
bis 30 Quadratmeter Bodenfläche bei 3 Meter Höhe haben.
Man wähle zunächst überhaupt ein zweifenstriges Zimmer,
dieses hat ja schon an und für sich einen größeren Luftraum.

Die Lage des Krankenzimmers, oder vielmehr zunächst die
Himmelsrichtung, nach welcher die Fenster hinausgehen, muß
für die verschiedenen Jahreszeiten eine verschiedene sein, während
man im Winter die Sonnenseite, wird man im Sommer die
Schattenseite bevorzugen; das Krankenzimmer soll im Allgemeinen
zwar immer Früh- und Mittagssonne haben; aber im heißen
Sommer wird man aus naheliegenden Gründen darauf verzichten können. Als selbstverständlich ist es wohl anzusehen,
daß das Krankenzimmer ganz trocken ist; Feuchtigkeit der
Mauern und des Fußbodens, selbst wenn sie auch nur noch
durch den bekannten muffigen Geruch im entferntesten nachzu-
weisen wären, machen das Unterbringen eines Kranken un-

möglich. Man würde dann ja die doppelte Schwierigkeit haben, neben der Entfernung der übeln Ausdünstungen des Kranken noch diejenige der Feuchtigkeit, d. h. der Fäulniß, die den Wänden ꝛc. anhaftet. Wo Feuchtigkeit ist, tritt Fäulniß ein, und letztere, die mit Bildung von gesundheitsschädlichen Pilzen verbunden ist, muß für ein Krankenzimmer von dem schädlichsten Einfluß sein.

Es wird ferner gut sein, darauf zu achten, daß man zum Krankenzimmer möglichst einen der Parterreräume wählt. Man verschafft dem Kranken dadurch den großen Vortheil, sobald es nur einigermaßen seine Kräfte erlauben, ihn aus dem Bett schon gleich ins Freie befördern zu können. Ja, wenn man das seltene Glück für seinen Patienten hat, daß dessen Haus in einem Garten liegt oder auch nur an einen solchen stößt, wird man gewiß darauf bringen, daß ein solches Zimmer mit der direkten Aussicht auf den Garten für ihn gewählt wird. In der Großstadt wird gerade dieser Wunsch leider oft unerfüllt bleiben müssen, wo soll man dort noch einen Garten oder gar ein im Garten stehendes Privathaus finden! Man wird sich dann bescheiden müssen, und dies um so eher können, weil man sich zum Trost sagen kann, daß das bisweilen vom Regen stark durchnäßte Erdreich eines solchen Gartens mehr Feuchtigkeit in die Luft abgiebt, als es für den Kranken gut sein möchte. Immerhin bleibt es sehr erwünscht, in Privathäusern, wo namentlich für den Transport des Kranken oder Rekonvalescenten nicht ausreichende Kräfte vorhanden sein mögen, das Krankenzimmer parterre zu legen.

Nicht unbeachtet bleibe ferner die Nachbarschaft, sowohl nach den Seiten, wie auch nach oben und unten. Bei unseren Wohnungen, die gewöhnlich in einer Etage liegen, ist die seitliche Nachbarschaft weniger zu fürchten; es kann sich dabei doch meist nur um Zimmer handeln, die von derselben Familie bewohnt sind, von der Familie, bei der ein einzelnes Glied erkrankt ist und die deßwegen sich sicherlich bemühen wird, jeden Lärm oder auch nur unnöthige Störung fern zu halten. Man soll aber auch berücksichtigen, daß ein Krankenzimmer nicht neben einer Treppe liegt, die viel begangen wird; nicht neben oder über einer Hausthür, die bei Tage und bei Nacht wegen ihrer

Schwere leicht den Händen der Oeffnenden oder Schließenden sich entzieht und mit laut klappendem Fallgeräusch stören kann; ebensowenig auch neben dem Hausflur, den Alle, die das Haus besuchen oder verlassen, betreten müssen. Am meisten soll man darauf bedacht sein, daß die Nachbarschaft oben oder unten nicht störend wirkt, wie dies vorkommen kann, wenn über dem Krankenzimmer oder auch unter diesem musikalische Uebungs=stunden abgehalten werden, oder Kinder ihr Spiel= oder Arbeits=zimmer dort aufgeschlagen haben.

Vielerlei kommt hierbei in Betracht, was nicht vernach=lässigt oder übersehen werden darf, was aber leider auch nicht immer wird vermieden werden können. Gar schmerzlich wird jeder einzelne dieser erwähnten Uebelstände, wenn er nicht ab=gestellt werden kann, empfunden werden, aber in vielen Fällen werden wir uns damit trösten und beruhigen müssen und können, daß wir ja Alle, namentlich aber die Großstädter, an störende Geräusche so gewöhnt sind, daß sie, auch wenn wir krank sind, keinen besonderen Eindruck auf uns machen. Unser Nerven=system hat es vertragen gelernt, daß die Pferdebahn auf der Straße fast ohne Unterbrechung klingelt, daß die Wagen be=ständig über das Pflaster rasseln, — daß des Nachts die Haus=thür so und so oft dröhnend zugeworfen wird oder zufällt, — daß dicht neben unserem Schlafzimmer die Mitbewohner des Hauses selbst während der Nacht polternd die Treppen herauf und hinunter stürmen — wir sind an alle solche immer wieder=kehrende, regelmäßige oder beständige Geräusche schon so ge=wöhnt, daß wir sie gar nicht mehr hören.

Sollte es nun aber einmal vorkommen, daß in einem Haus=stand die Rücksicht auf die Gesunden, die ja auch meist die Erwer=benden sind, im Vordergrund steht, daß die räumlichen Wohnungs=verhältnisse den Ansprüchen, die wir an ein Krankenzimmer stellen, nicht genügen können, dann brauchen wir nicht verzweifelt dieser traurigen Nothwendigkeit gegenüberzustehen, dann zeigen sich ge=rade in der Großstadt die herrlichen humanitären Anstalten in ihrer vollen Bedeutung, die schönsten Zierden einer guten Gemeinde=verwaltung: die Krankenhäuser. Wie die Rücksicht auf die moderne Wundbehandlung es überhaupt schon von vornherein in jedem einzelnen chirurgischen Falle nothwendig erscheinen läßt, daß der Patient sofort in ein Krankenhaus überführt wird, so hat sich auch für die inneren Krankheiten allmählich immer mehr die Erkenntniß Bahn gebrochen, daß Luft und Licht für jeden Kranken die Hauptfaktoren zur Heilung sind, daß diese beiden aber, abgesehen von den vielen anderen, doch auch nicht zu unterschätzenden Nebenfaktoren: geübte Krankenpflege, Instrumente und Apparate, selten so gut wie im Krankenhause zu finden sind. Deßwegen sind unsere Krankenhäuser nicht nur beliebt und gesucht in den Kreisen derer, die Armuth und bittere Noth dahin treibt, sondern auch von denen, die von der klugen Erwägung sich leiten lassen, daß sie es selbst „für Geld und gute Worte" doch zu Hause nicht so gut haben können, wie im Krankenhause. Aber auch die Provinzialstädte, die kleinen Kreisstädte haben sich schon ihre Krankenhäuser eingerichtet, und überall ist nun dafür gesorgt, daß dem Reichen wie dem Armen die Wohlthat eines guten Krankenzimmers zu Theil wird.

Lüftung des Krankenzimmers. Wenn das richtige Zimmer ausgewählt ist, dann kommt es darauf an, seine guten Eigenschaften auszunützen und brauchbar und nutzbar zu erhalten.

Durch den Aufenthalt des Kranken darf die Luft nicht verschlechtert werden. Zu diesem Zweck muß die schlechte Luft gegen gute ausgewechselt, sie muß erneuert werden, es muß das geschehen, was man eine gute Ventilation nennt. Wir haben schon früher bemerkt, was man unter einer guten Luft versteht: daß sie $20\,\%$ Sauerstoff, $80\,\%$ Stickstoff und einen ganz kleinen Bruchtheil Kohlensäure enthalten darf. An derselben Stelle haben wir gelernt, daß die Luft am meisten verschlechtert wird durch das, was der Mensch ausathmet. Sie kann dadurch in kurzer Zeit Eigenschaften bekommen, die sie überhaupt für die Athmung unmöglich machen, so daß, wenn man sie einathmen muß, man geradezu erstickt. Das Schädliche in ihr ist, daß ihr Kohlensäuregehalt steigt. Nur wenn man dafür sorgt, daß diese Luft häufig genug erneuert wird, kann es der Mensch in ihr aushalten. Die Erneuerung kann auf verschiedene Weise stattfinden: die leichteste Art ist, Thüren und Fenster zu öffnen und frische Luft ein- und durchströmen zu lassen. So gründlich ein solcher Luftwechsel aber sein mag, so ist er doch nicht recht empfehlenswerth, da, namentlich wenn sich diese Thüren und Fenster etwa gerade gegenüber liegen, ein derartiger Zug entstehen kann, daß der im Zimmer sich aufhaltende Kranke mehr Schaden wie Nutzen davon haben kann. Es geht daraus hervor, daß bei dem Luftwechsel eine große Vorsicht angewandt werden muß, und es ist nun wichtig, kennen zu lernen, wie man in vorsichtiger und dabei doch ausgiebiger Weise die Luft=erneuerung vornimmt.

Zunächst ist wichtig, eine gute Krankenzimmerluft zu er=kennen. Dieselbe muß vollkommen geruchlos sein und eine Temperatur von ca. 15° Réaumur haben. Eine ge=sunde Luft kann nie schlecht, sie darf überhaupt nicht riechen: jeder Geruch ist auf die Dauer unerträglich. Es gilt als ein schlechtes Zeichen, wenn man ein Krankenzimmer betritt und die Luft parfümirt findet. Da entsteht sofort der Verdacht, daß ein schlechter Geruch durch irgend einen Wohlgeruch hat verdeckt werden sollen. Das ist ja auch wohl möglich, aber damit ist die Schädlichkeit und Verderblichkeit der übelriechenden Luft nicht aus der Welt geschaffen; sie ist versteckt worden, aber doch vorhanden, und sie macht sich sicher geltend. Zudem ist aber auch die Wirkung der Wohlgerüche bisweilen eine so be=täubende und namentlich für die schwachen Nerven eines Kranken oder Genesenden eine so gefährliche, daß man nun nur noch doppelt schädliche Wirkung zu befürchten hat. Es bleibt daher immer der Satz bestehen, eine gute Luft muß geruchlos sein. Wie entfernen wir aber in nicht belästigender Weise die schlechte Luft? Den Naturgesetzen nach geht die warme Luft stets nach oben. Da nun die durch den Aufenthalt von Menschen verdorbene Luft zunächst erwärmt ist, so wird sie im Zimmer nach oben steigen, und wenn die obersten Flügel in den Fenstern geöffnet sind, so wird sie hier ihren Weg nach außen nehmen können. Für die oben entweichende schlechte, tritt unten frische Luft ein. Und wenn der Wechsel nicht in dieser Form stattfindet, dann geht er noch leichter vor sich, wenn man durch offene Jalousien eine Begegnung der äußeren atmosphärischen und inneren (Zimmer)=Luft stattfinden läßt. Ein dritter Weg, der sehr praktisch ist, ist die geöffnete Ofenthür. Im Schornstein ist gewöhnlich warme Luft, die stetig oben hinausgeht, ihr nach wird dann durch die geöffnete Ofenthür

die Zimmerluft gezogen, und wenn gar ein solcher Ofen ge=
heizt ist, dann wird die erwärmte Luft in schnellem Strom
nach oben in den Schornstein ziehen und die Stubenluft mit
sich fortreißen.

Im Winter, wo man bezüglich der Lufterneuerung beson=
ders vorsichtig wird sein müssen, schon um die gleichmäßige
Temperatur stets zu erhalten, wird die sogenannte indirekte
Lufterneuerung besonders zu empfehlen sein. Dieselbe wird in
der Weise vorgenommen, daß man einen an das Krankenzimmer
stoßenden abgeschlossenen Nebenraum zunächst ausgiebig lüftet:
man öffnet in ihm die Fenster und läßt ohne Rücksicht auf die Kälte
die äußere Luft hineinströmen. Ist das Zimmer mit frischer Luft
erfüllt, sind auch alle letzten Reste der verdorbenen Luft entfernt,
dann sucht man im Winter durch Heizung, im Sommer durch
Abkühlung eine Temperatur herzustellen, welche, nachdem dieses
Zimmer mit dem Krankenraume wieder verbunden ist, eine
Veränderung der Temperatur in dem letzteren nicht bewirken
kann. Krankenraum und Nebenraum bilden nun gemeinsam
einen Luftraum. Dieses dauert dann so lange, bis die Luft
wiederum einer Erneuerung bedarf. Wie oft und wann eine
Lufterneuerung stattzufinden hat, wird man aber am besten
nicht von dem Moment abhängig machen, wo die Luftverschlech=
terung sich merklich macht; das wäre häufig schon viel zu spät.
Man muß hierfür ganz bestimmte Zeiten innehalten. Das
Zimmer muß gelüftet werden, nachdem der Patient des Mor=
gens erwacht ist, nachdem das Zimmer gereinigt worden ist,
nach jeder Mahlzeit und während der Nacht in derselben Weise
wie am Tage.

Eine Frage, die leider immer noch besprochen wird, trotz=
dem sie längst erledigt ist, ist diejenige, ob Nachtluft schädlich
wirkt. Die Nachtluft ist ganz genau wie die Tagluft in
allen ihren Bestandtheilen. Der Mensch verbraucht ebenso im
Schlaf gute Luft, wie im Wachen, muß daher ebensoviel zu=
geführt bekommen. Die Frage, ob daher während der Nacht
das Fenster offen stehen soll, ist nicht die richtige, sondern die
Frage ist zu stellen, soll frische Luft in das Schlaf= resp. Kranken=
zimmer oder nicht? Selbstverständlich muß sie hinein, aber
unter denselben Vorsichtsmaßregeln wie am Tage. Wie man

bei großer Hitze oder großer Kälte die Lufterneuerung am Tage für das Krankenzimmer nicht durch die geöffneten Fenster bewirkt, so wird man das auch nicht des Nachts ausführen wollen; aber wenn man umgekehrt den ganzen Tag hindurch die Fenster offen hält, so kann man es auch in der Nacht; man soll sich nur wie am Tage auch in der Nacht vor plötzlichem Wechsel der Witterung schützen. Da man aber in der Nacht schläft, so muß man zu diesem Zwecke gewisse Vorkehrungen treffen, oder von Anderen treffen lassen. Man soll während der Nacht die geöffneten Fenster festlegen, damit sie vom Winde nicht hin und hergeworfen werden, und außerdem, wenn möglich, Jalousien anbringen, die so gestellt werden, daß die Luft vollkommen freien Zutritt zum Zimmer hat, ohne daß Regen und Nachtvögel in das Zimmer dringen können. In den Krankenzimmern der Krankenhäuser haben sich als beste Ventilationsvorrichtungen die getheilten oberen Fensterflügel bewährt. Auch diese sind leicht so zu stellen, daß sie mehr oder weniger Luft durchdringen lassen. Dementsprechend empfiehlt es sich auch, die oberen Fensterflügel in den Privatzimmern zuerst zur Ventilation zu benutzen.

Die Ausstattung des Krankenzimmers muß so einfach wie möglich sein. Hierher gehören nur die nothwendigen Gegenstände, als da sind ein geeignetes Bett (s. unten); eine zweite Lagerstätte, auf welcher der Patient während des Umbettens Platz nehmen kann; ein Zimmerthermometer, das aber ebensowenig an der kalten Fensterwand, wie etwa gleich neben dem geheizten Ofen hängen soll. Am besten findet das Thermometer seinen Platz mitten im Zimmer, auf dem Tisch stehend oder höher als Mannshöhe an einem Kronleuchter z. B. aufgehängt. Erwünscht ist dann noch ein zweites Thermometer, welches am äußern Rahmen des Fensters angebracht ist und die Temperatur der äußern Luft uns vom Zimmer aus erkennen läßt. In diesem Zimmer müssen wir ferner einen festen Tisch finden, dessen Platte leicht gründlich gesäubert werden kann. In dieser Beziehung bewähren sich vorzüglich diejenigen Tische, die ein einfaches eisernes lackirtes Gestell und eine Glasplatte haben. Der Tisch steht am besten mitten im Zimmer. Da es nothwendig ist, daß man überall leicht an das Bett heran kann, ist es gut, nicht in der gewohnten Weise einen

Nachttisch an das Bett zu stellen. Auf dem Tisch steht ein Schreibzeug, liegt ein Bogen Papier; hier stehen die nöthigen Arzneien, Licht und Feuerzeug. Eine Uhr ist sehr erwünscht, mindestens muß die Pflegerin im Besitz einer absolut richtig gehenden Uhr sein. Eine große Uhr, deren Pendel sich geräusch= voll bewegt, die mit lautem Schlagwerk wo möglich alle $^1/_4$ Stunden den Patienten aufschreckt und die so hängt, daß der Patient, dem die Zeit bisweilen schon ohnedies lang wird, die Minuten zählen kann, halte ich nicht allein für unnöthig, son= dern sogar für schädlich: ich würde rathen, sie zu entfernen. Andrerseits kann es dem Patienten eine Beruhigung gewähren, wenn er durch einen Blick auf die Uhr sich überzeugen kann, daß doch die Zeit vergeht. Man wird sich demgemäß am besten nach dem Wunsch des Patienten richten. Dahingegen sind Spiegel im Krankenzimmer keineswegs zu dulden; sie reflektiren das Tageslicht und das künstliche Licht bisweilen in sehr störender Weise, sie lenken die Aufmerksamkeit des Patienten auf sich und haben gar keinen Zweck zu erfüllen.

Da aber im Krankenzimmer auch stets die größte Ruhe herr= schen soll, findet man in diesen häufig dicke Teppiche, die die Schritte unhörbar machen und schwere Fenstervorhänge, die jedes Geräusch von draußen fernhalten sollen. Beides: Teppiche und Fenster= vorhänge sind aber sofort aus dem Zimmer zu entfernen, ganz abgesehen davon, daß sie die nöthige Reinigung und Lüftung im höchsten Grade erschweren, sind sie die besten Staubfänger, die man sich nur denken kann, und wenn wir uns noch so sehr bemühen wollten, die Luft rein und staubfrei zu erhalten, bei Teppichen und schweren Stoffvorhängen wäre dies unmöglich. Im Staube sind aber die Ansteckungsstoffe der verschiedensten Form am reichlichsten vorhanden. Zur Abhaltung des grellen, blendenden Tageslichtes genügen leichte, dünne, weiße oder farbige leinene Vorhänge, und der Fußboden bleibt am besten unbedeckt; oder wenn dies aus irgend einem verständigen Grunde nicht möglich ist, dann legt man Linoleum darüber, das sich noch besser reinigen läßt als der beste hölzerne Fußboden. Die zur Kranken= pflege nothwendigen Apparate, die sich in jedem Krankenzimmer noch finden müssen, wie Stechbecken, Uringlas, Speiglas, Spucknapf erwähne ich an dieser Stelle nur der Vollständigkeit wegen. Wir kommen auf dieselben wiederholt noch zurück. Wenn ich so bei der Ausstattung die Einfachheit ganz besonders hervorgehoben habe, so möchte ich hinzufügen, daß man diese Einfachheit doch mit einer gewissen Nettigkeit paaren kann, daß das Krankenzimmer nicht gerade wie die Zelle eines Strafgefangenen auszusehen braucht. Es genügt ja schon, um einen freundlichen Eindruck hervorzurufen, wenn überall die peinlichste Sauberkeit herrscht, wenn Alles hübsch geordnet, mit einem gewissen Schönheitssinn aufgestellt ist. Es wird sich auch kaum etwas dagegen einwenden lassen, wenn man am Fenster einen Blumentopf aufstellt, namentlich wenn er nicht allzustark duftet. Am besten eignet sich hierzu eine Topfpflanze mit großen Blättern, die ganz geruchlos ist. Eine solche Pflanze erfrischt das Auge, stört nicht durch Duft und trägt zur Reinigung der Luft bei. Das Pflanzenleben spielt sich in gewisser Beziehung umgekehrt wie das des Menschen ab. Die Pflanze nimmt die Kohlensäure aus der Luft zu ihrer Ernährung auf und giebt Sauerstoff an die Luft ab: so dient sie neben dem Schönheitssinn, neben der Erfrischung und Erheiterung des Gemüths auch in weiterm Sinne dem praktischen Bedürfniß nach Verbesserung der Luft. Blühende Blumen, die leicht welken, können traurige Gedanken erwecken, das soll man vermeiden, und stark duftende Blumen, die mit ihrem Duft bisweilen betäubend sogar wirken können, gehören schon gar nicht in ein Krankenzimmer. Auch Bilder und Wandgemälde soll man nicht als Zimmerschmuck verwenden, denn an ihnen haftet leicht der Staub, vor dem am allermeisten das Krankenzimmer bewahrt bleiben soll.

Die Temperatur des Krankenzimmers muß vor Allem eine gleichmäßige sein. Im Allgemeinen sind allzu niedrige und selbst allzu hohe Temperaturen, wenn sie nur nicht häufig wechseln, gar nicht so schädlich. Die Temperatur wird heutzutage bei uns in Deutschland im gewöhnlichen Leben noch immer am meisten nach Réaumur bestimmt; nur zu wissenschaftlichen Beobachtungen bedient man sich des Thermometers nach Celsius. Es muß daher, da vom Arzt am Krankenbette immer nach dem letztern gerechnet wird, die Umrechnung der beiden Eintheilungen bekannt sein. Die Eintheilung nach Réaumur verhält sich zu der nach Celsius wie 4 : 5. Während der 0-Punkt bei beiden Eintheilungen der gleiche ist, ist der Siedepunkt nach Celsius bei 100, nach Réaumur bei 80.

Die gewöhnliche Temperatur des Krankenzimmers im Sommer wie im Winter soll 14—16 Grad Réaumur betragen; um diese Temperatur gleichmäßig zu erhalten, muß man in dem betreffenden Raume die Heizvorrichtung und die Temperatur der äußern Luft kennen. Die Letztere, die nicht allein zu den verschiedenen Jahreszeiten, sondern auch zu den verschiedenen Tageszeiten sehr wechselt, muß den Ausgangspunkt für die Heizung geben. Während man bei 26^0 R. im Sommer nicht allein nicht zu heizen braucht, ja sogar abkühlen muß, wird man bei — 6^0 R. im Winter stark zu heizen haben. Ebenso wird man sich aber auch darum kümmern müssen, daß die äußere Luft z. B. am Mittag 10^0 und in der Nacht nur 2^0 beträgt. Eine vorsichtige Pflegerin wird danach ihre Heizung einrichten, und schon zu der Zeit, wo die Abkühlung noch nicht eingetreten ist, für die nöthige Erwärmung sorgen. Hierbei spielen nun die Heizvorrichtungen eine sehr große Rolle. Am wenigsten praktisch haben sich in dieser Beziehung, eine gleichmäßige Temperatur zu erhalten, die eisernen Oefen erwiesen. Sie werden in kürzester Zeit warm und erhitzen die Räume, in denen sie sich befinden. Das geht so schnell vor sich, daß man gar nicht im Stande ist, diese plötzliche Erwärmung einzudämmen. Aber neben dieser unangenehmen Eigenschaft haben sie noch eine andere, wodurch sie ganz unbrauchbar werden. Sobald das Eisen nämlich glühend wird, erzeugt es eine Luft, die überhaupt für die Athmung des Menschen geradezu gefährlich wird. Auch die sogenannten Schüttöfen, in welche in 24 Stunden nur einmal Heizmaterial hineingebracht wird, sind nicht zweckdienlich, da sie sich wenig leicht in ihrer Wärmeabgabe regulieren lassen und durch das Glühen des Eisens bisweilen ebenfalls üble Gerüche erzeugen.

In den modernen Luxusbauten begegnet man sehr häufig der sogenannten Centralheizung. An einer bestimmten Stelle im Hause, gewöhnlich im Keller, wird Wärme in irgend einer Form erzeugt, entweder als Dampf, oder als heißes Wasser, oder als heiße Luft, und diese wird dann in Röhren, die in den Mauern liegen, in sämmtliche Zimmer des betreffenden

Hauses geführt. In jedem Zimmer ist eine Vorrichtung, durch welche dann die Wärme in den verschiedenen Formen eintritt. Diese Vorrichtungen können verschieden wirken und dementsprechend kann mehr oder weniger Wärme zugetheilt werden. Man kann hierbei also in gewisser Beziehung recht gut reguliren. Trotzdem ist diese Art Erwärmung auch nicht sehr beliebt; die heiße Luft ist gewöhnlich zu trocken, das heiße Wasser und der Dampf macht hingegen die Zimmerluft sehr leicht zu feucht, in der Nacht stockt auch bisweilen ganz und gar der ziemlich komplizirte Apparat, der nebenbei sich auch sehr kostspielig stellt. Die Vertheilung der Wärme ist auch selbst in einem Zimmer nicht eine ganz gleichmäßige — kurz, auch diese Vorrichtung erfreut sich nicht einer großen Beliebtheit, wobei jedoch nicht die Möglichkeit ausgeschlossen werden soll, daß doch auf diese Weise in der Zukunft die beste Heizung bewirkt werden kann. Am beliebtesten in den weitesten Kreisen ist immer noch die Heizung mit Kachelöfen. Hierbei sind zwar auch gar nicht zu unterschätzende Unannehmlichkeiten und Unbequemlichkeiten bemerkbar, ich verweise nur auf die Schwierigkeit, mit welcher man das nöthige Heizmaterial gar noch in hohe Stockwerke herbeischleppen muß und wie hierbei störender Lärm nur sehr schwer zu vermeiden ist; wie beim Entfernen der Asche, beim Reinigen des Ofens sehr leicht Staub ins Zimmer fliegen kann. Aber bei alledem vollzieht sich die Erwärmung so allmählich, sie bleibt so stetig lange Zeit hindurch, daß man doch dieser Einrichtung gern den Vorzug vor den übrigen giebt, um so mehr, da wir, wie wir oben gesehen haben, mit derselben auch große Vorteile für die Ventilation erreichen, also gleich auf zweierlei Weise ein günstiger Einfluß auf die Luftbeschaffenheit im Krankenzimmer ausgeübt wird. Ich möchte bei dieser Gelegenheit übrigens noch darauf aufmerksam machen, daß man namentlich des Nachts sein Augenmerk wird darauf zu richten haben, die Temperatur des Zimmers auf gleichmäßiger Höhe zu erhalten. Nicht allein, daß sich in dieser Zeit die äußere Luft gewöhnlich am meisten abkühlt, sinkt auch in dieser Zeit die Eigenwärme des Patienten, und gleichzeitig macht sich dann bei ihm ein größeres Wärmebedürfniß geltend. Diesem wechselnden Wärmebedürfniß des Patienten überhaupt wird eine aufmerksame Pflegerin Rechnung zu tragen haben. Ebenso wie es dem hochfieberhaften Kranken eine große Annehmlichkeit ist, wenn er nicht mit schweren, heißen Bettstücken noch beladen wird, ebenso wie es den Rekonvaleszenten leicht fröstelt, wenn nach schwerer, langer Krankheit die geschwächte Herzthätigkeit das Blut nur müde in den Adern rollen läßt, und er es höchst angenehm empfindet, wenn man ihm sein Bett auswärmt und ihm warme Decken reicht — ebenso wird es in dem einen Falle nothwendig sein, die Zimmertemperatur etwas herabzusetzen und in dem anderen, sie etwas zu erhöhen. Immerhin kann man aber behaupten, daß eine niedrige Zimmertemperatur, bis 12° R., dem Patienten stets weniger Beschwerden machen kann, als eine solche, die bis 17, 18° oder gar noch höher steigt. Während man bei der ersteren durch wärmende Decken und Hüllen die Temperatur des Kranken leicht bis zur normalen Höhe bringen kann, ist es für ihn ein aufregendes, unerträgliches Gefühl, im heißen Zimmer zu liegen. Hieraus ergeben sich die häufigen Erkältungen. Der Kranke, um sich gegen die Hitze zu wehren, stößt eine Decke nach der anderen von sich, und wenn er die letzte Hülle von sich geworfen, dann fängt es auch schon an, im Zimmer weniger warm zu werden, und auf die Ueberhitzung folgt eine im ersten Moment wohl überaus angenehme Abkühlung, die dann schnell zu schädlicher Erkältung führt.

Wir haben bisher nur von der Erwärmung des Zimmers gesprochen und dürfen doch ganz gewiß die noch schwierigere Aufgabe, vor welche wir im heißen Sommer gestellt werden, nicht übersehen, wenn wir dem elenden, fiebernden Kranken bei einer Lufttemperatur von 25—30° R. und schwüler Gewitterluft Kühlung und Erfrischung verschaffen sollen. Im heißen Sommer im Krankenzimmer eine frische, angenehme Luft herzustellen, ist sehr schwierig. Hier gilt es, zeitweise die brennenden Sonnenstrahlen fern zu halten, durch häufiges Sprengen mit Wasser, durch Verdunstung die Luft zu kühlen; durch Aufstellen von Kübeln mit Eis, ja selbst durch Herstellung von Zugluft, selbstverständlich nur während der Kranke hinter einem Bettschirm genügend geschützt wird, die Zimmertemperatur auf Grade zu bringen, die den Aufenthalt im Krankenzimmer dem Kranken erträglich machen. Des Nachts läßt man durch die geöffneten Fenster die kühle Luft eindringen, und wenn am Morgen die Sonne kommt, dann läßt man die Jalousien herab und hindert den Sonnenstrahlen den Eintritt in das Zimmer.

Und doch habe ich an einer früheren Stelle es so sehr betont, daß im Krankenzimmer Luft und Licht sein soll: und hier soll das Licht abgesperrt werden? Ja, wenn Licht gleich Hitze, gleich Wärme ist, dann bleibt keine Wahl.

Die Beleuchtung im Krankenzimmer. Das Licht soll hell, aber nicht blendend sein. Nicht sonnenlos sei das Krankenzimmer, aber auch nicht voll Sonnenbrand. Der Kranke soll nicht in seinem Bett vom Licht belästigt werden. Wollte man ein Bett so stellen, daß der Kranke stets die Fenster vor sich hat, dann dürfte man dieselben auch nie unverhängt lassen, denn das hellleuchtende Sonnenlicht würde dem Kranken gar bald Kopfschmerz erzeugen. Und so wenig wie das aufprallende Sonnenlicht, so wenig vertragen es die leicht ermüdenden, schwachen Sinnesorgane des Kranken oder Rekonvaleszenten, wenn ihm künstliches Licht direkt in die Augen strahlt. Am besten ist es, wenn das Licht seitlich vom Bett in das Zimmer bringt, oder die Lichtquelle hinter dem Bett sich befindet. Ebenso störend wie das gerade in die Augen fallende Licht ist es aber auch, wenn die Augen des Patienten stets eine weiße, von der Sonne grell beleuchtete Wand vor sich haben.

Von den künstlichen Lichtarten ist keine, die nicht nach der einen oder andern Seite mit Unzuträglichkeiten verbunden wäre. Das Lampenlicht, am meisten das der Petroleumlampen, qualmt sehr leicht, und wenn eine solche Lampe stundenlang brennt, dann ist die Nase voll von kleinen schwarzen Theilchen, die in gleicher Weise auch bis in die Luftröhre hineindringen. Man braucht nur den Nasenschleim im Taschentuch oder den im Wasser aufgefangenen Auswurf sich anzusehen und man wird sich überzeugen, wie Schleim und Auswurf dicke schwarze Streifen zeigen, die vom Lampenqualm in der Luft herrühren. Das Gaslicht ist ja fast frei von dieser schädlichen Eigenschaft, aber auch nur fast, denn auch bei ihm können wir bisweilen solche rußige Flammen bemerken; dahingegen erzeugt es eine sehr große Hitze, und das Gas selbst durchdringt sehr leicht die Röhren, durch die es geleitet wird, wie man sich an den Pflanzen überzeugen kann, die in gasbeleuchteten Räumen gehalten werden und dort schnell eingehen. Also auch Gas ist für den Kranken nicht besonders empfehlenswerth. Von anderen Beleuchtungsarten kann wohl einstweilen nicht mehr oder noch nicht die Rede sein: die Kerzen sind im gewöhnlichen Leben nur noch wenig im Gebrauch, und das elektrische Licht ist noch nicht so weit verbreitet, daß es in Betracht käme. Bis jetzt sind schädliche Eigenschaften des letzteren für ein Krankenzimmer noch nicht bekannt. Das Kerzenlicht ist für das Krankenzimmer immerhin noch am meisten zu empfehlen: es qualmt nicht und heizt nicht, es entwickelt keine schädlichen Gase und hat den großen Vortheil, sich sehr leicht überall hinstellen und tragen zu lassen. Freilich giebt es keine große Helle, aber doch genügende, um auch in dieser Beziehung vortheilhaft zu sein, es blendet nicht und macht hell genug. Es können übrigens ja so viele Kerzen angewandt werden, als eben nothwendig sind. Nicht unerwähnt bleibe das leichte Tropfen der Kerzen, nicht deßwegen, weil es Flecke macht, sondern weil es namentlich auf der Haut des Patienten einen Schmerz und ein störendes Zusammenzucken erzeugen kann.

Die Reinigung des Krankenzimmers darf nicht trocken, sie muß stets feucht vorgenommen werden. Schon vorher habe ich darauf hingewiesen, daß alle im Zimmer befindlichen Gegenstände die Berührung des Wassers vertragen müssen: sowohl die Tische, wie der Fußboden, die Wände und die einzelnen Apparate. Die Reinigung ist in der Weise vorzunehmen, daß mit reinem Wasser, oder mit einer desinficirenden Flüssigkeit, einer Karbollösung, oder mit einer erfrischenden, wie aromatischem Essig, überall gesprengt wird, oder mit Tüchern, die mit dieser Flüssigkeit getränkt sind, Alles abgewischt wird. Die Tücher dürfen nicht so feucht sein, und das Sprengen darf nicht so weit gehen, daß das Wasser auf dem Fußboden stehen bleibt oder von den Wänden herunterläuft; es genügt eben ein gründliches Abwaschen. In das Bereich dieser Reinigung wird auch wöchentlich einmal diejenige der Zimmerdecke hineinzuziehen sein. Wenn man über einen Kugelbesen ein feuchtes Tuch zieht, wird sich damit die Decke ganz gut abstäuben lassen. Die von mancher Seite beliebte Art der Reinigung, daß Thüren und Fenster weit geöffnet werden und dann mit Macht das Zimmer gefegt und der Staub mit trockenen Wedeln entfernt wird, bietet so viel Unzuträglichkeiten, daß vor ihr zu warnen ist. Abgesehen davon, daß bei dieser Art sehr leicht eine allzu kräftige, fast schädliche Ventilation bewirkt wird, das Zimmer auch im Winter z. B. übermäßig abgekühlt werden muß, bleibt der Staub dabei gewöhnlich doch im Zimmer; er wird nur aufgewirbelt, aber nicht entfernt, er verändert nur seinen Platz. Die Lufterneuerung in der früher geschilderten Weise, die regelmäßig stattfindet, hat keinen weiteren Zusammenhang mit der Reinigung; wenn diese auf feuchtem Wege stattfindet, braucht man dazu keine besonders vermehrte Luftzufuhr; sie wirkt an und für sich schon geradezu erfrischend.

Abgesehen von der Reinigung des Fußbodens und der Wände, hat man auch in derselben Weise die anderen im Zimmer befindlichen Gegenstände zu säubern. Zunächst wird man den Kranken selbst reinigen, ihn waschen und kämmen, ihm unter besonderer Fürsorge saubere Wäsche besorgen. Die abgelegte Wäsche ist auf das schnellste aus dem Zimmer zu entfernen.

Diese Wäsche gehört am besten sofort ins Wasser. Es ist davor zu warnen, die getragene Wäsche trocken zu sammeln und dann, wie es vielfach geschieht, zu ordnen, und schließlich zu waschen. Krankenwäsche, die vom Schweiß durchnäßt, oder gar besudelt und beschmutzt ist, darf nicht erst trocken werden, denn dann trocknen auch alle die im Schweiß oder Schmutz schädlichen oder gefährlichen Stoffe erst ein und werden schließlich, wenn die Wäsche aufgehoben wird, in Form von Staub der Luft beigemischt und von den damit beschäftigten Personen eingeathmet. Wird die Wäsche aber sofort ins Wasser gethan, so werden die schädlichen Stoffe gleich im Wasser verdünnt und aufgelöst. Es bedarf doch gewiß auch nicht erst der Erwähnung, daß Stechbecken, Uringläser weder mit ihrem Inhalt im Zimmer aufbewahrt, noch hier gereinigt werden dürfen. Soll der Urin oder Stuhlgang, wie es häufig nothwendig ist, gesammelt und aufbewahrt werden, bis der Arzt ihn gesehen und untersucht hat, so hat dies an einem Orte zu geschehen, der sonst von Niemandem betreten wird und der besonders gut ventilirt ist. Die Gefäße selbst, die immer zur Benutzung für den Kranken wieder bereit sein müssen, sollen auch sofort, nachdem ihr Inhalt entleert worden ist, auf das Sorgfältigste gereinigt werden. Zum Sammeln des Auswurfs benutzt man am leichtesten ein großes Wasserglas. Dasselbe soll eine abweichende Form von den sonst in der Wirthschaft gebräuchlichen haben, damit es nicht durch irgend ein Versehen wieder in den Hausgebrauch kommt. Es braucht aber durchaus nicht etwa, wie es leider häufig der Fall ist, dazu ein zerbrochenes Glas gewählt zu werden. Der Patient, der dieses Glas sehr oft direkt an den Mund führt, könnte sich sonst leicht eine Verletzung am Munde damit beibringen, oder wenn er danach greift, sich in die Hand schneiden. Wo man es haben kann, bediene man sich, statt der Spuckgläser der von Dettweiler eingeführten kleinen Flaschen (siehe Abb. 6), die sich durch ihre Handlichkeit und ihre bezüglich der Reinigung namentlich sehr praktische Form besonders auszeichnen. Hier müssen auch die Spucknäpfe erwähnt werden. Die althergebrachte Sitte, dieselben mit Sand oder mit Sägespähnen oder anderen leicht verstaubenden Dingen zu füllen, ist ganz und gar zu verwerfen. Man wähle auch hier eine tiefe, tellerartige Schale aus Glas oder Porzellan, fülle sie zur Hälfte mit Wasser oder einer desinficirenden

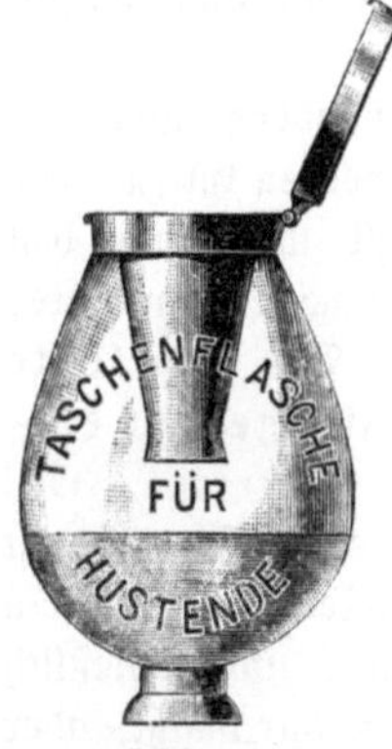

Abb. 6.
Spuckglas nach
Dettweiler.

Flüssigkeit. Man sorge dafür, daß diese Schalen groß genug sind, damit, wenn der Patient hineinspucken will, dies nicht leicht daneben geschehen kann. Die Reinigung dieser Schalen hat täglich zweimal zu erfolgen.

Es ist gewöhnlich nothwendig, daß Urin und Stuhlgang gesondert aufgefangen werden. Zu dem Zwecke sind spezielle Uringläser (siehe

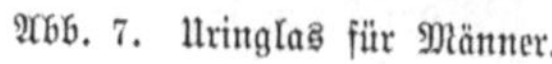

Abb. 7. Uringlas für Männer.

Abb. 7) angegeben, die nach der verschiedenen Beschaffenheit der betreffenden Körpertheile beim männlichen und weiblichen

Geschlecht verschieden geformt sind. Für das männliche Ge=
schlecht sind diese Apparate meist flaschenförmig mit sehr
weitem Halse, ja man wird in Ermangelung eines eignen
solchen Apparates sogar direkt eine Flasche wählen können,
wie sie ähnlich für eingemachte Früchte im Gebrauch ist;
man hat nur darauf zu achten, daß der Hals so weit ist,
daß sein Durchmesser nicht weniger als die Breite von vier
Fingern beträgt. Für Frauen und Mädchen kann man Saucièren
ähnliche, schmale, tiefe Gefäße in Gebrauch ziehen, oder sich
der direkt angefertigten Apparate bedienen, die ebenfalls flaschen=
förmig sind, an deren Hals aber zwei seitliche Ausbuchtungen
vorhanden sind, zur Aufnahme der Schamlippen. Man wird
zur Benutzung dieser Apparate nur gezwungen sein, wenn dem

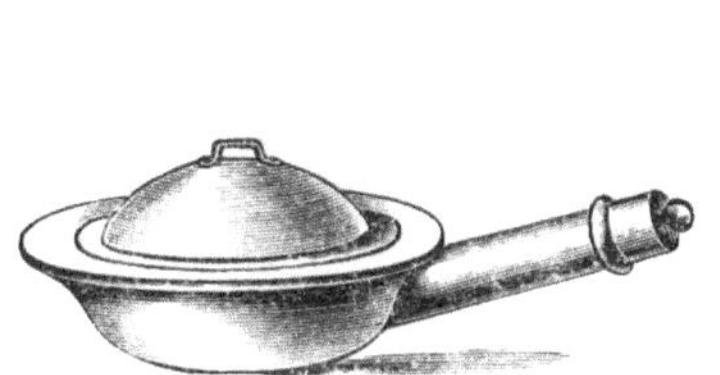

Abb. 8.
Gewöhnliches Stechbecken.

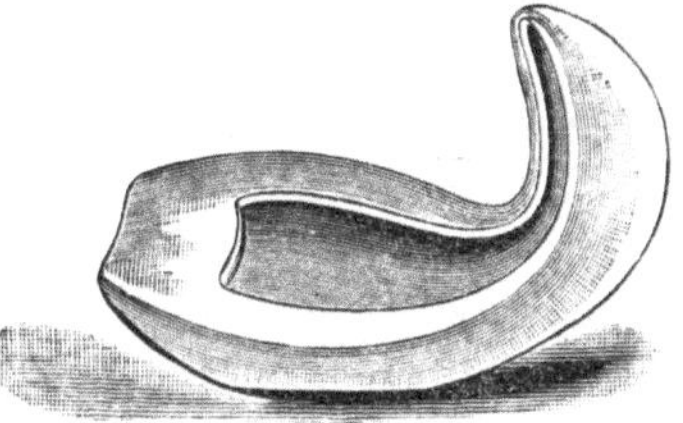

Abb. 9. Stechbecken für Stuhlgang und
Urin für Männer und Frauen.

Patienten das Aufrichten zum Stehen oder Sitzen untersagt ist,
oder wenn die Entleerungen unwillkürlich vor sich gehen. Im
letzteren Falle wird es sogar nothwendig sein können, diese
Apparate am Körper beständig befestigt zu erhalten. Ist der
Patient in der Lage, sich aufzurichten, dann genügen die ge=
wöhnlichen Nachtgeschirre. Für die Stuhlentleerung sind die
sogenannten Stechbecken (s. Abb. 8 und 9), oder Unterstecker,
breite Becken, die „untergesteckt werden", bereit zu halten. Die
Schwierigkeit der Benutzung derselben sowohl für den Patien=
ten wie für die Pflegerin hat es bewirkt, daß die verschieden=
sten Formen dafür vorgeschlagen und in Gebrauch gezogen
worden sind.

Es haben sich am meisten diejenigen bewährt, die schüssel=
artig tief sind und einen breiten Rand und ein seitliches Aus=
flußrohr mit fest verschließbarem Deckel haben. Man hat am

Rande Polſterungen angebracht; aber ſelbſt wenn dieſelben mit
Gummiſtoff oder anderen waſſerdichten Stoffen überzogen ſind,
iſt ihre Reinigung mit großen Schwierigkeiten verbunden, ſo
daß man vor dieſen Polſterungen warnen muß, wegen ihrer
Anſteckungsgefahr.

Bei der Reinigung der zum Gebrauch nothwendigen In-
ſtrumente und Apparate ſoll man auch beſondere Rückſicht den ſogenannten Schnabeltaſſen (ſ. Abb. 10) zu-
wenden. Es ſind dies die kleinen Gefäße, aus
welchen man den Patienten, die beſtändig liegen
müſſen und ſich unter keiner Bedingung aufrichten dürfen, Flüſſigkeiten beibringt. Dieſe
Taſſen haben am beſten die Form einer kleinen
Theekanne, ſind aber auch als Taſſen mit einem

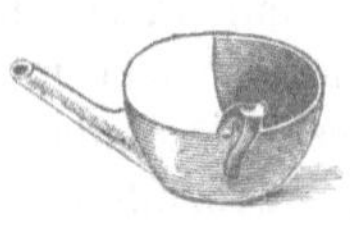
Abb. 10.
Schnabeltaſſe.

großen Schnabel ſehr viel im Gebrauch. Man laſſe nie Arzneien
oder andere Flüſſigkeiten als Reſt in ihnen zurück; dieſe backen
ſonſt leicht an und ſind dann ſchwer zu entfernen. — Alle dieſe
Gegenſtände, die im Krankenzimmer ſtets zum Gebrauch fertig
und bereit ſein müſſen, erwähne ich in dieſem Kapitel, weil
ihr Gebrauch nur dann unſchädlich iſt, wenn für ihre größte
Sauberkeit und Reinlichkeit geſorgt iſt. Man hat dieſe Dinge
in den verſchiedenſten Formen angegeben, aus dem verſchiedenſten Material, aus Eiſen, aus Holz, aus Glas, Porzellan, Thon,
man hat ſie luxuriös und einfach dargeſtellt, — immer iſt aber
nur eines zu beachten, daß ſie in Form und Material ſo be-
ſchaffen ſind, daß ſie gründlich zu reinigen ſind und daß
ſie jederzeit überall auf ihre Reinlichkeit kontrollirt werden
können. Man hat in jeder Beziehung dem weißen Porzellan
den Vorzug zu geben. Eiſerne Geſchirre können höchſtens in
Gebrauch genommen werden, wenn ſie glaſirt ſind; aber die
Glaſur ſpringt leicht ab, und dann können Urin und Stuhl an
dem Eiſen Zerſetzungen bewirken, die durch ihren Geruch allein
ſchon für die Geſundheit ſchädlich ſind. Solche Stellen ſind
aber auch an und für ſich ſehr ſchwer zu reinigen.

Nächſt Blech hat man auch Hartgummi zum Herſtellungs-
material genommen, aber beides iſt nicht zu empfehlen. Das
erſtere iſt zu weich, verbiegt ſich leicht, und iſt ſchwer gründlich zu ſäubern. Das Hartgummi iſt ſpröde, bricht leicht, und

wenn es in heißem Waſſer gereinigt wird, wird es ſo weich, daß es ſeine urſprüngliche Form bisweilen ganz verliert. Es iſt dann weiter ſehr erwünſcht, daß alle Apparate mit Deckel verſehen ſind, die ebenfalls ſehr leicht zu reinigen ſind. Die Deckel ſollen aber nicht dazu dienen, wenigſtens nicht in erſter Reihe, daß der Inhalt recht lange aufbewahrt werden kann (das darf, wie geſagt, im Krankenzimmer überhaupt nicht ge- ſchehen), ſondern vielmehr, daß weder Staub noch andere Ver- unreinigungen in die Apparate hineinkommen.

Bei der großen Aufmerkſamkeit, die die Wärterin der Rein- lichkeit im Krankenzimmer zu widmen hat, wird ſie auch über dieſes hinaus ſich noch um das Kloſet zu kümmern haben. Abgeſehen davon, daß dieſer Raum zu jeder Zeit rein gehalten werden muß, iſt dies ganz beſonders wichtig, wenn ein Kranker im Hauſe iſt. Im Kloſet werden die Abgänge, die der Arzt beſichtigen ſoll, aufgehoben, beßwegen muß dieſer Raum aber auch gründlich gelüftet werden können. Wenn es möglich iſt, ſoll ein ſolches Kloſet, wo die Abgänge aufbewahrt werden, für die Geſunden abgeſchloſſen ſein. Nächſt Luft und Licht wird im Kloſet auch Waſſer in reichem Maaße zur Reinigung der gebrauchten Gefäße vorhanden ſein müſſen.

Dem Reinlichkeitsſinn einer guten Pflegerin muß es nicht zu ſchwer ſein, die Ecken und Winkel, oben und unten, unter dem Bett, in den Schubläden und Käſten zu unterſuchen, ihr Auge muß gerade dieſe am meiſten überwachen und einer gewiſſen- haften Reinigung unterziehen. Blank und glänzend muß Alles ſein, und ein Fleck auf der Diele muß ebenſo verpönt ſein, ob er von Speiſen oder von „wirklich reinem Waſſer“ herrührt. Wer kann wohl verſichern, woher ein ſolcher Fleck entſtanden iſt, ob von Urin, Waſſer, Auswurf ꝛc., das iſt nicht mehr zu erkennen; daher muß Alles, was von Flüſſigkeit auf den Boden gekommen iſt, ſofort rein aufgewiſcht werden.

Ruhe und Ordnung im Krankenzimmer. Von großer Be- deutung für das Krankenzimmer iſt auch die Ruhe, die dort herr- ſchen ſoll. An verſchiedenen Stellen habe ich ſchon darauf hin- gewieſen, daß man Störungen jeglicher Art für den Patienten vermeiden ſoll: Straßenlärm, Lärm in der Nachbarſchaft oben und unten und im Zimmer ſelbſt. Ich ſprach von den knarrenden Stiefeln und quietschenden Thüren, von der Uhr. Hier möchte ich dasjenige erwähnen, was sich namentlich auf die Pflegerin selbst bezieht. Ein Grund der gewöhnlichsten Störungen ist, daß die Pflegerin etwas sucht: sie weiß nicht, wo sie im Augenblick das Thermometer hingethan hat, den Löffel, wo das Uringlas ist, und wie die Fragen alle heißen mögen, die sie leise oder laut an sich oder gar an den Patienten stellt und damit von ihm verlangt, daß er, wenn auch nur in Gedanken, mit ihr suchen soll. Wie ein Irrwisch fliegt sie durch das Zimmer und sucht, und nicht allein durch das Zimmer, nein, durch die ganze Wohnung bisweilen, und nah und fern hört der Patient die Thüren schlagen, und Alles sucht und bewegt sich unruhig um ihn herum. Es muß daher jedes Ding im Krankenzimmer seine bestimmte Stelle haben, so daß man es im Finstern finden kann: nichts darf umherliegen, und wenn es noch so rein und sauber und nett ist. Wenn das Thermometer heute im Tischschub, morgen auf dem Tisch, übermorgen am Fenster und dann wieder in der Instrumententasche der Pflegerin liegt, dann ist es am fünften Tage überhaupt nicht mehr zu finden. Aber die Pflegerin soll nur nicht denken, selbst wenn sie von ihrem Suchen dem Patienten nichts sagt, oder es nur ganz leise flüsternd der Umgebung mittheilt, daß der Patient es dann nicht merkt. Gerade dieses Hin- und Hergehen, und am meisten, wenn es zwecklos erscheint, stört und macht unruhig. Was will sie denn? fragt der Patient, und was spricht sie denn? fragt er sich, wenn er dieses Wispern und Flüstern um sich herum hört. Man soll nicht glauben, daß das laute Sprechen allein dem Patienten unangenehm sein kann, nicht weniger ist es auch das leise Sprechen, was ihn bisweilen, sogar gegen seinen Willen, zwingt, gespannt aufmerksam zu sein, zu horchen. Denn schließlich glaubt doch jeder Patient, daß Alles, was in seiner Nähe geschieht, sich nur auf ihn bezieht, und eine leicht zu rechtfertigende Neugier treibt ihn zu horchen, auf das, was geflüstert wird.

Das **Krankenbett** ist im Zimmer so aufzustellen, daß es von allen Seiten frei steht, daß man an jeder Seite, oben und unten, bequem an das Bett heran kann. Es ist dies ein sehr großer Vortheil, der aber nicht in jedem Haus zu erreichen ist.

Man hat dann wenigstens darauf zu achten, daß es nur mit dem Kopfende oder höchstens mit einer Längsseite an der Wand steht. Eine solche Wand soll man genau untersuchen, ob sie nicht zu kalt oder zu warm oder feucht ist. Sie kann, wenn sie ganz frei steht, leicht zu kalt oder feucht sein: zwei sehr große Uebelstände, vor denen nur schwer zu schützen ist. Man wird dann eine hölzerne, sogenannte spanische Wand zwischen Bett und Mauer anzubringen haben, dieselbe auch vielleicht noch mit einer wollenen Decke überhängen; aber das nützt Alles nicht viel. Für ganz unmöglich halte ich es aber, das Bett an eine warme Wand zu stellen, an welcher vielleicht auf der andern Seite ein Ofen steht oder ein Schornstein entlang zieht. An eine solche Wand gehört überhaupt kein Bett, am allerwenigsten ein Krankenbett; die Hitze würde auf die Körpertemperatur des Patienten einen schädlichen Einfluß ausüben und der Aermste bald über Kopfschmerz zu klagen haben. Man achte aber auch ferner darauf, daß das Bett nicht gerade zwischen Fenster und Thür zu stehen kommt, weil trotz aller Vorsicht doch sehr leicht ein Wind, ein Zug hier entstehen könnte, der für den Patienten, gleichviel ob er daran gewöhnt ist oder nicht, leicht sehr störend sein könnte. Die beste Stellung für ein Bett ist frei und von allen Seiten zugänglich.

In den modernen Einrichtungen der Reichen und des Mittel=standes findet man meist zu große Betten, wie sie sich gar nicht für die Krankenpflege eignen. Das passendste Bett ist einen Meter breit, zwei Meter lang und ca. sechzig Centimeter hoch, so daß es einem bequemen Sopha ähnelt. Wenn das Bett zu breit ist, hat es bisweilen Schwierigkeiten, an den Kranken heranzukommen, ihn zu heben ꝛc.; der Länge des ge=wöhnlichen Menschen entsprechend, muß es zwei Meter lang sein, das reicht selbst für große Patienten aus, und für kleine kann man noch Fußstützen, Rollen ꝛc. einlegen. Die Höhe muß ebenfalls so abgemessen sein, daß man bequem aus Reinlichkeits=gründen den Raum unter dem Bett übersehen kann, daß man auch andererseits den Patienten noch heben kann. Das Letztere ist z. B. nicht möglich, wenn das Bett schon einen Meter und mehr hoch ist. Die Bettstelle selbst ist am besten aus Eisen, einfach, ohne Schnörkel, mit einer Drahtspirale als Boden.

Holz ist häufig mit seinen Ritzen und Spalten der Sitz von Unsauberkeit und Ansteckungsstoffen, und ebenso sind es auch einzelne Schnörkel und Zierrathen; beides ist schwer zu reinigen und zu desinfizieren, daher zu vermeiden. Es ist sehr vortheilhaft, wenn die Bettstelle auf Rollen steht, da sie dann leicht von einer Person allein im gegebenen Falle fortgeschoben werden kann. Als Bettboden sind, wie gesagt, die Drahtspiralen am meisten zu empfehlen; nächst ihnen sind es auch die einfachen Sprungfederböden, auf welche dann Roßhaarmatratzen oder auch Strohsäcke aufgelegt werden. Am wenigsten empfehlenswerth sind die Bretterböden, auf welchen Feder-Unterbetten liegen, denn sie sind zu heiß, zu leicht der Verunreinigung zugänglich und zu schwer zu reinigen. Bei den Roßhaarmatratzen wähle man zwei- oder gar dreitheilige, die den großen Vortheil bieten, daß sie nicht so leicht an einzelnen Stellen eingedrückt werden. Wie häufig findet man, wenn die Matratze nicht getheilt ist und deßhalb auch schwer umgelegt werden kann, an den Stellen, wo der Körper mit der größten Schwere aufliegt, tiefe Eindrücke, wo dann die Elastizität der Polsterung verloren gegangen ist; ist die Matratze ein- oder zweimal getheilt, so können die einzelnen Theile leicht herausgehoben und gewechselt werden und die erwähnten Unzuträglichkeiten nicht eintreten. Ein Strohsack, der in besseren Familien gewiß sich keiner großen Beliebtheit erfreuen dürfte, hat doch große Vortheile, wenn auch nicht vor den erwähnten Matratzen, so doch vor vielen anderen beliebten Unterbetten. Seine Sauberkeit ist leicht zu kontrolliren, und beim geringsten Verdacht ist er wegen seiner geringen Kosten leicht durch einen neuen zu ersetzen; es liegt sich auf ihm, wenn er richtig gestopft ist, sehr gut. Es gehört dazu, daß das Stroh möglichst glatt nebeneinander gelegt und in genügender Menge vorhanden ist. Die Oeffnung des Strohsacks gehört nach unten, hier findet sie eher Halt und Verschluß, als wenn sie nach oben liegt.

Ueber diese Unterbetttheile kommen Decken und bei Schwerkranken immer (aber auch bei Leichtkranken sind sie unschädlich) Gummiunterlagen, damit die Matratzen resp. Strohsäcke bei Verunreinigungen nicht gar zu schnell total verdorben werden.

Zu einem guten Lager für den Kranken gehören dann noch die Kopfkissen. Hierbei kommt die Frage in Betracht, ob man harte oder weiche, und dann, ob große oder kleine und schließlich etwa große und kleine nehmen soll. Von wissenschaftlicher Seite ist darauf hingewiesen worden, daß die wagerechte (horizontale) Lage, also niedrig mit dem Kopfe, die gesündeste sei. Diese Ansicht ist aber nur sehr wenig verbreitet, und wir haben daher kaum mit ihr zu rechnen. Wir sind immer noch gewöhnt, mehr oder weniger hoch mit dem Kopfe zu liegen. Es wird dies am besten erreicht, indem man zunächst ein Keilkissen nimmt (dies kann recht gut durch ein Strohkissen ersetzt werden) und darüber ein möglichst kleines, kugelrundes (Puff) oder viereckiges Federkissen mit Seide- oder Leinwandüberzug oder beidem legt. Die Lage des Patienten im Bett soll so sein, daß der Körper von der Lendengegend bis zum Kopf allmählich sich erhebend, überall aber unterstützt ist. Die Erhebung darf nicht so steil sein, daß der Kranke dadurch gewissermaßen in eine sitzende Stellung kommt; dies ist zu vermeiden, denn im Sitzen werden die Bauchorgane leicht gedrückt und der Kopf sinkt seiner eigenen Schwere nach vornüber. Dabei leidet die Verdauung und die Athmung. Die Lenden und der Kopf müssen immer unterstützt sein und fest aufliegen; das Keilkissen wird daher so groß sein müssen, daß es schon in der Lendengegend beginnt, und wenn dann in der Kopfgegend ein kleines, weiches Kissen liegt, so findet der Kopf genügende Unterstützung, während andererseits die Schultern bequem nach hinten sinken können und nicht nach vorn zusammengedrückt werden, d. h. die Athmung möglichst ausgiebig und frei sich vollziehen kann. Die in manchen Gegenden so sehr beliebten großen Federkissen haben wohl den Vortheil, daß sie sich leicht zusammendrücken lassen und Körperstellen, die besonders der Unterstützung bedürfen, auch besonders zu unterstützen vermögen, aber auch den Nachtheil, daß sie sich bald an anderen Stellen desto mehr aufbauschen und dann erhitzend — namentlich am Kopfe — wirken. Der Kopf verschwindet förmlich in diesen Kissen.

Schließlich haben wir uns noch mit der Frage zu beschäftigen: womit soll sich der Patient zudecken — eine Frage, die bei den vielen verschiedenen Arten der „Zudecken, Deckbetten",

und wie sie sonst noch genannt werden mögen, wohl der Ueber=
legung und Besprechung würdig ist. Gebräuchlich sind von
Alters her die großen schweren Federbetten, die Steppdecken,
die wollen oder seiden sein können, und die weißen oder grauen
einfachen Friesdecken. Von der ersten Art ist man namentlich
für Kranke so ziemlich ganz abgekommen, wie sie auch für Ge=
sunde in den bessern Kreisen kaum noch gefunden werden: sie
vermögen ja durch ihre Schwere und durch die Dichtigkeit der
Federn den Körper ausgezeichnet warm zu halten, aber erstens
ist dies gar nicht immer nothwendig, ja sogar in vielen Fällen
schädlich, zweitens erschweren sie aber gerade durch diese schein=
bar guten Eigenschaften die Ausdünstung des Körpers in hohem
Grade, ja nehmen geradezu die Ausdünstungen besonders gern
in sich auf, so daß z. B. der Schweißgeruch der betreffenden
Patienten solchen Federbetten trotz Lüftung sehr lange anhaftet.
Während man sich bemüht, die „Dunstatmosphäre“ um den
Patienten wegzuschaffen, wird sie auf diese Weise geradezu stetig
vergrößert, erweitert und verdichtet. Aehnlich, wenn auch bei
weitem nicht so schlimm, steht es mit den Steppdecken. Die
Watte, Baumwolle, die in diesen Decken eingesteppt ist, hält
beinahe ebenso dicht wie die Federn; Decken dieser Art sind
daher beinahe ebenso zu verwerfen, wie die Federdecken. Den
einzigen Vortheil, den die Steppdecken vor den letzteren voraus
haben, können wir nur darin erkennen, daß sie leichter sind.
Durch Leichtigkeit und Durchlässigkeit zeichnet sich aber besonders
die Friesdecke aus, ohne dabei an ihrer wünschenswerthen
Eigenschaft, den Kranken in ausgiebigem Maße zu erwärmen
und warm zu erhalten, auch nur das Geringste einzubüßen.
Selbstverständlich kann nicht die Rede davon sein, den Patienten
direkt unter oder in eine solche Decke zu stecken, wie es bei
den durch das Jaegersche Regime empfohlenen Wollsäcken der
Fall ist, in welche der entkleidete Patient hineinzukriechen
hat — nein, auch diese Friesdecken bedürfen eines leinenen
Ueberzuges, in dem sie durch Sicherheitsnadeln oder viel besser
durch einige Nähte fest eingeheftet sein müssen. Die Art, wie
wir diese Decken, lose hineingelegt in ein Bettlaken, häufig in
Süddeutschland, in der Schweiz, namentlich in Hotels finden,
ist für den Kranken vollkommen unbrauchbar, da schon bei dem

unruhigen Liegen vieler Geſunden im Schlaf noch mehr aber bei dem unruhigen Liegen vieler Kranken, die von Schmerzen noch gepeinigt werden, in kurzer Zeit ſich Decke und Ueberzug ver- ſchieben und dann beide nicht mehr ein Ganzes bilden, ſondern jedes für ſich den Patienten entweder als zu kalte oder zu warme Decke ſtören oder beläſtigen.

Das ſind die nothwendigen Beſtandteile eines praktiſchen Krankenbettes; um ſie aber gut verwendbar zu machen, gehört noch dazu, ſie in beſte Lage zu bringen, eins dem andern völlig anzupaſſen, kurz, dasjenige, was man nennt „das Bett machen". Es iſt das eine Arbeit, die eine fürſorgliche Krankenpflegerin keinem Andern wird überlaſſen wollen; die auszuführen ſie als ihre beſondere Pflicht anſieht. Ein ſolches Lager, gut herge- richtet, muß glatt und ohne Falten ſein; mit dem Körper des Kranken ſoll überall nur Linnen in Berührung kommen; es muß durchwärmt ſein, ſchon wenn er hineinkommt; jeder Körperteil muß ſo unterſtützt ſein, daß der Kranke nicht allein nicht hier oder dort beläſtigt wird, ſondern daß er ſich in jeder Beziehung behaglich fühlt. Namentlich um das Letztere zu erreichen, wird es aber vielleicht nothwendig werden, die Ausrüſtungsgegenſtände des Krankenzimmers noch zu vermehren, oder wenigſtens am Bett und ſeiner Ausrüſtung noch mancherlei an- und hinzu- zufügen. Da wird man immer einige kleine Kiſſen (Feder- oder Luftkiſſen) vorräthig halten müſſen, durch welche man einzelne kleine Stellen des Körpers beſonders lagern oder ſtützen kann. Aus Gummi, hohl, finden wir ſie in der Form von runden Kiſſen, ſogenannten Kränzen oder Rollen in den ver- ſchiedenſten Größen und, je nachdem ſie ſtark oder ſchwach auf- geblaſen ſind, hart oder weich. Man hüte ſich vor dem zu ſtarken Aufblaſen, wie es ſehr häufig von Laien oder unauf- merkſamen Pflegerinnen geübt wird; durch daſſelbe kann ein ſolches Kiſſen hart wie aus Holz oder Stein werden. Wenn es nur wenig aufgeblaſen iſt, iſt es dem Kranken am angenehmſten: man richte ſich hierbei ganz nach dem Gefühl des Patienten, das maßgebend iſt. Es ſoll übrigens an dieſer Stelle auch auf eine andere Art der Gummikiſſen hingewieſen werden, die ſogenannten Waſſerkiſſen. Es ſind dies große, viereckige Gummikiſſen, die mit warmem Waſſer gefüllt werden, auf denen der Patient bei gewiſſen,

später noch zu erwähnenden Störungen gern liegt. Nicht unerwähnt mögen dann noch hier bleiben die Spreukissen, die
als Unterlage besonders beliebt sind. Zur Bequemlichkeit des
Patienten dienen dann noch die Aufrichter und Krankenheber.
Dies sind feste, geflochtene Schnüre oder Bänder, die entweder
am unteren Theil des Bettes oder, mit Handhaben versehen,
an einem Balken über dem Bett befestigt sind und dem
Patienten gestatten, sich aufzurichten.

Hierher gehören auch Fußstützen: Vorrichtungen, ähnlich
wie große Rollen, die unten im Bett liegen und dem Patienten,
der zu klein für sein Bett ist und leicht hinabgleitet, eine Stütze
bieten. Im Nothfall kann man Kissen, Fußbänke, ja selbst
Ziegelsteine (die selbstverständlich gut eingewickelt sein müssen)
diesem Zwecke dienen lassen. Hat der Patient so einen Stützpunkt für seine Füße gefunden und sich dann an seinen Auf-
richtern aufgehoben und gesetzt, so bedarf er sehr bald einer
Rückenstütze. Zu diesem Zwecke haben wir sehr praktisch eingerichtete stellbare Kissen, die, genau dem Wunsche des Patienten und der ihm gegebenen Erlaubniß seitens des Arztes folgend,
festgestellt werden können. Wenn ich vorhin darauf aufmerksam
gemacht habe, daß das Bett des Patienten, ehe er hineingelegt
wird, durchwärmt sein muß, so gehört dazu eine Wärmflasche.
Dieselbe darf jedoch nie so heiß sein, daß der Patient, der
sie im Bett noch vorfindet, sich etwa daran verbrennt. Sie
gehört am besten überhaupt nicht mehr in das Bett, wenn
der Patient schon drin ist, höchstens dann, wenn es sich darum
handelt, die fehlende Eigenwärme dem Kranken zu ersetzen.
Dann aber achte man auch darauf, daß die Flasche nicht länger
als sie warm ist im Bett bleibt, daß sie im Gegentheil dann
sehr bald mit neuem warmen Wasser gefüllt wird. Schließlich
erwähne ich noch, daß es recht erwünscht ist, daß möglichst am
Bett eine Klingel oder Klingelvorrichtung ist, wodurch der
Patient im Falle der Noth, wenn er wirklich einmal gerade
allein sein sollte, seine Umgebung heranrufen oder sich ihr
wenigstens bemerklich machen kann. Dies Alles und noch häufig
manches andre, was gerade der Augenblick erheischt, gehört
zum Krankenbett, und an alles das muß die Pflegerin denken,
wenn es sich, wie es ja nothwendig ist, darum handelt, täglich

zur bestimmten Stunde dem Kranken „das Bett zu machen". Nicht als ob ich damit sagen wollte, daß nur einmal am Tage Alles, was für den Kranken nothwendig ist an und in seiner Lagerstätte, hergerichtet wird, denn eine fürsorgliche Pflegerin weiß, daß sie immer die Bequemlichkeit und das Wohlbehagen ihres Pflegebefohlenen beachten und im Auge haben muß. Bald wird sie die Decken lüften und frische Luft über die brennende Haut streichen lassen, bald wird sie den Nacken und Kopf von der einen, bald von der andern Seite stützen, bald da, bald dort die Kissen verschieben. Die völlige Erneuerung des Lagers soll gewöhnlich in 24 Stunden nur einmal vorgenommen werden. Aber selbst das kann in einzelnen Fällen sehr erschwert, fast unmöglich sein, dann erheischt das Umbetten immer die größte Vorsicht und Aufmerksamkeit. Das ist ein Kapitel für sich, auf das wir besonders eingehen werden, nachdem wir uns noch vorher mit der Toilette, der Reinigung des Kranken und seiner Kleidung beschäftigt haben.

2. Die Toilette des Kranken.

Hierunter versteht man im Allgemeinen die Reinigung des Kranken, seines Bettes und seiner Kleidung. Wenn man auch beständig sein Augenmerk darauf richtet, daß an und um den Kranken Alles sauber ist, so sind doch bestimmte Reinigungs= verrichtungen schon aus äußeren Gründen nur bei bestimmten Veranlassungen geboten und möglich, wie Bettmachen, Waschen ꝛc. Diese Vorrichtungen setzen sich aus verschiedenen Einzelheiten zusammen, und es ist darum gut, wenn man sich an eine ge= wisse Regelmäßigkeit und bestimmte Reihenfolge gewöhnt, um nichts davon zu vergessen. Soll das Bett gemacht werden, so muß zunächst der Patient dasselbe verlassen. Vorher jedoch ist er zu waschen. Man wischt ihm den Schweiß ab, schiebt ihm wasserdichte Unterlagen unter und legt ihm ebensolche auf die Bettdecke, um diese sowie die Matratze nicht naß zu machen.

Waschung des Patienten. Man wird nicht nöthig haben, täglich den ganzen Körper zu waschen, aber jedenfalls alle die Stellen, die durch Koth, Schweiß ꝛc. verunreinigt sein können. Am sichersten macht sich dies mit großen Wattebäuschen, die mit warmem Seifenwasser getränkt sind. Schwämme oder Flanelllappen sind zwar sehr beliebt, aber keineswegs so sauber wie jene, die gleich nach dem Gebrauch weggeworfen werden. Zu waschen ist täglich mindestens einmal das Gesicht, die Hände mit den Vorderarmen, die Höhlen und Falten am Körper, wie die Schulterhöhle, die Schenkelfalten, der Damm, bei fetten Frauen die Falte unter den Brüsten. — Die Reinigung des Mundes ist häufiger vorzunehmen, ebenso diejenige des Dammes, die nach jeder Stuhlentleerung erfolgen soll. Bei Frauen ist ferner auch Aufmerksamkeit auf die Geschlechtstheile zu richten. Für die Reinigung des Mundes ist eine leicht desinficirende Flüssigkeit zu wählen, die mit einem Wattetupfer in den Mund eingeführt, überall an die Schleimhaut der Wangen, des Zahnfleisches gebracht werden muß und schließlich auch zum Spülen und Gurgeln verwandt wird. — Bei sehr fetten Personen wird man neben dem Waschen der Falten und Höhlen auch noch eine Bepuderung oder Einreibung von Vaselin anzuwenden haben, namentlich wenn häufige Schweiße eintreten. Man wäscht den Patienten am besten in einzelnen Absätzen, wobei er sich schneller abtrocknen läßt und infolgedessen auch weniger leicht erkältet. Das Abtrocknen ist gründlich, aber nicht so vorzunehmen, daß dabei die Haut etwa aufgerieben wird. — Man vergesse nicht die Reinigung der Nase und der Nägel, das Auskämmen der Haare, namentlich bei Frauen. Es genügt, wenn die Haare dann nur locker in einem Zopf zusammengeflochten werden. Man bediene sich übrigens vielmehr der Bürste als des Kammes und übersehe nicht, daß auch die Kopfhaut durch Waschungen erfrischt wird.

Die Kleidung des Patienten im Bett besteht gewöhnlich nur aus einem Hemd. Weder darf der Patient, wie dies so häufig beliebt wird, seine Strümpfe anbehalten, noch seine wollenen Unter- oder Oberjacken, Unterhosen oder Unterröcke. Ganz abgesehen davon, daß alle diese Kleidungsstücke drücken und schnüren, verhindern sie die Ausdünstung und sind sehr bald die Ursache lästiger Schweiße und juckender Ausschläge. Man wird immerhin den Gewohnheiten eines Patienten in gewisser Beziehung Rechnung tragen müssen: diejenigen, die an wollene Wäsche gewöhnt sind, sollen auch weiter ein wollenes Hemd tragen, aber nicht darüber ein leinenes, und noch weniger über dem leinenen noch ein wollenes. Ein wollenes oder ein leinenes Hemd ist erlaubt, das kann man dicker und dünner wählen, je nach Bedarf, aber kein weiteres Hemd oder Jacke. Gestattet ist ferner noch ein Halstuch und bei Kahlköpfen, namentlich solchen, die eine Perrücke zu tragen gewohnt sind, eine kleine Mütze. Frauen, die an Nachtmützen gewöhnt sind, dürfen dieselben auch im Krankenbett beibehalten. Soll das Hemd ausgezogen werden, so lockert man es am Halse und an den Armen, schiebt es, indem man den Patienten leicht anhebt, unter ihm nach hinten hinauf, und indem man die Arme des Patienten nach oben richtet, zieht man das Hemd über den Kopf. Dabei ist als Regel zu betrachten, daß erst die gesunden Stellen entkleidet werden müssen, zuletzt die kranke: ist der linke Vorderarm verletzt oder wegen Rheumatismus besonders schmerzhaft, so wird man von diesem Theile zuletzt das Hemd herunterziehen. Ja, sollte die Bewegung des Körpers oder eines Gliedes gar zu schmerzhaft sein, so schneide man das Hemd an den Nähten auf. Beim Waschen gehe man in der Weise vor, daß man immer kleinere Körperparthieen wasche und diese trockne und bekleide und so nicht mit einem Male, sondern allmählich die ganze Waschung vollziehe. So hat der Patient am Ende des Waschens zum mindesten schon immer wieder sein Hemd an. Daß dieses leicht vorgewärmt ist, bedarf kaum der Erwähnung. Es handelt sich dann weiter darum, auch für Reinigung des Bettes zu sorgen, was am besten ermöglicht wird, indem der Patient sein Bett verläßt, oder wenn das nicht möglich ist, auch vorgenommen werden muß, während er darin bleibt. Im ersten Falle ist es gut, wenn noch ein zweites Bett, ein Sopha oder ein Lehnstuhl zur Verfügung steht.

Der Bettwechsel geschieht in der Weise, daß man ein Bett dicht neben das Krankenbett stellt, Kopfende an Kopfende, und dem Patienten, der sich seitlich fortschieben kann, hilft, aus seinem Bett heraus sich in das danebengestellte hineinzuschieben. Das ist die für die Pflegerin bequemste Art: sie setzt einen kräftigen Patienten voraus, der sich allein gut bewegen kann, oder nur geringer Unterstützung bedarf. Ist dies nicht der Fall, kann sich der Patient nur schwer oder gar nicht bewegen, so begiebt man sich

zwischen das gebrauchte und das neue Bett, die Betten so ge=
stellt, daß beide entgegengesetzt stehen: das Kopfende des einen
neben dem Fußende des andern. Man hebt dann den Patienten
auf, dreht sich mit ihm um, so daß man vor das neue Bett zu
stehen kommt und legt ihn nun ihn dasselbe. Sind die Betten
nicht in dieser Weise nebeneinander aufzustellen, so rücke man
sie mit ihren Schmalseiten aneinander und zwar das Kopfende
des einen an das Fußende des andern. Hebt man dann den
Kranken aus seinem Bett heraus, so braucht man nur seitwärts
zu schreiten, um vor das andere Bett zu kommen und dort den
Patienten niederzulegen. Hierbei ist es übrigens ganz gleich=
gültig, ob es sich um den Transport aus dem Bett auf
einen Sessel, Sofa oder in ein anderes Bett handelt. Jede
Lagerstätte muß nur vorher genügend vorbereitet sein. Das
Bett muß erwärmt sein; auf dem Sessel oder Sofa muß
man eine Decke ausgebreitet, auf dieselbe ein Laken gelegt
haben, das vorher angewärmt ist, und Decken vorbereitet
haben, mit welchen der Patient sofort zu bedecken ist. Man
wird für Kissen, Unterlagen 2c. gesorgt haben, um den Patienten
in seiner neuen Lage genügend zu unterstützen. Legt man den
Patienten in ein Bett, so thut man gut, dasselbe gleich so ein=
zurichten, daß es für die nächsten 24 Stunden nun die Lager=
stätte für ihn bildet, damit man nicht nöthig hat, ihn noch ein=
mal umzulegen.

Ein solcher Transport ist bisweilen mit sehr großen Schwie=
rigkeiten verbunden. Wenn wir zunächst über denjenigen von Bett
zu Bett sprechen wollen, so wird es sich darum handeln, wie
stark die Pflegerin im Verhältniß zum Patienten ist, ob sie ihn
bequem heben kann, oder ob ihr dies überhaupt nicht möglich
ist. Hierbei kommt es in der Hauptsache wirklich nicht auf die
Körperkräfte so sehr an, wie auf die Geschicklichkeit: eine mäßig
kräftige Frau ist ganz gut im Stande, einen viel schwereren
Mann zu heben, wenn sie nur weiß, wie sie ihn anzugreifen
hat. Zunächst hat der Patient beide Hände der seitlich neben ihm
in gebückter Stellung stehenden Wärterin um den Hals zu legen.
Richtet sich die Pflegerin auf, so hebt sie gleichzeitig damit den
Oberkörper des Patienten leicht an; sie schiebt dann — wenn
sie auf der linken Seite des Patienten steht — den rechten

Arm, sonst umgekehrt, unter den Oberkörper und den andern Arm unter die Oberschenkel und hebt so den ganzen Körper in die Höhe und trägt ihn fort. Der Transport kann aber auch von zwei, auch drei Personen bewerkstelligt werden. Mehr Personen dürften sich leicht im Wege sein, denn die Träger würden dann, da sie hierbei meist stehen sollen, zu nahe an einander gerückt sein, und da sie gewissermaßen genau einexercirt sein müssen und nur auf bestimmtes Commando handeln dürfen, würden sich auch nur schwer geeignete Personen in dieser Zahl finden. Sind also zwei nothwendig, so umfaßt der eine mit beiden Armen den Oberkörper, während der Patient seine Arme um den Hals des Trägers schlägt, der Andere hebt die Beine und trägt dieselben. Das Anheben und die Bewegung der Träger geschieht auf Kommando. Handelt es sich um einen bewußtlosen Kranken, so wird ein dritter nothwendig, der den Kopf trägt, während sonst der Kranke sein Haupt an den Kopf des Trägers legt. Sind aus anderen Gründen drei Träger für den Patienten nothwendig, so werden dieselben ebenfalls sich nebeneinander aufstellen, während der erste den Oberkörper umgreift, stützt der andere die Becken und Lendengegend und der dritte trägt die Beine. Die Beförderung aus einem Bett in das andere, also die Thätigkeit, von der wir hier sprechen, wird bequem von zwei geübten Personen ausgeführt werden können. Da ein solches Umbetten immerhin mit einer Anstrengung des Patienten verbunden ist, ist es geboten, vor und nachher durch einen Schluck Wein für die Stärkung des Patienten zu sorgen. Das Tragen des Kranken muß aber stets so ausgeführt werden, daß der Patient dabei eine möglichst bequeme Lage hat. Ein Ziehen und Zerren an ihm, an seinen Schultern oder Beinen, am Rumpf oder Kopf darf nicht vorkommen, ebensowenig wie der Körper, namentlich kranke Theile gedrückt werden dürfen.

Das **Bettmachen.** Wenn vorher genau angegeben war, was zu einem Krankenbett nöthig ist, auch schon vom Bettmachen die Rede war, so ist hier speziell noch einmal darauf zurückzukommen. In das Bettgestell, dessen völlige Sauberkeit gesichert ist, wird eine der besprochenen Matratzen gelegt, auf diese kommt ein großes Tuch oder eine Decke, die so lang wie das Bett sein soll. Darauf kommt an die Stelle, wo das

Gesäß des Patienten zu liegen kommt, eine wasserdichte Unter=
lage, $1^1/_2$ Meter lang und breit, und dann über das Ganze
ein Laken, das oben, unten und an den Seiten entweder ein=
geschlagen oder sonstwie befestigt ist. Das Laken muß glatt
und straff gezogen sein. An das Kopfende kommen die Kissen,
und dann wird die Decke darübergelegt. Es ist nicht rathsam,
wie es oft geschieht, die Decke unten fest einzuschlagen; im
Gegentheil, wenn dies gemacht wird, drückt sie sehr leicht auf
die Füße und kann dadurch sehr lästig werden. Im Winter
wird dann in der Gegend der Füße noch ein leichtes Kissen,
oder eine zweite Decke, die bis an den Unterleib reicht, auf=
gelegt. Soll das Bett benutzt werden, so muß es selbstverständlich
mit all den Vorrichtungen versehen sein, die für den betreffenden
Kranken nothwendig sind; in jedem Falle muß es eine Temperatur
haben, die sowohl im Sommer wie im Winter der normalen
Körpertemperatur nahe kommt. — Das Bett, das der Patient
verlassen hat, muß aber auch sofort in Angriff genommen
werden, wenn es für die Aufnahme am andern Tage gerüstet sein
und nicht eine Quelle von Unzuträglichkeiten und Ansteckungsgefahr
für die Umgebung werden soll. Am besten ist es, daß man
den ganzen Inhalt, schmutzige Leibwäsche, Unterlagen, Laken,
Matratzen, Kissen 2c. schleunigst aus dem Krankenzimmer ent=
fernt und in geeigneter Weise reinigt. Leib= und Bettwäsche
kommt sofort, wie schon früher einmal angeordnet, ins Wasser
zum Waschen. Unterlagen werden am besten gleich gewaschen;
Decken, Matratzen und Kissen werden vom Dienstpersonal im
Freien oder in einem abgelegenen Zimmer am offenen Fenster
aufgeschüttelt und geklopft und stundenlang gelüftet. Das Bettgestell
ist genau zu untersuchen, ob es fest und nirgend Schaden ge=
litten, ob es frei von Ungeziefer geblieben, kurz, ob es wieder
völlig gebrauchsfähig ist. Es ist gut, wenn alle nöthigen Gegen=
stände wieder fertig zum Gebrauch sind, das Bett gleich wieder
einzurichten, da auch außer der gewohnten Zeit einmal eine
Umbettung nothwendig werden kann. Ist der Patient in der
glücklichen Lage, täglich auf Stunden oder noch länger das
Bett verlassen zu können, so wird die Waschung selbstverständ=
lich außerhalb des Bettes vorgenommen.

Bekleidung außerhalb des Bettes. Bei der Bekleidung

eines Patienten, der außer Bett ist, achte man darauf, daß sie warm und bequem ist. Beides ist nothwendig, da es sich hier um schwache Menschen handelt, die sich durch körperliche Thätigkeit nicht selbst erwärmen können und die durch den Druck oder Zug eines Kleidungsstückes sehr belästigt werden können. Man achte darauf, daß die einzelnen Kleidungsstücke aber trotzdem fest sitzen, nirgends den Körper entblößt lassen und nicht herunter= fallen. Ist der Patient nicht im Stande, beide Aermel eines Rockes anzuziehen, weil ein Arm amputirt ist, so stecke man den Aermel fest oder ziehe ihn in den Rock hinein, ebenso ver= halte man sich bei Amputation eines Beines mit den Hosen. Da man über zu lange Kleider leicht fällt, achte man darauf, daß die Beinkleider der Männer und die Röcke der Frauen nicht zu lang sind.

3. Die Darreichung von Speisen und Getränken.

Die Art der Darreichung. Bei der Darreichung von Speisen und Getränken handelt es sich für die Pflegerin eigentlich nur um die Frage, wie sollen dieselben dem Kranken verabreicht werden, denn was verabreicht werden soll, hat nur der Arzt zu bestimmen. Es ist eine zu bekannte Thatsache, wie leicht durch einen Diätfehler eine Krankheit einen tödtlichen Aus= gang finden oder bei scheinbarer Genesung rückfällig werden kann. Es ist daher jeder Pflegerin dringend an das Herz zu legen, genau den Bestimmungen des Arztes zu folgen und sich ohne Zustimmung desselben auf keinerlei Abweichung, und scheine sie noch so geringfügig und dränge der Patient noch so sehr darauf, einzulassen. Und wenn es ein Schluck Wasser ist, er kann, zur Unzeit gereicht, lebensgefährlich werden. Ich gebe zu, daß es nicht leicht sein mag, dem Kranken, der immerfort seine Bitte wiederholt, der nicht Ruhe giebt, diese Bitte abzu= schlagen; wenn sich die Pflegerin aber sagt, daß es gerade im Interesse des Kranken geschieht, daß sie genau nach ihren Vor= schriften handelt, so wird sie die Ungeduld des Kranken zu stillen suchen, wird ihn abzulenken sich bemühen, keineswegs aber gegen den Willen des Arztes ihm nachgeben. Sie trägt die Verantwortung ganz allein, wenn durch einen Schluck Wasser, einen Bissen Semmel, den kaum Geretteten der Tod ereilt. Kein billig denkender Arzt wird es der Pflegerin übel nehmen — so wenig auch sonst Vorschläge von dieser Seite gestattet sind — wenn sie von den verschiedenen Neigungen des Kranken, von dem Widerwillen gegen diese oder jene Speise berichtet und deswegen um eventuelle Anordnungen oder Veränderung der Anordnungen bittet; immerhin gilt es für eine besonders lobenswerthe Eigenschaft einer Pflegerin, wenn es ihr gelingt, den unberechtigten Widerwillen des Patienten zu besiegen und ihn für die getroffenen Anordnungen fügsam zu machen. Wie oft hören wir von Patienten, und dies sind nicht gerade immer kleine, thörichte Kinder, daß sie diese oder jene Speisen oder Getränke absolut nicht nehmen können; wie sträuben sich erwachsene Männer und Frauen gegen die Milch, „die ihnen sofort Erbrechen erzeugt", ohne daß sie sie überhaupt vorher versucht haben; „sie haben einen unwiderstehlichen Ekel davor, sie können sie nicht sehen", und wie schnell gelingt es bei Ruhe und Bestimmtheit, scheinbarer Nachgiebigkeit oder Geschicklichkeit, die Patienten gefügig zu machen. Der Arzt kann nur verordnen, die Ausführung der Verordnungen ist in die Hand der Pflegerin gegeben, und das ist namentlich eine schwierige Aufgabe bei der Ernährung. Im Krankenhause, wo das gute Beispiel der älteren Patienten sehr einflußreich für die Neuaufgenommenen ist, sind die angegebenen Schwierigkeiten leicht zu überwinden; in der Pflege in der Familie, wo es oft Elemente giebt, die den Patienten in seinem thörichten Eigensinn aus falsch angebrachter Fürsorge unterstützen, ist die Thätigkeit der Wärterin in dieser Beziehung eine überaus schwierige. Man hat zur Erlangung dieses Zweckes, einem widerwilligen Patienten gewisse Speisen beizubringen, auf eine Reihe von Dingen zu achten, die sonst vielleicht nicht besonderer Erwähnung bedürfen. Es muß Alles sauber und nett gereicht werden. Die Hände der Pflegerin müssen sauber sein, sie dürfen nicht nach irgend einer Salbe oder Einreibung riechen; das Geschirr soll nicht allein ganz sein, es soll auch passend und rein sein. Während ein eingebrochenes Glas oder Tasse den Mund leicht verletzen und so geradezu gefährlich sein kann, kann ein schmutziger Rand, ein Fleck auf dem Teller, ein klebriger Napf, ein blaugemusterter flacher Teller unter einem grün geblumten tiefen

Teller neben einer braunen Tasse namentlich einem sonst an aufmerksame Bedienung gewöhnten Patienten das Bischen Appetit, das er gerade hat, ganz verderben. In sauberem Geschirr müssen die Speisen fertig angerichtet zu dem Kranken gebracht werden. Nicht soll hier die Pflegerin erst kosten und vielleicht bemerken, daß die Suppe zu schwach im Salz, der Braten leicht angebrannt, das Gemüse zu fett ist. Darüber hat sie sich im Vorzimmer, ehe es der Kranke sieht, und nicht in seiner Gegenwart zu vergewissern und das Unpassende abzustellen, das Mangelhafte zu verbessern. Sie muß die Neigungen des Patienten kennen, muß wissen, wie er die Speisen essen will und diese außerhalb des Zimmers passend anrichten. Damit darf aber nicht soviel Zeit vergehen, daß die Speisen dann kalt in das Krankenzimmer kommen. Das Essen muß die richtige Temperatur haben, daß es sofort eingenommen werden kann. Dabei soll die Pflegerin darauf achten, daß der Patient sich nicht allzuviel während des Essens unterhält, er soll nicht schnell essen, er soll auch während des Essens nicht sein Gehirn anstrengen. Wenn das Essen immer zur rechten Zeit kommt, pünktlich erscheint, dann wird auch der Patient nicht so ausgehungert sein und mit übermäßiger Hast die Speisen verschlingen. Die Pünktlichkeit ist die beste Arznei für die Verdauung. Bei Patienten der Art, von der wir jetzt sprechen, die also eine gemischte Diät benutzen, ist ganz besonders auf die Regelmäßigkeit der Mahlzeiten zu sehen. Es mag ja ganz gut sein, falls man in der Lage ist, eine reiche Abwechselung in den einzelnen Speisen eintreten zu lassen, ihnen eine gewisse Mannigfaltigkeit zu gewähren. Dabei wird sich aber schwer das richtige Maß einhalten lassen, und Diätfehler sind dann nur schwer zu vermeiden. Hat der Kranke seine Mahlzeit beendet und sind einige Reste geblieben, so sind diese sofort zu entfernen; man soll auch, wenn es geht, dieselben aufgewärmt oder in derselben Form (als belegte Brode z. B.) nicht noch einmal dem Patienten vorsetzen. Ganz abgesehen davon, daß das Aufwärmen und wiederholte Kochen, wie es bei Fleischspeisen bisweilen geübt wird, der Verdauungsfähigkeit dieser Speisen sehr schadet und sie zur Ernährung von Kranken daher unfähig macht, ergiebt sich auch sehr oft die Nothwendigkeit, um diese Speisen, die beim wiederholten Kochen einen faden Geschmack allmählich bekommen haben, schmackhaft zu machen, sie mit pikanten Saucen zu versehen, die der Magen eines Kranken nur schwer verträgt.

Wenn auch von einer Krankenpflegerin durchaus nicht zu verlangen ist, daß sie mit den Geheimnissen der Küche wie eine perfekte Köchin vertraut sei, so muß sie es doch verstehen, eine Fleischbrühe, eine Milchsuppe, Thee und Kaffee zuzubereiten und muß vor Allem ein sicheres Urtheil darüber haben, ob die aus der Küche vorgesetzten Speisen derartig sind, wie sie für den Kranken, um ihn zu kräftigen, um ihren Zweck zu erfüllen, sein müssen: ob sie die richtige Temperatur haben, ob sie genügend gar, ob sie nicht zu fett sind. Da die Frage der Verdauungsfähigkeit verschiedener Speisen noch vielfach umstritten ist, da für manche Krankheiten, z. B. Zuckerharnruhr, die Diät bisweilen die schwierigste Aufgabe selbst einem Arzte stellt, so thut die Pflegerin stets gut, sich auch hierin ganz genau nach den ärztlichen Vorschriften zu richten und sich nicht von den Wünschen der Kranken, und selbst wenn sie ihr noch so berechtigt oder so geringfügig erscheinen, leiten zu lassen. Ich möchte dabei nicht unerwähnt lassen, daß die Pflegerin auch gut daran thut, ein wachsames Auge darauf zu richten, daß dem Kranken, in falsch angebrachter Gutmüthigkeit, nicht heimlich etwas von der Umgebung zugesteckt werde. Wenn jene Leute behaupten, daß sie es nicht über das Herz bringen, dem armen Kranken einen so kleinen Wunsch abzuschlagen, so ist das in den meisten Fällen gar nicht etwa Gutmüthigkeit, die sie leitet, sondern eine höchst tadelnswerthe Bequemlichkeit. Um das häufige Bitten und bisweilen unangenehme kindische Quälen mancher Kranken zur Ruhe zu bringen, um damit selbst Ruhe zu bekommen, geben sie die verbotenen Dinge, und solche Gutherzigkeit (?) hat schon manchem Rekonvalescenten das Leben gekostet.

Bei Schwerkranken macht die Ernährung noch ganz besondere Schwierigkeiten, da dabei aus der Krankheit sich mancherlei Nothwendigkeiten ergeben, die besonders berücksichtigt werden müssen. Um zunächst von den Benommenen zu sprechen, so kommt hier nur die flüssige Nahrung in Betracht. Die letztere wird am besten solchen Kranken aus Theelöffeln beigebracht; ein solcher enthält eine genügende Menge für einen Schluck; ein Eßlöffel ist schon zu viel; würde ein solcher mit einem Male in den Mund des Patienten gegossen, so könnte sehr leicht bei der langsamen Schluckbewegung der Benommenen ein Theil in die Luftröhre fließen und hier tödtliche Störungen hervorrufen. Man kann solchen Patienten auch aus Schnabeltassen die Nahrung reichen, doch soll man hier besonders darauf achten, daß die Gefäße nicht gesprungen oder eingebrochen sind. Glasgefäße wird man am besten ganz vermeiden, da durch eine heftige Bewegung dieselben leicht weggestoßen werden und zerbrechen können und bei Krämpfen bisweilen sogar zerbissen werden; eher ist noch zu metallenen Bechern zu rathen. Jedenfalls wird man bei allen diesen Gefäßen immer darauf achten, daß dem Kranken nie mehr, als ein Theelöffel faßt, einge-flößt wird, und daß nichts Neues gegeben wird, bevor nicht das Eingegossene geschluckt ist. Aus diesem Grunde ist auch die Darreichung fester oder zähflüssiger Getränke bei solchen Patienten unmöglich; sie kauen entweder nicht, oder sie schlucken den Bissen nicht.

Man drehe auch häufig den Kopf solcher Patienten, nachdem man ihnen etwas gereicht hat, zur Seite, um sich zu über-zeugen, ob die Flüssigkeit geschluckt ist oder nicht. Im letzteren Falle würde sie zum Mundwinkel herauslaufen.

Um solche Kranke zum Schlucken oder auch nur zum Oeffnen des Mundes zu bewegen, ist von manchen Seiten empfohlen worden, ihnen die Nase zuzuhalten. Die Patienten werden dann gezwungen, um Luft zum Athmen zu bekommen, den Mund zu öffnen, und bei dieser Gelegenheit kann man ihnen Flüssigkeit hineingießen. Man achte aber dann immer noch darauf, ob nun das Eingeführte auch wirklich verschluckt wird oder im Munde bleibt. Im letzteren Falle ist zu be-fürchten, daß es bei der Einathmung in die Luftröhre gesogen wird, oder daß es von selbst in diese hinunterläuft. Man drehe dann lieber schnell den Kopf des Patienten zur Seite, damit alles im Mund Befindliche herausläuft. In Fällen, wo bei Patienten die Ernährung durch den Mund unmöglich wird, schreitet man zur Ernährung mit der Schlundsonde oder durch Nährklystiere. —

Hat man es mit nicht benommenen Schwerkranken zu thun, denen aber die Bewegung des Körpers untersagt oder unmöglich und denen eine flüssige Nahrung verordnet ist, so wird man sich derselben Methoden: Theelöffel, Schnabeltasse, Becher bedienen und kann noch das Einsaugen mit Glasröhren empfehlen. Durch diese Glasröhren, die entweder in einem Gefäße stehen oder durch ein Gummirohr, das über das Glasrohr gezogen ist, mit einem neben dem Bett stehenden Gefäß verbunden sind, schlürfen die Kranken die ihnen zugedachte Flüssigkeit ein. Wenn es geht, soll man bei allen diesen Methoden den Kopf der Patienten etwas in die Höhe heben, am besten durch die unter das Kissen geschobene Hand.

Die Menge der Speisen. Wenn man seine Patienten mit dem Löffel füttert, verliert man aber leicht ein Urtheil über die Gesammtmenge der in 24 Stunden gereichten Nahrung. Man neigt sehr zur Ueberschätzung derselben; man glaubt, mit den vielen Theelöffeln hätte man sehr viel verabreicht; aber ein solcher Theelöffel enthält an und für sich sehr wenig — kaum 5 Gramm. Man thut daher gut, für jede Darreichung eine bestimmte Menge zu nehmen, also z. B. für eine Mahlzeit eine Tasse voll, von der man genau weiß, wie viel sie faßt. Die Summe dieser Tassen giebt die Gesammtmenge der Nahrung in 24 Stunden. Oder was noch besser ist, man vertheilt die in 24 Stunden zu reichende Nahrung ganz genau in bestimmte Mengen für bestimmte Stunden. Es empfiehlt sich zu diesem Zwecke in einem kleinen Buch genau die Zeit, wann und die Menge, wie viel gereicht werden soll, jeden Morgen zu notiren. Wenn man daneben die wirklich vom Kranken aufgenommenen Mengen an den betreffenden Tageszeiten vermerkt, so kann man sich über die tägliche Ernährung der Kranken ein absolut genaues Bild machen.

Bei dieser letzten Methode, die ich für die beste und sicherste erachte, wird auch nicht unberücksichtigt bleiben, daß Schwerkranke auch in der Nacht ernährt werden müssen. Solche Kranke bedürfen ja im Allgemeinen nur wenig Nahrung: mit $1\frac{1}{2}$—2 Liter Milch auf 24 Stunden kommen sie aus, aber die für die Gesunden übliche Pause, wonach von abends bis morgens nichts genossen wird, können sie nicht vertragen. Ganz abgesehen davon, daß sich bei ihnen, da ihnen auch sehr häufig der Schlaf fehlt, das Bedürfniß nach Erfrischung durch einen Trunk Milch sehr oft von selbst einstellt. Eine gute Pflegerin wird erst gar nicht abwarten, bis ein solcher Kranker um Nahrung etwa bittet, sie wird recht oft mit einem Theelöffel Flüssigkeit die trockenen Lippen und die trockene borkige Zunge netzen. Ausgetrocknete Lippen und Zunge sind ein Zeichen unaufmerksamer Pflege. Nicht zu vergessen ist, daß auch bei dieser rein flüssigen Ernährung genau die Vorschrift des Arztes befolgt werden muß: Milch kann in dem einen Fall nützlich, im andern schädlich sein; das erfrischende Selterswasser kann bisweilen streng verpönt sein u. s. w. Man begegnet auch sehr oft einer ganz falschen Darreichung von Eispillen. Diese, kleine Stückchen Eis, sollen nur eben so groß sein wie eine kleine Pille und wie diese als Stück im Ganzen heruntergeschluckt werden. Statt dessen werden den Kranken Stücke Eis so groß wie eine Kirsche oder ein Pflaumenkern in den Mund gegeben. Dann fängt der Patient an, das Eis zu kauen, und in den Magen gelangt nichts anderes, als was man beim Trinken kalten Wassers hinein bekommt, während doch beabsichtigt war, daß das Eis erst dort zergehen sollte. Zur Darreichung von Eispillen bediene man sich nur des künstlichen Eises. Nachdem man ein Stück so groß wie eine Nuß oder ein Apfel sich losgeschlagen, nehme man eine starke Nadel — eine Stricknadel z. B. — und bohre dieselbe in das Eis. Dabei sprengen sich leicht einige kleine Splitter ab, wie sie für unsern Zweck passend sind; diese gebe man dann einzeln in einem Theelöffel dem Kranken.

4. Nachtwachen.

Der Krankendienst ist gleich bei Tage und bei Nacht. Es dürfte eigentlich nicht richtig erscheinen, die Nachtwache als ein besonderes Kapitel zu behandeln, denn wie es für den Kranken keinen Unterschied zwischen Feiertag und Wochentag und zwischen Tag und Nacht giebt, wie die Krankheit sich nach solchen Eintheilungen nicht richtet, so kann auch die Krankenpflege davon nicht abhängig gemacht werden. Da aber der gesunde Mensch

zur Erhaltung seines Körpers demselben neben Essen und Trinken
auch Ruhe und Erholung gönnen muß und sich dieses Bedürfniß
gerade in der Nacht am meisten einstellt, so muß das Wachen
in der Nacht, wie die anderen Dinge in der Krankenpflege,
geübt und gelernt werden. Hierzu gehört zunächst, was
entschieden Gewohnheitssache ist, das Ruhe- und Schlafbedürfniß
in feste Grenzen zu bringen. Es giebt gesunde Menschen, die
sich gewöhnt haben, genau den halben Tag zu verschlafen; von
Abends 10 bis Morgens 8 und Nachmittags von 2—4 müssen
sie Zeit zum Schlafen haben. Es sind das meist dieselben, die
fest davon durchdrungen sind, daß sie zur Erhaltung ihres Lebens
auch so und so viel Speisen zum Mittagsmahl und so und so
viel Zeit zu jeder Mahlzeit übrig haben müssen; diese Leute
leben, um zu essen. Da der Mensch aber nur essen soll, um
zu leben — das heißt nur so viel Nahrung und Ruhe sich
gönnen soll, daß er sich gesund erhält — so wird man diejenige
Lebensweise für die richtigste erklären, die bei bester Erhaltung
der Körperkräfte am wenigsten Bedürfnisse aufkommen läßt.

Der Mensch kann auf die Dauer der Nachtruhe nicht entbehren. Die Nacht, in der die Natur ruht, in der die Menschen-
arbeit ruht, in der überall Stille herrscht, giebt für Körper
und Geist die beste Erholung. Wohl mag es gelingen, mehrere
Nächte hinter einander völlig wach zu bleiben, wenn man am
Tage geschlafen hat, aber auf längere Zeit hält dies kein
menschlicher Körper aus. Man kann sein tägliches Schlafbedürfniß auf 4 bis 5 Stunden herabdrücken, aber dazu
gehört unbedingt, daß diese Zeit von Kleidern entblößt im Bett
verbracht wird und zwar in der Nacht. Mit Rücksicht darauf ist
von einer Pflegerin nicht mehr zu verlangen, als daß sie
höchstens zwei Nächte hinter einander wacht und unter jeder
Bedingung die dritte Nacht in ihrem Bett verbringt. Selbstverständlich müssen während der Wache an zwei auf einander
folgenden Nächten am Tage ihr ebenfalls eine Ruhe von 4
bis 5 Stunden gewährt werden. Sie soll diese Zeit entfernt
vom Krankenzimmer mit gelockerten Kleidern in bequemer Lage
ruhend verbringen.

Die Kleidung der Pflegerin soll während der Wache dieselbe bleiben, wie am Tage. Wenn sie sich am Tage schon be-

müht, möglichst geräuschlos ihre Thätigkeit zu vollbringen, so wird sie ebenso auch in der Nacht demgemäß handeln. An anderer Stelle ist erwähnt worden, wie sich während der Nacht die Temperatur ändern und wie die Pflegerin deshalb auch dafür zu sorgen haben wird, daß es namentlich in der zweiten Hälfte der Nacht im Krankenzimmer nicht zu kalt wird.

Ernährung der Pflegerin in der Nacht. Wenn die Pflegerin aber in der Nacht ihre Thätigkeit mit voller Frische und Aufmerksamkeit verrichten soll, muß sie in dieser „Arbeitszeit" auch genügende Ernährung ihrem Körper zuführen. Andererseits ist es Thatsache, daß für die zwölfstündige Nachtwache kein so großes Nahrungsbedürfniß vorhanden ist, wie für eine zwölfstündige Tagesarbeit. Die beste Ernährung in diesem Falle ist, außer dem gewohnten Abendbrode, um 1 Uhr in der Nacht und um 4 Uhr gegen Morgen Kaffee und Zubrod. Diese Beköstigung wirkt erwärmend und anregend. Man hüte sich vor Spirituosen, die wohl im ersten Augenblick die gleiche Wirkung haben, die aber sehr bald darauf zur Erschlaffung führen.

Unruhe der Patienten während der Nacht. Wenn die Nacht mit ihren Schatten kommt, bemächtigt sich der Kranken gewöhnlich auch eine größere Unruhe. Wie mancher Kranke, dessen Bewußtsein nicht ganz klar, aber auch nicht völlig benommen ist, kämpft mit dem Halbdunkel, das während der Nacht im Krankenzimmer herrscht. „Taghell" soll nicht beleuchtet werden, das stört und regt auf gerade so, wie totale Finsterniß, die darum aber noch schädlicher ist, weil sie der Pflegerin die Möglichkeit zum Sehen nimmt. Aber auch das Halbdunkel kann für den Patienten unangenehm werden. Es erhält dann alles im Zimmer Befindliche undeutliche Umrisse, und die geistige Unklarheit des Patienten läßt diese scheinbar veränderten Dinge und Wesen zu Phantasiegebilden heranwachsen, die höchst quälend und aufregend werden.

Man richte die Beleuchtung also derartig ein, daß sie für den Kranken wenig sichtbare Schatten erzeuge, daß sie hell genug ist, um den Patienten beobachten zu können und alles Nothwendige klar erkennen läßt. In der zweiten Hälfte der Nacht tritt ja gewöhnlich eine Entfieberung und mit ihr eine gewisse Ruhe ein, oder der Patient sinkt vor Mattigkeit in einen leichten Schlummer. Aber die Delirien im ersten Theil der Nacht können bisweilen so heftig sein, daß der Patient nicht im Bett zu halten ist; er kämpft mit einer Kraft, die ihm kaum zuzutrauen ist, gegen seine Pflegerin, und gar nicht selten wird es dann nothwendig, daß noch eine zweite Person zur Hülfe der Pflegerin herbeigeschafft wird. Die Anstrengungen während der ersten Hälfte der Nacht, selbst wenn es nicht den Kampf gegen den aufgeregten Patienten gilt, können es aber auch schon nothwendig erscheinen lassen, daß wenigstens für die zweite Hälfte eine Ablösung kommt.

Andererseits wird die Pflegerin auch oft zu Patienten ge= rufen, die nur unbedeutend erkrankt sind; die chronisch krank sind und nur gewisser Hülfsleistungen bedürfen, zu Siechen, kurz, zu Leuten, die wirklich nicht genügende Beschäftigung für eine Krankenpflegerin bieten, die sie aber brauchen, da sie sonst Niemanden haben, der ihnen auch nur diese kleinen Dienst= leistungen verrichten würde. Hier wird nicht die Rede davon sein, daß die Pflegerin der Nachtwache wegen abgelöst wird; hier kann der Dienst ohne Ablösung überhaupt verrichtet werden, denn er erheischt bisweilen nicht einmal, daß die Pflegerin wacht, höchstens daß sie auf Anrufen schnell bei der Hand ist.

5. Krankenbeobachtung.

Klare Auffassung und Wiedergabe. Die Pflegerin, die den ganzen Tag um den Kranken ist, hat aber nicht allein Leistungen zu verrichten, wie sie bisher erwähnt worden sind, sie hat daneben auch die sehr schwierige Aufgabe, den Kranken genau zu beobachten, um selbst stets richtig zu handeln und um dem Arzt, der nicht beständig am Krankenbett sich aufhalten kann, genau zu berichten, was sich in seiner Abwesenheit hier ereignet hat. Sehen kann jeder Mensch, der gesunde Augen hat, aber mit Verstand sehen, mit Ueberlegung das Gesehene auffassen und es richtig mit Worten wiederzugeben, das ist recht schwierig und will gelernt und geübt sein. Wenn sich die Pflegerin die Kenntniß des gesunden menschlichen Körpers angeeignet hat, dann übe sie sich, zunächst an sich selbst das Gelernte zu be= festigen: sich über die Lage der Organe, über ihre Funktionen

an sich selbst zu vergewissern und das Alles genau zu beobachten. Sie soll sich z. B. klar machen, wenn sie der Schuh
drückt, an welcher Zehe dies ist, sie soll sich überlegen, warum
sie das am Gehen hindert, sie soll sich ansehen, was dadurch
an der Zehe verändert worden ist, und soll sich schließlich bemühen, mit kurzen, klaren Worten sich selbst davon Rechenschaft
zu geben. Hat sie dergleichen an sich häufig geübt, dann wird
sie auch im Stande sein, die Veränderungen an ihren Kranken
schnell aufzufassen und gut zu berichten. Wenn sie
etwas beschreiben soll, so werden ihr anfangs die bestimmten
Bezeichnungen fehlen, und sie thut dann gut, passende Ver-
gleiche zu wählen, z. B. es ist etwas so hart wie Eisen, so
weich wie Butter, so kalt wie Eis, so warm wie die warmen
Getränke, die wir zu uns nehmen, so rund wie eine Kugel oder
wie ein Ei, so höckrig wie eine Himbeere, so groß wie ein
Kirschkern, eine Billardkugel ꝛc. Treten einmal unvorhergesehene
Vorfälle ein, eine Blutung, Erbrechen, Ohnmacht, dann soll
sie sich überlegen, was dem Vorfall vorhergegangen ist;
so kann einem Patienten, der seit Wochen keine Lungenblutung
mehr hatte, dieselbe wiederkommen, nachdem er plötzlich sehr
heftig husten mußte; nachdem ein Patient eine bestimmte Nahrung
zu sich genommen, tritt plötzlich Erbrechen auf; nach einer plötzlichen Bewegung oder einer kleinen Anstrengung eine Ohnmacht.
Bei solchen unvorhergesehenen Fällen vor Allem muß die Pflegerin
aber sich ihre Ruhe bewahren, um nicht allein das Richtige und
Geeignete sofort zu thun, sondern auch um den Verlauf des
Vorfalls genau beobachten und dem Arzt berichten zu können.

Schriftliche Notizen. Um nun solche Berichte recht wahrheitsgetreu zu machen, um nichts dabei zu vergessen und noch
mehr, um sich vom Kranken oder der Umgebung, die leicht zu
Uebertreibungen neigen, nicht irreführen zu lassen, thut die
gewissenhafte Pflegerin gut, sich, so oft es ihre Zeit erlaubt,
kurze verständliche Notizen zu machen. Das ist der Zweck
des Tagebuchs, das jede Pflegerin führen soll. Ein solches
Tagebuch soll keine Betrachtungen enthalten, es ist nicht die
Abladestätte für Gefühlsseligkeit, es soll nicht wiedergeben, was
die Pflegerin gefühlt hat, als es dem Patienten schlecht und
wieder besser ging, wie er das erste Mal das Bett verlassen

hat und was die Mutter sagte, als das Kind ihr gerettet wieder in die Arme gelegt wurde; sie soll genau und wahrheitsgetreu beschreiben, daß der Patient um die festgesetzte Zeit das Bett verlassen, daß danach keinerlei Schwächegefühl sich bei dem Patienten zeigte, daß er eine halbe Stunde aufrecht im Stuhl sitzen konnte 2c. Nicht was sie empfunden, sondern was sie gesehen und gehört, was sie mit ihren Sinnen wahrgenommen hat und was abweichend vom Gewöhnlichen ist, das soll sie erkennen und sich notiren. Kurz und bündig, ohne jede Wichtigthuerei und Uebertreibung. Aber dazu gehört neben dem genauen Wissen, was normal und gesund ist, auch das Erkennen dessen, was außergewöhnlich, was abweichend, was krank ist.

Die Formveränderungen am Körper machen sich in verschiedener Weise bemerklich. Hierher gehören zunächst Anschwellungen von größeren oder kleineren Parthieen des Körpers. Wir finden sie plötzlich unter den Augen, als dicke Wülste, am Unterkiefer als bohnen- bis kirschkerngroße Knoten mit oder ohne Farbenveränderung der darüberliegenden Haut. Dann ist wieder der Bauch ganz abnorm weit und aufgetrieben, die darüberliegende Haut ist dabei weich und teigig, daß jeder Fingerdruck eine Zeit lang eine Grube hinterläßt. Bald ist auch am Leibe nur die Parthie über dem Schambein wie ein Straußenei hervorgewölbt. Dann finden wir, wie unter dem Kinn und am Halse, solche Knoten bis zu Taubenei-Größe in der Weichengegend, bald hart und fest, bald teigig, bald weich, auf Fingerdruck mit eigenthümlichem Geräusch verschwindend. Dann sehen wir die Gegend um die Knöchel an den Fußgelenken geschwollen, mit teigiger Beschaffenheit der Haut, so daß der Fußansatz am Bein seine gewöhnliche Form ganz und gar verloren hat; ja die Beine in ihrer ganzen Länge können so anschwellen, daß sie wie zwei große, glatte Walzen erscheinen, und ihre Haut so gespannt ist, daß sie ein spiegelglattes, glänzendes Aussehen bekommt.

Schließlich möchte ich noch auf Formveränderungen an den Gliedmaßen aufmerksam machen, aus denen man mit einigermaßen geübtem Blick sofort einen Knochenbruch z. B. erkennen kann. Während nämlich der Vorderarm oder der Unterschenkel gewöhnlich wie eine Linie gerade verläuft, sehen wir, sobald er gebrochen ist, wie aus der geraden Linie ein Winkel geworden ist. Der freiendigende Theil der betreffenden Extremität fällt, wenn er nicht unterstützt wird, herunter, so daß er scheinbar nur noch von der Haut gehalten wird. Die Formveränderungen, die sich bisweilen in der Lage der Hand oder des Fußes zum Vorderarm oder Unterschenkel zeigen, werden einem verständigen Blick nicht entgehen dürfen. Die Pflegerin wird gut thun, die Formen am Körper des Kranken mit ihren eigenen, und wenn auch nur in Gedanken, zu vergleichen und wird dann sehr bald die Abweichung merken. Sollte es wirklich zu viel verlangt sein von einer guten Beobachterin, daß sie bemerkt, daß die eine Hälfte des Brustkastens mehr ausgebuchtet sei als die andere? Gar wichtig ist es hier, sein Auge zu üben, damit auch weniger auffällige Erscheinungen nicht unbeobachtet bleiben.

Der **Schlaf** der Gesunden dient zur Erhaltung der Kräfte gerade so gut wie Essen und Trinken. Er giebt dem Gehirn, d. h. der geistigen Thätigkeit die Ruhe, daß es sich erholen kann. Der Mensch kann ebensowenig ohne Schlaf wie ohne Nahrung leben. Der gesunde Mensch liegt im Schlaf völlig ruhig, regelmäßig athmend mit geschlossenem Munde, die Haut ist von normaler Temperatur. Er erwacht vom Schlaf erfrischt zu neuer Thätigkeit, er ist nicht gestört von Träumen und ist durch leise Geräusche nicht zu erwecken. Der gesunde Mensch schläft fünf Stunden und mehr ohne Unterbrechung. Beim Kranken verhält sich dieser Zustand ganz anders: hier handelt es sich in den meisten Fällen um Schlaflosigkeit, in wenigen Fällen um Schlafsucht. Was zunächst die Schlaflosigkeit anbelangt, so täuschen sich die meisten Menschen sehr leicht darin, daß sie unruhiges Schlafen mit Schlaflosigkeit verwechseln. Mancher, der kaum eine halbe Stunde hintereinander geschlafen hat, aber dann bald wieder eingeschlafen ist; mancher, der beim leisesten Geräusch erwacht und dann nur schwer einschläft, aber doch immer eine Stunde und länger dann wieder schläft, behauptet, die Nacht schlaflos verbracht zu haben. Die Stunde, die Jemand in der Nacht nach kurzem Schlafe wach verbringt, wird ihm zur Ewigkeit; ein solcher Patient giebt an, wohl Abends auf kurze Zeit eingeschlafen zu sein, aber dann die ganze Nacht munter gelegen zu haben. Es ist auch in der

That ein großer Unterschied, ob jemand ruhig in seinem Bett liegt, oder ob er schläft. Da die Angaben, wie gesagt, in dieser Beziehung sehr ungenau sind, ist es von großer Bedeutung, von der Pflegerin einen wahrheitsgemäßen Bericht darüber zu erhalten. Es kommt dabei dann aber nicht allein auf die Menge des Schlafes an, sondern auf die Beschaffenheit desselben. Der Kranke, selbst wenn er schläft, liegt unruhig, mit offenem Munde, mit halboffenen Augen, er wirft sich hin und her und wälzt sich von einer Seite des Bettes zur andern. Er bewegt die Hände und Lippen und spricht bisweilen abgebrochene Sätze. Man erkennt deutlich, daß sein Gehirn keine Ruhe hat; jedes, auch das leiseste Geräusch, die geringste, kaum merkliche Störung, das nothwendige Licht entreißt ihn diesem scheinbaren Schlaf, und der stiere Blick beim Erwachen, die Unbesinnlichkeit, die er nicht überwinden kann, giebt den Beweis, daß seine Gedanken sich noch im Kreis seiner Träume befinden, und wenn er bald wieder in diesen Schlaf verfällt, so beginnt nur eben wieder der alte Traumzustand. Die Pflegerin muß es zu beurtheilen verstehen, ob der Patient schläft oder mit diesen Träumen beschäftigt ist. Es ist dies viel schwieriger, als zu erkennen, daß der Patient nicht schläft, wenn er durch heftige Fieberdelirien in Erregung versetzt und erhalten wird. Ein kleiner, schwächlicher Mensch kann von diesen letzteren so gereizt und erregt werden, daß er aus dem Bette springt, und daß kräftige Männer selbst nicht im Stande sind, ihn zu bändigen und im Bett festzuhalten. Hat er vorher in dem geschilderten Traumzustande nur leise vor sich hingesprochen, die Hände bewegt und sich hin- und hergeworfen, so singt und spricht er jetzt mit lauter Stimme und kämpft mit übermenschlicher Kraft gegen die nur ihm sichtbaren Feinde; war er vorher vielleicht durch lautes Anrufen noch wieder zur Besinnung zu bringen, so nützt dies jetzt gar nichts. Der Widerspruch reizt ihn noch mehr, und statt ihm zu wehren, bleibt schließlich nichts anderes übrig, als ihn gewähren zu lassen und ihn nur, soweit wie möglich, vor Schaden zu bewahren. Die fixe Idee, die sich in der Nacht seiner bemächtigt hat, beherrscht ihn auch noch bisweilen während des Tages, und das zermarterte Gehirn findet weder bei Tage noch bei Nacht Ruhe. Hier kann eine gut geschulte Pflegerin, indem sie die fixe Idee des armen Menschen erfaßt und die Umgebung darauf aufmerksam macht, durch zeitweises Eingehen auf dieselbe am Ende doch noch einigermaßen beruhigend wirken. —

Die andere Art sind die Schlafsüchtigen. Es sind dies meist Patienten, die sich, ohne wirklich zu schlafen, gar nicht ermuntern können; ihre Schwäche ist so groß, daß sie immer wieder in ihren schlafähnlichen Zustand verfallen. Auch das ist kein richtiger Schlaf, es ist nur eine Vortäuschung desselben. Es ist sehr häufig der Uebergang in den ewigen Schlaf, tritt aber auch nicht selten bei Rekonvalescenten schwerer Krankheiten auf, die sich noch in großem Schwächezustand befinden. Der Uebergang vom kranken zum gesunden Schlaf vollzieht sich gewöhnlich in der Weise, daß der Patient plötzlich mehrere Stunden hintereinander in den normalen Schlaf verfällt und auffallend erfrischt und gestärkt erwacht. Namentlich in fieberhaften Krankheiten gegen Ende derselben stellt sich ein solcher Schlaf, mit reichlichem Schweiß verbunden, ein. Eine solche Nacht ist gewöhnlich der Vorbote der vollen Genesung.

Die **Haut** zeigt häufig eine große Veränderung der Temperatur (thermometrische Bestimmung s. unten); sie ist wärmer als gewöhnlich, heiß, brennend oder kalt, kühl. Die Haut kann trocken, spröde, welk, weich, pappig oder feucht sein. Im letzteren Falle kann sie außerdem noch warm oder kalt sein. Sie kann dabei einen häßlichen und sauren Geruch verbreiten. Die Haut kann sich ferner verfärben, sie wird blaß, weiß, tiefblauroth, gelb, braun. Alle diese Erscheinungen können sich auf die ganze Haut beziehen oder nur an einzelnen Stellen auftreten: es können einzelne Parthieen heftig schwitzen und zugleich andere trocken sein; die Füße können so kalt wie Eis sein und die übrige Haut normale Temperatur haben. Namentlich können aber die Farbenänderungen auch nur stellenweise auftreten, z. B. nur an der Brust und können verbunden sein mit einem Ausschlag in Form von Knötchen oder Bläschen mit wasserklarem oder blutigem Inhalt Man wird darauf zu achten haben, ob eine solche Röthung der Haut an einer bestimmten Stelle auf Druck z. B. verschwindet und abblaßt oder unverändert bestehen bleibt. Von besonderer Bedeutung ist die Haut im Gesicht. Die Gesichtshaut ist maßgebend für die Veränderung des Ausdrucks, und man könnte fast behaupten, für den ganzen Zustand des Patienten. Ein Blick auf das Gesicht des Patienten genügt oft, und wir sind uns klar, daß eine gewichtige, gute oder schlechte Veränderung im ganzen Verlauf der Krankheit sich vollzogen hat. Es ist bekannt, wie schon in gesunden Tagen die Haut im Gesicht ihre Farbe wechselt, vom brennenden Roth im Augenblick übergeht zu fahler Blässe. Die Gesichtshaut schwillt vor Freude förmlich an, sie wird prall und voll, und beim Schreck fällt sie zusammen, sie wird hart, ledern; im ersteren Falle haben sich die Gefäße gefüllt: die Freude läßt die Pulse heftiger schlagen — im Schreck steht das Herz still. So beschreiben es unsere Dichter, und fast so ist es in Wirklichkeit, die Gefäße werden leer. Das Auge ist voll, feucht, klar, lebhaft, und dann wieder sinkt es tief in seine Höhlen, wird stumpf, starr, schielend; die unteren Augenlider schwellen an, es bilden sich förmlich Säcke unter den Augen. Die Nase wird spitz, kalt; es rinnt aus ihr eine dünne, wässrige, oder eine dicke, zähe, gelbliche Flüssigkeit. Die Ohren werden blaß, weiß wie Wachs; die Lippen werden blaß, blau, trocken, rissig und borkig. Das Gesicht kann alle diese Veränderungen der Haut ebenfalls überall zu gleicher Zeit zeigen oder auch wiederum nur stellenweise, an einem Auge, an einem Ohr 2c. Auf die Bedeutung dieser Veränderungen gehen wir später ein, hier handelt es sich nur darum, daß sie nicht ungesehen, unbeobachtet und ungemeldet bleiben.

Die Beschaffenheit des Mundes. Hier können wir beobachten, daß die Zähne, namentlich die Vorderzähne, nicht ihren normalen Glanz haben, daß sie mit zähem Schleim überzogen sind, daß an der Zahnfleischgrenze sich förmliche Krusten gebildet haben. Die Zunge ist mit solchem zähen Schleim dick belegt, oder sie ist, wie roher Schinken, roth und trocken, oder in anderen Fällen zeigt sie kleine graue Bläschen. Ebensolche finden wir auch am Zahnfleisch oder an der Wangenschleimhaut, am Gaumen und an den Mandeln. Oder wir finden den Gaumen und den Rachen namentlich mit einem weißen Ueberzug bedeckt, der dick und trocken ist und dem Kranken das Schlucken sehr erschwert, eine Erscheinung, die wir nicht selten bei Kindern oder Schwindsüchtigen im letzten Stadium antreffen. Einen ähnlichen Belag, der aber mehr wie eine dicke Haut aufliegt, der nament-

lich das Zäpfchen und die Mandeln gern überzieht, der schließ=
lich den ganzen Rachen einnimmt, begegnet uns leider auch nicht
selten. Alles das zu sehen ist nicht leicht, neben einer nicht
geringen eignen Geschicklichkeit gehört dazu auch und nicht am
wenigsten der gute Wille des Patienten. Namentlich hat man
bei Kindern mit Schwierigkeiten zu kämpfen, bis es möglich
wird, ihnen in den Rachen zu sehen. Und doch muß auch
darüber eine gute Pflegerin Auskunft geben können. Es kann
sich aber die Schwierigkeit für die Pflegerin bis zur Unmöglichkeit
steigern, und dann wird sie gut thun, dies einfach dem Arzt zu
melden, damit aus dieser Unterlassung nicht großer Schaden
erwächst. Bei schwer benommenen Patienten, die sich nicht
sträuben, kann man es versuchen, einen Blick in den Rachen zu
werfen, indem man ihnen zunächst den Mund mit der Hand
durch Herunterdrücken des Unterkiefers öffnet und nun schnell
zwischen beide Kiefer seitlich einen großen Korken schiebt, so
daß sie sich in diesen festbeißen, ohne aber den Mund schließen
zu können. Jetzt geht man mit einem Löffel ein, drückt den
Zungengrund hinunter und übersieht dann den ganzen Rachen.
Soll die Pflegerin dem Arzt in solchen Fällen bei widerspenstigen
Kindern helfen, so nimmt sie am besten das Kind aus dem
Bette, umwickelt den Körper möglichst fest, wenn es geht, auch
gleich die Hände mit einer großen wollenen Decke, damit sich
der Körper nicht abkühlt und setzt sich dann mit dem Kinde auf
einen Stuhl gegen das Fenster, so daß das Sonnenlicht sie trifft.
Nimmt sie dann die Beine des Kindes zwischen ihre Beine, legt
ihren linken Arm um den Oberkörper inklusive Arme des Kindes
und drückt mit der rechten Hand den Kopf des Kindes an ihre
Brust, so ist das Kind vollständig unbeweglich, und dem Arzt
erübrigt nun nur noch die Untersuchung der Mundhöhle (siehe
Abbild. 11, S. 96).

Die **Athmung** der Gesunden vollzieht sich in ruhiger, regel=
mäßiger Form, 16—20 mal in der Minute; die Zahl der
Athmungen kann aber auch beim gesunden Menschen erhöht
werden, je nachdem er sich körperlichen Anstrengungen unter=
wirft. Wie wir uns bereits überzeugt haben, ist das beim
Laufen, beim Tragen und andererseits bei heftigen Gemüths=
erregungen sehr leicht der Fall. Wenn es schon beim Gesunden

als Regel gilt, die Zahl und die Art der Athmung, wenn
möglich nur durch den Gesichtssinn zu prüfen und zu bestimmen,
so gilt dies noch viel mehr beim Kranken, der an und für sich

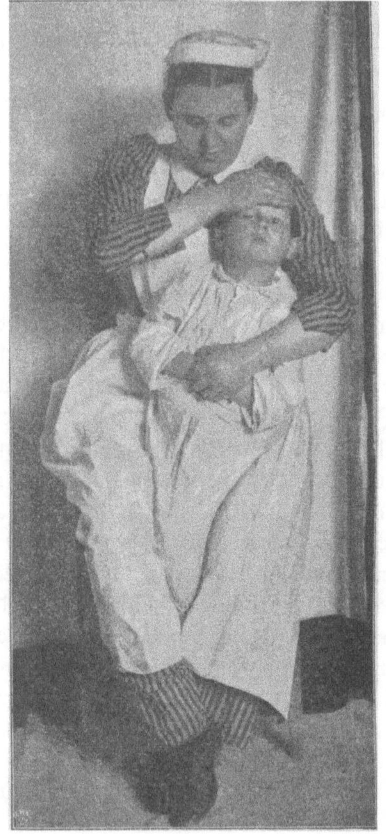

Abb. 11.

Die beste Art zur Untersuchung des Rachens ein Kind festzuhalten.

schon erregbarer und reizbarer ist. Hier kann das Auflegen
der Hand sehr leicht eine derartige Veränderung hervorrufen,
daß wir ein ganz falsches Bild bekommen. Die Pflegerin wird
daher zunächst zu verschiedenen Tages- und Nachtzeiten, im

Schlafen und im Wachen mit Auge und Ohr die Athmung beobachten; sie kann schon dabei feststellen, ob der Kranke langsam oder beschleunigt, regelmäßig oder unregelmäßig, leicht oder mühsam, geräuschlos oder geräuschvoll athmet, und welcher Art die Geräusche sind, ob brummend, rasselnd, oder giemend und pfeifend. Sie wird ihr Augenmerk darauf zu richten haben, welcher Theil der Athmung, die Ein= oder Ausathmung, in der oben beschriebenen Weise verändert ist, und wird schließlich auch feststellen, ob die Veränderung der Athmung stets dieselbe bleibt oder ob sie sich zu verschiedenen Zeiten verschieden verhält, ob die Geräusche nur auf einer Seite, an einer ganz bestimmten Stelle bemerkbar sind, ob mit der Athmung Schmerzen verbunden und wo dieselben am heftigsten sind, wie lange solche sog. Anfälle von veränderter Athmung andauern und ob sie nicht bei verschiedenen Stellungen des Patienten besonders heftig auftreten oder verschwinden. Wir sehen Patienten in ihrem Lehnstuhl sitzen und völlig ruhig athmen, die es wegen Athemnoth keinen Augenblick liegend im Bett aushalten; andere athmen ruhig und regelmäßig, während sie im Bett liegen, werden aber sofort athemlos, sowie sie sich aufsetzen und sprechen; wieder andere können ruhig athmen, wenn sie auf der einen Seite liegen, während sie keine Luft bekommen, wenn sie auf der anderen Seite liegen. Wir treffen auch Patienten ohne jede Athmungsstörung an, sie können sitzen, liegen, sich bewegen, und haben doch in der vergangenen Nacht oder erst vor einer kurzen Zeit nur mit der allergrößten Anstrengung nach Luft gerungen. Wir sehen schließlich Patienten, die im Bett sitzen, blau im Gesicht, den Kopf stark nach vorn geneigt, die Muskeln am Halse straff wie Stricke angezogen, die Muskeln am Bauche wie Bretter so hart, so fest angespannt, um den Brustkorb während der Ausathmung zusammen= zuziehen, die Arme aufgestützt an den seitlichen Bettkanten oder mit den Armen sich an ihrer Umgebung festklammernd, ganz das Bild eines nach Luft ringenden Menschen; ihre Einathmung ist nur kurz schnappend, ihre Ausathmung lang hingezogen mit rasseln= den, sägenden, pfeifenden und brummenden Geräuschen verbun= den. — Das Alles können wir, wie gesagt, mit Auge und Ohr feststellen, aber die Athmung kann sich auch so oberflächlich, so

leise, so unmerklich vollziehen, daß wir mit diesen Organen gar
nichts wahrnehmen können, dann werden wir den Tastsinn zu
Hilfe nehmen: wir werden unsere warme Hand flach und leise, die
Aufmerksamkeit des Patienten möglichst von dieser Prozedur
ablenkend, oder wenn er schläft, ohne ihn im Schlafe zu stören,
ihm auf den Brustkorb legen und uns bemühen festzustellen, ob und
wie sich derselbe bewegt. — Diese Art der Untersuchung und
Beobachtung wird immer als eine sehr erwünschte Ergänzung
derjenigen durch Auge und Ohr anzusehen sein. Ein Organ
soll das andere unterstützen, und eine ganz sichere Beobachtung
wird sich aus dem Resultat der Anwendung aller drei Organe
gewinnen lassen.

Bei der Athmung Kranker beobachten wir dann noch eine
Erscheinung, die einer besonderen Besprechung bedarf: das
Husten. Wenn irgendwo im Athmungsapparat, in der Nase,
im Rachen, im Kehlkopf, in der Luftröhre und ihren Verzweigungen eine krankhafte Absonderung sich bildet, so entsteht
Husten. Derselbe kann also nur bei Kranken vorkommen. Der
Husten kann einen sehr verschiedenen Klang haben, bellend,
heiser, pfeifend, trocken, locker. Es giebt Patienten, deren
Husten täuschend ähnlich dem Bellen eines Hundes ist, so kurz,
so laut; andere wieder stoßen dabei einen heisern, langgezogenen
Ton aus, wie er bisweilen bei Lokomotiven zu hören ist. Wenn
der Husten ohne jeden Auswurf vor sich geht, nennen wir ihn
trocken; wenn dagegen mit dem Hustenstoß viel Auswurf bis
in den Mund befördert wird, so nennen wir ihn lose oder locker.
Ich habe mit Absicht gesagt „bis in den Mund," da es für
die Bezeichnung ganz gleichgiltig ist, ob der Auswurf auch wirklich ausgeworfen wird, oder, wie es namentlich bei kleinen
Kindern der Fall ist, verschluckt wird.

Der Auswurf, der, wie ja heutzutage allgemein bekannt
ist, namentlich durch seine mikroskopische Beschaffenheit in den
verschiedensten Fragen von größter Bedeutung ist, bedarf schon
deswegen der genauesten Beobachtung. Als oberstes Gesetz
gilt hier, daß er nirgends wo anders hin als in dazu
bestimmte Gefäße gehört.

Ebensowenig wie der gesunde Mensch Husten hat, so wenig
hat er Auswurf. Zum Auswurf rechnen wir aber nicht allein

die krankhaften Massen, die aus den Luftwegen von unten kommen, sondern auch diejenigen, die sich in der Nase bilden und entweder direkt aus dieser durch die Nasenlöcher entfernt werden, oder diejenigen, die aus der Nase hinten in den Rachen hinunterfließen und zum Munde herausgebracht, oder, was gar nicht so selten vorkommt, verschluckt werden. Es soll mit einigen Worten zunächst auf diesen Nasenauswurf eingegangen werden.

Die in Fleisch und Blut übergegangenen Anschauungen von Anstand und gutem Benehmen widersetzen sich leider immer noch einer geeigneten Entleerung und eventuellen Aufbewahrung des Nasenauswurfs. Ja, unsere Taschentücher haben es im Gegentheil dahin gebracht, Gegenstand der besonderen Aufmerksamkeit der Göttin Mode zu werden. Der praktische Sinn der kleinen Leute sollte uns wirklich hier in gewissem Grade ein Vorbild sein. Abgesehen davon, daß man in vielen Gegenden unseres deutschen Vaterlandes überhaupt den Namen Taschentuch gar nicht kennt und dafür den viel passenderen „Nastuch" eingeführt hat, daß man also damit schon zu erkennen giebt, daß dieser „Bekleidungsgegenstand" nicht so sehr für die Tasche, als vielmehr für die Nase bestimmt ist, ist auch das Verfahren des Schnäuzens, wenigstens in den unteren Schichten der Bevölkerung, die noch nicht von der Kultur beleckt sind, ein zweckentsprechendes. Der sogenannte kleine Mann reinigt seine Nase, indem er ein Nasenloch zuhält und dann bei geschlossenem Mund die Ausathmungsluft mit großer Gewalt durch das andere Nasenloch hinausstößt. Wie aus der Pistole geschossen, fliegt dann der lockere Naseninhalt mit hinaus. Indem dasselbe Verfahren dann auf der anderen Seite geübt wird, wird die Nase in der That gründlich gereinigt. Die Entfernung des Nasenauswurfs ist dabei eine gründliche und in gewissem Sinne vollkommene; zu beklagen ist nur, daß der Auswurf dabei einfach auf Stellen gelangt, wo er eintrocknet und dann in Staubform wieder Gegenstand der Ansteckung für Andere werden kann. Das Richtige wäre, diesen Auswurf gerade so gut wie den zum Munde herausgeförderten in Gefäßen aufzufangen. Das wäre nicht allein erwünscht in Rücksicht darauf, daß dann der Auswurf genau beobachtet werden könnte, sondern daß er auch in geeigneter Form weggeschafft werden würde.

7*

Heutzutage reinigt (?) man sich die Nase, indem man dieselbe durch ein Taschentuch fest verschließt und mit einem
heftigen Ausathmungsstoß den Auswurf aus beiden Nasenlöchern
zu gleicher Zeit herausstößt. Die so gewonnene Flüssigkeit wird
fein säuberlich im Taschentuch aufbewahrt. Tritt die Nothwendigkeit der Nasenreinigung sehr bald wieder auf, dann wird
das Tuch wieder hervorgeholt, und nicht selten will es der
böse Zufall, daß die Nase wieder in dieselbe Stelle hineingesteckt
wird, die noch von vorher die dicke, ekelhafte Flüssigkeit in sich
birgt. Ist mehr Zeit vergangen, dann hat sich der Auswurf
eingedickt, der in ihm enthaltene zähe Klebestoff hat das Tuch
zusammengebacken, man trennt es und athmet den nun in Staubform verwandelten Nasenauswurf womöglich ein. In der wohl
berechtigten Annahme, daß es uns nicht gelingen dürfte, wenigstens bei den scheinbar Gesunden, d. h. bei solchen, die nur einen
Schnupfen haben, mit diesen durch die Gewohnheit geheiligten Ge-
bräuchen zu brechen, wollen wir diesen auch nur den Rath geben,
sich so oft als möglich wenigstens reiner Taschentücher zu bedienen.
Abgesehen davon, daß dadurch die geschilderten Unzuträglichkeiten bedeutend vermindert werden, ist es auch der entzündeten
Nase ein sehr angenehmes Gefühl, mit frischem Leinen ab und
zu in Berührung zu kommen. Was aber die Art des Schnäuzens anlangt, so ist auch hier schon zu empfehlen, immer ein
Nasenloch zuzuhalten und das andere durch einen heftigen Ausathmungsstoß zu reinigen und nie in der bisher geübten Weise,
die sich als völlig ungenügend, wenn nicht gar schädlich für die
Gesundheit, erwiesen hat.

Für Kranke, die aus irgend welcher Ursache eine Nasen-
eiterung haben, versteht es sich ganz von selbst, daß die Nasenabsonderung zunächst möglichst gründlich durch Schnäuzen herausbefördert und nie im Taschentuch, sondern immer in kleinen
Gefäßen aufgefangen wird.

Ein anderer Weg zur Entfernung der Nasenabsonderung, der vielfach von Kranken angewandt wird, führt,
wie bereits gesagt, durch den Mund. Die Kranken ziehen
die betreffende Flüssigkeit bei heftiger Einathmung aus der
Nase in den Rachen und speien ihn dann aus. Dieser Weg,
der an und für sich widerlich und ekelhaft erscheinen mag,

ergiebt sich aber auch ganz von selbst, wenn die Patienten, die einen heftigen Schnupfen haben, aus anderen Gründen gezwungen sind, beständig auf dem Rücken zu liegen. Dann fließt die Nasenabsonderung immer hinten aus der Nase in den Rachen und wird sogar sehr oft, wenn sie nicht ausgespieen werden kann, namentlich von Kindern, heruntergeschluckt. Es ist für eine Pflegerin nicht unwichtig, diesen Weg zu kennen, da dadurch bei guter Beobachtung sehr leicht von ihrer Seite darauf aufmerksam gemacht werden kann, daß der Auswurf des Patienten nicht aus der Lunge, sondern aus der Nase kommt. So kann Jemand z. B. zum Munde heraus aus der Nase bluten! Nimmt der Nasenauswurf diesen Weg, dann wird es auch erklärlich, daß solche Patienten durch den Kitzel im Rachen zum Husten, ja sogar zum Würgen und Brechen kommen. Ich möchte bei dieser Gelegenheit übrigens darauf aufmerksam machen, daß bereits seit längerer Zeit zur Reinigung der Nase und zu ihrer Entleerung kleine Papierservietten in den Handel gebracht worden sind, die so leicht wie Leinwand sind und bei ihrem niedrigen Preis wohl geeignet sind, in weiten Kreisen verwandt zu werden: sie werden nach einmaligem Gebrauch weggeworfen.

Nach dieser kleinen Abschweifung, deren Bedeutung die Pflegerin nicht geringschätzen soll, kehre ich zurück zu dem, was am Auswurf zu beobachten ist. Es soll seine Menge bestimmt werden; man benutzt dazu die früher geschilderten Gefäße und fängt ihn in denselben trocken auf. Es kann dabei darauf ankommen, die im Allgemeinen in 24 Stunden entleerte Menge zu bestimmen, oder die jedesmal herausbeförderte Menge, die z. B. beim lockeren Husten soviel größer als beim trockenen oder festen ist; der Kranke kann plötzlich einen „Mundvoll" Auswurf entleeren. Nach der Menge kommt die Farbe in Betracht: weiß, grünlich gelb, citronengelb, rostbraun. Wichtig ist es ferner, die Beimischungen zu beachten. Hierbei finden wir Blut in frischem und geronnenem Zustande. Das Blut schießt bisweilen in reiner Beschaffenheit im Strome aus dem Munde (Blutsturz), oder mit dem einzelnen Hustenstoß entleert sich reines, frisches Blut, oder im Auswurf finden wir Blutstreifen oder dicke, schwarze, geronnene Blutmengen. Außer Blut ist auch nicht selten reiner dicker gelbgrüner Eiter im Auswurf, oder dicke harte Borken (letztere gewöhnlich aus der Nase!), oder Speisereste. Die letzteren sind meist vorhanden, wenn der Patient sehr würgen und sich sehr anstrengen muß, um den Auswurf herauszubefördern, da dann sehr leicht mit dem Husten Erbrechen verbunden ist. Der Auswurf ist auch in Bezug auf seinen Geruch sehr verschieden: er riecht süßlich, faulig, und zwar hat er nur zuweilen diesen übeln Geruch und zuweilen gar keinen. Der Geruch kann bisweilen derartig aashaft stinkend sein, daß man ihn aus Rücksicht auf den Kranken, wie auf die Umgebung gar nicht trocken auffangen kann, sondern ihn gleich in eine Flüssigkeit aushusten läßt, die den übeln Geruch verdeckt (Lösung von übermangansaurem Kali). Das Aushusten in ein Glas, in welchem eine schwache klare Karbollösung ist, wird auch nicht selten nothwendig, wenn es sich darum handelt, die Festigkeit (Konsistenz) des Auswurfs zu bestimmen. Wir bezeichnen den letzteren in dieser Beziehung als dünnflüssig, zähe, fadenziehend, am Glase haftend, geschichtet, geballt. Im leeren Glase aufgefangen, sammelt sich der Auswurf zu einer reichlichen Menge einer fast klaren, hellgelben, mit mehr oder weniger Schaum bedeckten Flüssigkeit an, oder zu einer zähen, syrupartigen, die so fadenziehend ist, daß der Faden, der sich vom Munde zum Glase zieht, immer erst zerrissen werden muß. Der Auswurf kann dann so fest am Boden und an den Wänden des Gefäßes haften, daß man das letztere vollständig umdrehen kann, ohne daß sich etwas loslöst. Anderer Auswurf wiederum, der in einem großen Klumpen entleert wird, bildet in einigen Stunden, wenn er ruhig im Glase steht, drei deutliche Schichten. Um die Festigkeit und Schwere des Auswurfs zu prüfen, wird es auch bisweilen nothwendig erscheinen, den Auswurf in ein Glas, das halb mit Wasser gefüllt ist, zu entleeren. Man wird sich dann überzeugen können, wie er, gleichsam als wäre er eine metallene Münze, sich gleich auf den Boden des Glases senkt.

Am **Verdauungsapparat** beobachtet man in erster Reihe den Appetit. Beim gesunden Menschen stellt sich je nach seinen Gewohnheiten zu bestimmten Zeiten das Gefühl des Hungers ein, das dann auch wieder nach den verschiedenen Gewohnheiten mit mehr oder weniger Speise befriedigt werden kann. Der Appetit ist nun fast in allen Krankheiten verändert. Er kann im Uebermaß vorhanden sein und vollständig fehlen. Wie es Kranke giebt, die einen wahren Widerwillen vor jeder Speise haben, giebt es andere, die nicht genug und nicht oft genug essen können, denen ihr beständiger Hunger selbst die Nachtruhe raubt. Der Appetit kann sich auch in ganz eigenthümlichen Richtungen bewegen, so daß einzelne Kranke nur Süßes, andere Saures, andere Gewürztes genießen wollen. Diese verschiedenen Neigungen sind genau zu beobachten, da in ihnen oft ein wichtiger Anhalt zur Erkenntniß der betreffenden Krankheit geboten werden kann. Der Appetit kann sich dann auch zu ganz eigenen Tageszeiten einstellen. Ebenso wie der Hunger kann aber auch der Durst ins Uebermaß gesteigert sein. Es ist hierbei wohl zu betonen, daß beim Durstlöschen die Gewohnheit eine sehr große Rolle spielen kann. Während es Menschen giebt und namentlich beim weiblichen Geschlecht sind diese zahlreich vertreten, die mit einer geringen Menge Flüssigkeit auskommen, selbst wenn man auch die besondere Liebhaberei der Frauen für den Kaffee in Betracht zieht, — giebt es andere, die sich gewöhnt haben, ihrem Körper täglich literweise Bier allein zuzuführen. Aber der krankhafte Durst geht noch über dieses Maß hinaus; während er am Tage allein die Aufnahme von Flüssigkeiten der verschiedensten Art in unglaublichen Mengen erheischt, läßt er auch des Nachts den Patienten keine Ruhe. Die Zunge wird ihnen während des Schlafs so trocken, es stellt sich ein derartiges Durstgefühl ein, daß diese Patienten aus tiefem Schlaf erwachen und in einem Zuge eine ganze Flasche Wasser leeren, aber nur auf kurze Zeit darauf einschlafen, um dann gleich wieder aus dem vorher erwähnten Grunde zu erwachen und wieder zum Krug oder zur Flasche zu greifen. Das Glas ist ihnen zu klein.

Wie schon erwähnt, ist der Arzt namentlich bei den Verdauungskrankheiten außerordentlich auf die Angaben des Patienten angewiesen, nicht allein um die Krankheit richtig zu erkennen, sondern auch um die Wirkung seiner Anordnungen richtig zu würdigen. Wenn nun überall die Pflegerin die Vermittlerin zwischen Arzt und Kranken sein soll, so ist dies namentlich hier

nothwendig. Der Magenkranke genießt häufig die ihm verordnete Diät nicht, weil er fürchtet, sie könne ihm schlecht bekommen; er verheimlicht dann dem Arzt diese Unfolgsamkeit,
und die sich daraus ergebenden Folgen sind ja klar. Etwas
anderes, was aber auch noch hier sehr in Betracht kommt, ist
die Berücksichtigung der Geschmacksrichtung die den Patienten
eigenthümlich ist nach Landesgewohnheit. Die Art der Speisen-
zubereitung ist, fast möchte ich sagen, in den verschiedenen
Provinzen eines Staates eine verschiedene. Man spricht von
einer pommerschen, schlesischen, norddeutschen, süddeutschen,
französischen, englischen Küche. Es sind dies Dinge, mit welchen
eine Pflegerin vertraut sein muß, da sie dadurch dem Patienten,
dem reichlicher Genuß von Gemüsen z. B. verordnet ist, dieselben wohl genießbar machen kann, wenn sie dieselben seiner
Gewohnheit gemäß zubereiten läßt, während, wenn dieser Punkt
übersehen wird, der Patient sich vollständig ablehnend dagegen
verhält. Ich erinnere hierbei, daß z. B. die norddeutsche
Küche von der süddeutschen sich hauptsächlich dadurch unterscheidet, daß in der ersteren zur Zubereitnng der Speisen viel
mehr Fett in Form von Butter oder Schmalz verwandt wird
als in der letzteren, während diese wiederum mehr Eierspeisen
bietet als jene. Der reichliche Genuß stark gewürzter Speisen,
Paprika 2c., der dem Ungarn und Oesterreicher nicht allein
angenehm, sondern auch unschädlich ist, ist dem Norddeutschen
nicht allein widerwärtig, sondern erzeugt ihm recht bald eine
heftige Magenverstimmung. Wir sehen sogar, daß selbst die
Mode eine Rolle mitspielt: während Jahre lang dem Genuß
von hellen Bieren gehuldigt wird, folgen dann plötzlich Zeit-
perioden, in welchen nur dem dunkeln Bier zugesprochen wird.
Der Norddeutsche giebt dem Rothwein, der Süddeutsche seinem
Landsmann, dem Rheinwein, der Bayer dem Bier, der Pfälzer
dem Wein den Vorzug. Während zu Ostern der Lammbraten,
ist zu Martini der Gänsebraten ein Leckerbissen und wie in
Preußen ein steifer Grog, so ist in Frankreich der Absynth
der Spender neuer Lebenskraft, wenn die Nerven ermattet
oder abgespannt sind. Jahreszeit, Gegend, Stimmung, Gewohnheiten sind auf die Diät von großem Einfluß und daher von
ebensolcher Bedeutung für die Ernährung des Menschen. Wie

dies im Allgemeinen gilt, so tritt dies ganz besonders aber hervor bei der Pflege des Kranken. Trotzdem, ob Bayer oder Rheinländer, dem Diabetiker ist das Bier untersagt; ob zu Ostern oder Martini, wer wegen übermäßiger Fettbildung fette Speisen meiden soll, wird doch nicht Gänsebraten essen; wer eine reizlose Kost genießen soll, ob Ungar oder Pfälzer, er muß sich vor Paprika hüten. Die Gewohnheiten sind schwer zu überwinden, ja man muß ihnen sogar Rechnung tragen, und dies ist — ohne Verstöße gegen die gebotenen Vorschriften und gegen die aus der Krankheit sich ergebende Nothwendigkeit — die Aufgabe des Arztes und der Pflegerin. Da ist es nun nothwendig, daß vor Allem gewisse allgemeine Regeln und Vorschriften innegehalten werden, die sich auf die Zubereitung, Form und Menge der Speisen beziehen. Die Zubereitung ist Sache der Kochkunst, und man wird an eine Pflegerin in dieser Beziehung nicht große Ansprüche stellen dürfen, am wenigsten aber in jenen Kreisen der Gesellschaft, bei denen die Kochkunst eine so große Rolle spielt und bei denen sie zu einer Höhe und Schätzung sich entwickelt hat, die sie den anderen Künsten an die Seite stellt. Aber immerhin muß die Pflegerin ein allgemeines Verständniß für die Küche haben, und zwar kommen hierbei nicht nur die wirklich gekochten Speisen in Betracht, sondern auch die im rohen Zustande zu reichenden, wie Obst, einige Gemüse, auch Fleisch in mancherlei Form. (Schinken, gehacktes rohes Fleisch rc.)

Ein eigenthümlicher Vorgang, der sich im Verdauungsapparat abspielt, ist das Erbrechen. Wir verstehen darunter die Zurückbeförderung der Speisen aus dem Magen, ja sogar aus dem Darm (Kotherbrechen). Die in den Magen eingeführten Speisen, die bisweilen schon in den Darm gelangt sind, werden bei diesem Akt statt durch den After, wieder durch den Mund nach außen befördert. Dem Erbrechen geht ein bald kürzere, bald längere Zeit andauernder Zustand von großem allgemeinem Uebelbefinden voran. Dem Betreffenden ist übel: es stößt ihm auf, er wird blaß, die Haut bedeckt sich mit kaltem Schweiß, er muß viel gähnen, die Glieder zittern, das Unbehagen ist allgemein, nur selten an eine bestimmte Körperstelle verlegt. Ganz plötzlich tritt dann ein kurzes

Würgen ein, und mit einem förmlichen Stoß wird der Magen=
inhalt in den Mund befördert, so daß dieser übervoll wird und
stromweise Speisebrei sich aus ihm ergießt. Der Strom kann
so groß sein, daß der Kranke gar nicht Zeit gewinnt zum
Athemholen, und schließlich beim Einathmen vom Mundinhalt
etwas in den Kehlkopf hineinzieht. Danach treten Husten und
bisweilen sogar Erstickungsanfälle ein. Ebenso wie die Menge
kommt aber auch die Häufigkeit des Erbrechens in Betracht.
Wie in der vorher beschriebenen Weise der Mageninhalt sich
plötzlich ganz und gar entleern kann, so kann er auch in kleinen
Quantitäten herausgewürgt werden; dieses Erbrechen wieder=
holt sich dann mit kurzen Zwischenräumen sehr oft; es kann
eintreten bei der geringsten Kleinigkeit, die dem Magen zuge=
führt wird, schon bei einem Schluck Wasser, sowie sich der
Patient überhaupt nur bewegt. Es kann nur zu bestimmten
Tageszeiten eintreten, z. B. des Morgens, wenn der Patient
nüchtern ist, oder jedesmal nach der Mahlzeit, wenn der Patient
über ein gewisses Maaß hinaus gegessen hat. Man wird daher
zu beachten haben, wie oft, zu welcher Tageszeit, ob nüchtern
oder nach dem Essen und besonders nach welchen Speisen, bei
welcher Körperlage das Erbrechen erfolgt. Man wird ferner
zu beobachten haben, wie sich der Patient nach dem Erbrechen
fühlt, ob schwindlig, ob besinnungslos, ob frei und wohl; ob
sich während des Erbrechens unfreiwillige Entleerungen von
Koth oder Urin einstellen. Von großer Bedeutung ist dann
das Erbrochene selbst, sowohl in Bezug auf seinen Geruch, es
kann sauer, süß, wie Stuhlgang riechen, als auch auf seine Farbe,
es kann gelb, grau, braun, schwarz, wie Theer, wie Kaffee=
satz, roth wie frisches Blut sein, als auch auf den Geschmack,
den der Patient während des Erbrechens im Munde empfindet,
es kann sauer, bitter, gallig schmecken, und schließlich auf seine
Flüssigkeitsform, es kann dünn oder dickflüssig, breiig, flockig,
zäh mit unverdauten Massen, mit Blut, Galle ꝛc. gemischt sein.

Man übersehe nicht, daß bei Besinnungslosen, die auf dem
Rücken liegen, das Erbrochene nur sehr schwer aus dem Munde
herausgebracht werden kann, und daß es dann, wenn es im
Munde bleibt, mit dem Einathmungsstrom in die Luftröhre
hineingesogen werden und zu einer sofortigen Erstickung führen

kann. Es genügt für solche Fälle nicht, daß die Pflegerin den
Kopf dieser Patienten einfach auf die Seite legt, damit, wenn
Erbrechen eintritt, das Erbrochene seitlich aus dem Munde
ausfließt; sie muß vielmehr jedesmal nach dem Erbrechen entweder in den Mund hineinzusehen sich bemühen, oder mit dem
Zeigefinger eingehen und genau nachfühlen, ob feste Speisereste
etwa noch irgendwo im Munde zurückgeblieben sind. Neben
der oben geschilderten Gefahr des Ansaugens in den Kehlkopf,
besteht noch eine andere, die das Zurücklassen von Speiseresten
im Munde verbietet, nämlich diejenige, daß hierdurch Mundfäule bewirkt werden kann, indem die Speisereste im Munde
zersetzt werden. Es ist daher eine für alle Fälle geltende
Regel, sowohl bei Besinnlichen, wie bei Besinnungslosen, daß
nach dem Erbrechen der Mund auf das sorgfältigste gereinigt
werden muß, entweder durch die Pflegerin oder durch den
Kranken selbst.

Es soll auch noch auf die Hülfeleistung beim Erbrechen
selbst aufmerksam gemacht werden. Da der Mageninhalt gewissermaßen mit einem Stoß nach oben entleert wird, sucht
der Patient einen festen Haltepunkt für seinen Kopf. Die
Pflegerin gewährt denselben am besten, indem sie den Kopf
des Patienten mit einer Hand an der Stirn, mit der anderen
am Hinterhaupt festhält.

Aufstoßen, auch Schluchzen genannt, und Blähungen
(Winde) sind dann noch zu erwähnen, als eigenthümliche Vorgänge im Verdauungsapparat. Beide entstehen, wenn sich allzuviel
Luft im Magen oder im Darm angesammelt hat. Bei dem Aufstoßen stellt sich zunächst ein gewisses Gefühlt der Völle oder des
Druckes im Magen ein, der Patient klagt über Beklemmung,
und mit einem heftigen Geräusch, wie eine Explosion entleert sich dann plötzlich stoßweise Luft aus dem Munde.
Diesem Aufstoßen kann dann ein Gefühl voller Behaglichkeit
folgen; andererseits kann es mit ganz kurzen Zwischenräumen
sich so oft wiederholen, daß es geradezu quälend für den Patienten
wird. Man wird aber neben der Häufigkeit des Aufstoßens
auch zu beachten haben, ob dabei nur Luft, oder auch geringe Menge einer bald süßlich, bald sauer schmeckenden
Flüssigkeit mit in den Mund befördert wird und ob das

Herausgebrachte nicht einen besonderen Geruch (z. B. nach faulen Eiern) hat.

Den Blähungen geht das Gefühl starker Spannung und Auftreibung des Leibes vorher, ein Gefühl, das bisweilen mit Schmerzen allerheftigster Art verbunden sein kann. Diese Schmerzen treten bald hier, bald da im Leibe auf, sie „wälzen sich im Leibe umher", bis dann stellenweise Luft durch den After entleert wird, wonach sofort eine große Erleichterung eintritt. Da es für gewisse Krankheiten ein sehr wichtiges Symptom ist, ob der Patient überhaupt Blähungen hat, ist wohl darauf zu achten, wie viele und wann (nach welchen Speisen, Bewegungen ꝛc.) sie auftreten.

Der Stuhlgang, die Abführung der Speisen auf natür= lichem Wege, erfolgt für gewöhnlich regelmäßig, täglich einmal, fast zur bestimmten Stunde in der Form von 15—20 Ctm. langen und über daumendicken wurstförmigen Massen von hell- oder dunkelbrauner Farbe. Man kann aber vielfache Verände- rungen in Bezug auf Häufigkeit der Entleerungen und ihre Farbe, Form, Menge und Beimischungen beobachten. Wie es Patienten giebt, die in der Woche nur einmal zu Stuhle gehen und dann auch nur nach angewandten Mitteln (worüber die Pflegerin genau orientirt sein soll), so giebt es auch solche, die alle Viertel- stunde einen unüberwindlichen Drang zur Stuhlentleerung fühlen, ohne daß sie auch nur das Geringste zu Tage fördern können, während anderen der Stuhlgang unwillkürlich abgeht. Die Farbe kann alle Schattirungen vom hellen Grauweiß bis zum tiefen Schwarz zeigen. Bezüglich der Form bemerken wir neben der oben genannten, auch würfelartigen, kugligen, bandförmigen, dickbreiigen, dünnflüssigen, reiswasserähnlichen Koth. Die Menge, die nach einmaliger Entleerung immer bestimmt werden muß, schwankt zwischen derjenigen, die ein ganzes Nachtgeschirr füllen kann und einer solchen, die kaum einen Theelöffel ausmacht. Außerdem ist aber auch Aufmerksamkeit eventuellen Beimisch- ungen von Blut in geronnenem oder frischem Zustand, Eiter, Schleim, Schleimhautfetzen, Steinen, madenförmigen Würmern und Bandwurmgliedern zu widmen. Schließlich wird man auch noch nach dem Geruch Unterschiede zu machen haben. Es kann bei dem ja immer übeln Geruch des Koths noch eine Eigenthümlichkeit sich einstellen, indem er aashaft, sauer oder weniger übelriechend als normal sich erweist.

Die Beobachtung des **Harnapparates** bezieht sich nur auf den Urin, und zwar auf seine Farbe, Menge und Beimischungen. Während der gesunde Mensch im Laufe des Tages bei zwei- bis dreimaligem Uriniren im Ganzen $1^{1}/_{2}$ Liter Urin entleert, und dieser meist von goldgelber Farbe und völlig klar ist, ändert sich seine Beschaffenheit beim Kranken in vielfacher Beziehung. Zunächst schwankt die Menge zwischen ca. 50 Kubikcentimeter und sogar völligem Aufhören der Urinausscheidung und 3, 4 bis 5 Liter pro Tag. Während sich aller Augenblicke bei Tage und bei Nacht ein heftiger Drang zum Uriniren einstellt, kann es doch nur zur Ausscheidung von wenigen Tropfen Flüssigkeit kommen. Es kann in vielen Fällen von großer Wichtigkeit sein, die in 24 Stunden entleerte Urinmenge ganz genau zu bestimmen. Es ist dies sehr leicht, wenn der Patient nur im Stande ist, auch während des Stuhlgangs den Urin separat zu entleeren. Man vergesse bei der Mengenbestimmung nie, gerade darauf zu achten. Diese Urinausscheidung kann mit den heftigsten, krampfartigen Schmerzen erfolgen und von unwillkürlicher Stuhlentleerung begleitet sein.

Andererseits kann die Urinentleerung ganz unwillkürlich ohne Wissen und Willen des Patienten erfolgen. Die Farbe des Harns kann wasserhell und in allen Schattirungen bis dunkelschwarzbraun sein. Er kann mit einem dicken, lange verbleibenden Schaum bedeckt sein und vor Allem mannigfache Beimischungen enthalten. Läßt man Urin namentlich von letzterer Beschaffenheit 3 bis 4 Stunden nur stehen, so bildet sich ein Bodensatz, der bald aus Eiter, bald aus Blut, bald aus Schleim besteht; es können sich in diesem Bodensatz höchst wichtige mikroskopische Bestandtheile finden. Mancher Urin hinterläßt wie alter Rothwein einen ziegelmehlartigen Beschlag der inneren Wand des Aufbewahrungsgefäßes. Der Geruch des Urins schwankt zwischen dem angenehmen Veilchenduft und dem kaum erträglichen, ätzenden ammoniakähnlichen Geruch in den verschiedensten Arten. Den Urin auf verschiedene krankhafte chemische Eigenschaften zu prüfen, kann nicht Sache der Pflegerin sein; es wird nichts schaden, wenn sie weiß, daß man den Urin nicht allein im Reagensglas, sondern auch in jedem großen Löffel kochen kann und daß dabei leicht gewisse Stoffe (Eiweiß) gerinnen; daß im Urin auch Zucker sein kann; daß die chemische Reaktion, die man durch Lakmuspapier prüfen kann, sauer sein soll. Das, und wie man mit besonderen Instrumenten das Gewicht des Urins bestimmt, zu wissen ist nicht schädlich, aber auch nicht nothwendig.

Am **Geschlechtsapparat** sind zwei Punkte besonders zu beobachten, insofern es sich hier um krankhafte Ausflüsse und um unregelmäßiges Auftreten des Unwohlseins, der Menstruation handeln kann. Die Pflegerin muß genau anzugeben im Stande sein, ob die Periode von normaler Dauer und Menge ist, sie muß sich bei der Patientin oder den Angehörigen darüber vergewissern, ob sie zur rechten Zeit eintritt, oder ob sie über die Zeit hinaus fehlt, und wie lange sie fehlt. Die Pflegerin muß auch davon unterrichtet sein, ob die Periode bei der betreffenden Patientin mit Schmerz eintritt oder Schmerzen hinterläßt. Bei krankhaften Ausflüssen, deren Bestehen sie aus Flecken in der Wäsche sehr leicht erkennt, handelt es sich darum, ob dieselben eitrig oder blutig sind — das erstere erkennt man aus den gelben steifen Flecken —; ob sie reichlich oder gering sind, wie man dies aus Wattebäuschen ersehen kann, die vor die Geschlechtstheile gelegt werden; und ob sie übelriechend oder nicht sind, wie man dies ebenfalls aus den Wattevorlagen erkennen kann.

Die Beobachtung des **Gefäßapparates** beginnt mit derjenigen des Herzens. Die Thätigkeit des Herzens kommt zum Ausdruck im Herzstoß und ganz besonders im Pulse. Unter Puls verstehen wir zunächst eine wellenförmige Bewegung in den sichtbaren und fühlbaren Schlagadern. Diese Bewegung ist der sichtbare Ausdruck der Herzthätigkeit, d. h. an dieser Welle sehen wir, wie das Herz arbeitet. Besser noch als man die Pulswelle sieht, fühlt man sie, und deswegen ist die Bestimmung des Pulses durch das Gefühl die gewöhnliche. Man fühlt den Puls überall, wo eine Schlagader dicht unter der Haut verläuft, am besten zwischen einem Knochen und Haut, so z. B. an der Schläfe, am Hand- und Fußgelenk, am Halse. Die gebräuchlichste Stelle, den Puls zu fühlen, da man am leichtesten und unauffälligsten

an sie heran kann, ist diejenige oberhalb des Handgelenks, wo
an der Daumenseite des Vorderarms, also auf der „Speiche"
dicht unter der Haut die Speichenschlagader verläuft. Indem
man wie bei einer Begrüßung durch Handgeben, die Hand des
Patienten in die eigene nimmt, greift man weiter nach oben
über das Handgelenk und legt den Zeigefinger auf die vorher
genannte Stelle. Man lege nur einen Finger auf und lasse die
andern daneben ohne Druck ruhen. Nach längerer Uebung vermag
man die Höhe der Welle, die Häufigkeit und Regelmäßigkeit in der
Aufeinanderfolge der Pulsschläge, die Füllung des Gefäßes und die
Art des Verlaufes der Gefäße (ob gerade oder geschlängelt) recht
genau zu bestimmen. Wir können demnach von einem harten
oder weichen Puls sprechen, je nachdem die Pulswelle schwer
oder leicht zu unterdrücken ist; von einem vollen oder leeren,
wenn die Welle deutlich oder wenig deutlich zu fühlen ist; von
einem schnellen Pulse, wenn sich die Welle sehr schnell erhebt;
von einem häufigen, wenn der Puls in der Minute häufiger
als normal, und einem langsamen, wenn er seltener als normal
auftritt; und schließlich von einem regelmäßigen oder un-
regelmäßigen, wenn die Folge in gleichen oder ungleichen
Zwischenräumen sich vollzieht. Die letzteren beiden Eigenschaften
sind am leichtesten zu erkennen. Die anderen sind erst durch
lange Uebung kennen zu lernen. Bei der großen Bedeutung
aber, die die Beschaffenheit der Pulswelle auf die Schätzung
der Herzthätigkeit hat, soll die Pflegerin nicht aufhören, das
Pulsfühlen zu üben und sich in demselben möglichst zu vervoll-
kommnen versuchen. Die äußersten Grenzen, ob der Puls sehr
voll oder sehr klein, fadenförmig, sehr hart oder ganz weich
ist, das wird sie mit einiger Mühe bald erlernt haben, und
mit der Genauigkeit in diesen Bestimmungen ist schon für die
Beobachtung des betreffenden Kranken sehr viel gewonnen.

Die Pulsfrequenz, die Häufigkeit, beträgt unter gesunden
Verhältnissen 60—80 in der Minute. Die Reihenfolge ist
regelmäßig. Man zählt den Puls am besten mit einer Uhr
mit Sekundenzeiger oder mit einem Pulsmesser, einer kleinen
Sanduhr, die gerade auf $^1/_4$ Minute geaicht ist, da eine Viertel-
minute Beobachtung meist genügt. Die Zahl der Pulse schwankt
bei krankhaften Zuständen zwischen 40—140 und wie sie noch

mehr abnehmen kann, so kann sie auch noch mehr zunehmen und schließlich wegen ihrer Geschwindigkeit gar nicht mehr zu zählen sein. Eine solche Steigerung oder Verminderung, wie überhaupt eine jede starke Veränderung in der Beschaffenheit des Pulses wird die Pflegerin bestimmen, den Arzt zu Hülfe zu rufen. Es ist wichtig, den Puls gewöhnlich unter denselben Verhältnissen bei einem Patienten zu beobachten, da Tageszeit, Lage, Gemüthserregung einen großen Einfluß auf den Puls ausüben. Was die Tageszeiten anlangt, an welchen der Puls bestimmt werden soll, so muß man sich klar sein, daß hierbei die Mahlzeiten eine große Rolle spielen. Der Puls des Nüchternen oder Hungernden ist ein anderer wie der des Gesättigten und in der Verdauung Begriffenen. Ebenso wechselt bei sonst gleichen Bedingungen der Puls sehr, wenn der Patient steht oder liegt, wenn er namentlich auf der Seite liegt, an welcher der Puls gefühlt wird. Und welch große Einflüsse Gemüthserregung oder starke körperliche Bewegung auf den Puls ausüben können, weiß jeder Mensch. Wer hat nicht an sich selbst schon die Beobachtung gemacht, daß er nach derartigen Zuständen förmlich „Herzklopfen" bekommt, und Herzklopfen bedeutet immer auch eine Veränderung des Pulses. Die Pflegerin wird gut thun, auch in solchen Momenten, wie überhaupt häufig am Tage nach dem Pulse des Patienten zu fühlen und sich dabei von etwaigen Veränderungen zu überzeugen, aber im Allgemeinen gilt es als Regel zunächst wie bei aller Thätigkeit am Krankenbett, so auch beim Pulsfühlen, bestimmte Zeiten festzuhalten, da sonst sehr leicht das oder jenes übersehen werden könnte.

Fieber und Hauttemperatur. Die große Bedeutung, die die Beobachtung des Pulses hat, erkennen wir namentlich in schweren akuten Krankheiten, die mit Fieber verbunden sind. Gab es doch eine Zeit, wo überhaupt nur aus der Beschaffenheit des Pulses das Fieber und seine Höhe erkannt wurde. Heutzutage, d. h. schon seit mehr als 30 Jahren, haben wir zu diesem Zwecke eigene Instrumente, die sogen. Hautthermometer oder Fiebermesser.

Bei der Besprechung dessen, was äußerlich am Kranken zu beobachten ist, haben wir auch die Hauttemperatur er-

wähnt. Wenn wir von der Beobachtung des Fiebers sprechen,
haben wir auf diesen Gegenstand noch einmal zurückzukommen.
Die Temperatur der Haut wird gemessen durch ein eigenartiges
Thermometer, welches mit seiner Quecksilberkugel in die entblößte
Achselhöhle gelegt wird. Die Achsel ist vorher vom Schweiß zu
trocknen; das Thermometer soll so gelegt werden, daß es ziemlich parallel mit der Längsachse des Körpers zu liegen kommt.
Während des Messens darf der Oberarm nicht bewegt werden und
es darf keine Luft in die Schulterhöhle eintreten. Die Messung
dauert 12—15 Minuten. Während man Patient und Thermometer in unveränderter Lage läßt, soll das Thermometer ab-
gelesen werden. Letztere Bestimmung fällt weg, wenn, wie dies
jetzt häufig, fast immer der Fall ist, die Messung mit einem
Maximumthermometer stattfindet. Dieses Instrument kann man,
nachdem es seine Zeit in der Achsel gelegen hat, entfernen und
dann erst ablesen. Diese Art der Temperaturablesung ist viel
bequemer für Patient und Pfleger und schon deshalb, da das
Instrument kaum theurer als die anderen Thermometer ist,
sehr empfehlenswerth. Die Messung in der Schulterhöhle kann
aus äußern Gründen, wenn z. B. bei chirurgischen Kranken
diese Parthieen verbunden sind, unmöglich werden, dann kann
statt in die Achsel in den After das Thermometer eingelegt
werden. Bei Kindern, bei welchen diese Methode namentlich
gern geübt wird, soll man aber darauf achten, daß bei plötzlichen
Körperbewegungen nicht etwa das Thermometer zerbricht. Eine
dritte Methode, die namentlich von denjenigen Patienten angewandt wird, die den Tag über angekleidet umhergehen, ist diejenige,
mit eigens dazu bestimmten Thermometern die Temperatur in
der Mundhöhle zu bestimmen. Diese letzteren Instrumente sind besonders genau gearbeitet, geben schon nach wenigen Minuten die
Mundtemperatur an, so daß sie nur 2—3 Minuten unter der Zunge
zu halten sind. Die Temperaturbestimmung soll täglich zweimal
erfolgen, morgens um 8 und nachmittags zwischen 5 und 6 Uhr.
Aber wie für die Pulsbestimmung, so kann sich auch für jene die
häufigere Beobachtung nothwendig erweisen; zunächst schon immer
dann, wenn die Pflegerin mit aufgelegter Hand eine große Veränderung, sei es als Erhitzung oder Abkühlung, an der Haut
fühlt, oder wenn der Patient eine solche angiebt, oder wenn

der Patient über Kälteschauer, Frösteln oder Frieren oder über großes Hitzgefühl klagt. Der Patient, der eben noch ganz ruhig im Bette gelegen und sich wohl und behaglich gefühlt hat, kann plötzlich von einem Frost befallen werden, daß der ganze Körper und das Bett, in dem er liegt, geschüttelt wird. Er kauert wie ein Frierender sich zusammen, sein Gesicht wird eckig und spitz, fahl, blaßblau — ein Zustand, den man im Allgemeinen als Schüttelfrost bezeichnet. Hier muß die Temperatur gemessen werden, und es ist gut, jedenfalls nach Verlauf einer Stunde die Messung zu wiederholen.

Die Temperatur eines gesunden Menschen schwankt um 37° C., sie ist nach den Mahlzeiten höher als vorher; sie ist gegen Abend um 0,2—0,3° höher als gegen Morgen und in der Nacht zwischen 2 und 5 am niedrigsten. Diese Temperatur-verhältnisse ändern sich nun nach den verschiedensten Richtungen; sie können steigen bis 42° und fallen bis 35°. Bei Temparaturen von 37,5 bis 38° spricht man von erhöhten, darüber bis 39,5° von Fieber und darüber hinaus von sehr hohen Fiebertempe-raturen; andererseits nennt man Temperaturen zwischen 37 und 36° unternormal und spricht bei denjenigen, die noch tiefer sinken, von Verfall-(Collaps-)Temperaturen. Diese Bezeich-nungen sind nicht immer in ganz derselben Weise zu gebrauchen, denn je nach dem Verlauf der Krankheit und nach dem Stand der Kräfte des Patienten wird z. B. ein Verfall selbst bei weniger niedrigen Temperaturen zu befürchten, oder das Fieber schon bei weniger hohen Temperaturen als bedenklich hoch zu bezeichnen sein. Hat doch fast jede Krankheit ihren charakteristi-schen Fieberverlauf. Bei der Temperaturbestimmung erscheint es sehr nothwendig, sich in Form von sogenannten Temperaturkurven Aufzeichnungen zu machen (s. S. 115), da schon das Bild einer sol-chen Kurve leicht den Arzt zur Erkenntniß der Krankheit führen kann. Statt in die Temperaturkurven, können die Temperatur-angaben auch in die täglichen Notizen eingefügt werden. Jedenfalls ist es wichtig, daß sie aufgeschrieben werden, da man bisweilen genau wissen muß, wie die Temperatur einige Tage vorher zur selben Zeit war. Häufigere Messungen als zweimal täglich außer bei Veranlassungen, wie sie oben geschildert sind, hat die Pflegerin nur auf Anordnung des Arztes vorzunehmen. Zu den be-

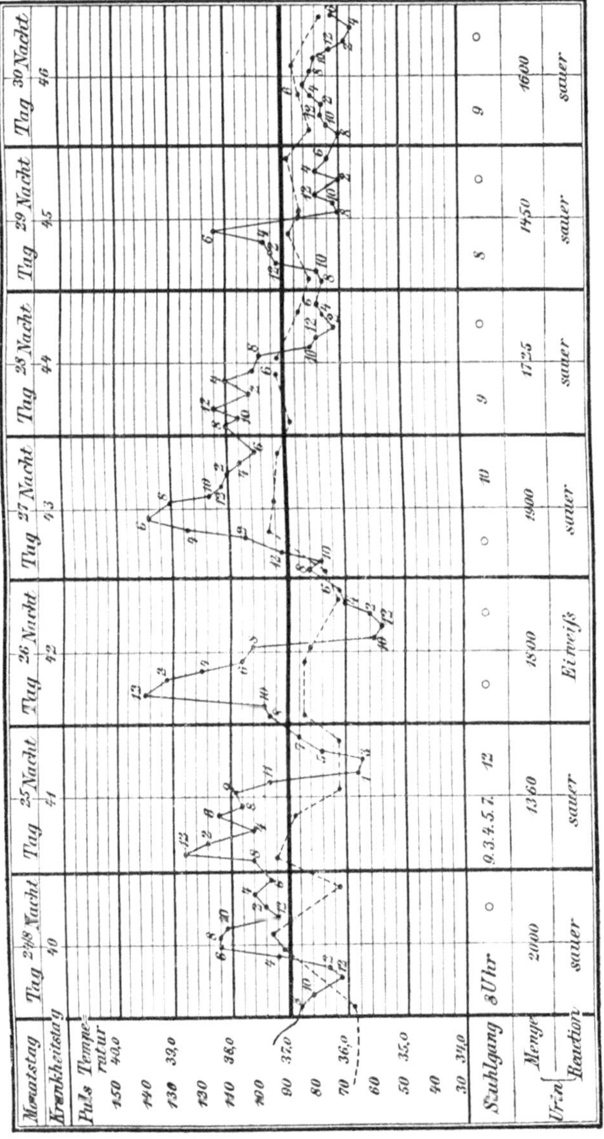

Abb. 12.
Kurven-Tabelle.

sondere Beachtung verdienenden Momenten bei der Temperatur=
bestimmung gehört schließlich noch dasjenige, daß bei hoher
Temperatur die Pulsfrequenz sehr niedrig ist oder umgekehrt.
Es markirt sich dies, wenn Kurven von Pulsfrequenz und
Temperaturen gezeichnet sind, durch eine Kreuzung der beiden
Linien, welche im Allgemeinen ziemlich parallel nebeneinander
verlaufen.

Der **Nervenapparat** ist nach verschiedenen Richtungen zu
beobachten. Hier handelt es sich zunächst um die Thätig=
keit der Sinnesorgane. Während die Pflegerin mit dem
Patienten spricht, muß sie bemerken, ob der Patient ihre
Stimme überhaupt in gewöhnlicher Stärke hört, oder ob dies
mit einem Ohr leichter als mit dem anderen geschieht, und
auf welchem Ohr die normale Hörfähigkeit sich geändert hat.
An den Augen kann sich schon äußerlich eine Veränderung be=
merklich machen: ein Schielen oder ein starrer Blick. Die
gewandte Pflegerin wird es eher als der Patient selbst be=
merken, daß das Sehvermögen bei dem letzteren auf einem
Auge ganz geschwunden ist, wenn sie z. B. sieht, daß er das
Herannahen von Personen von einer Seite gar nicht wahr=
nimmt, daß er Gegenstände, die auf dieser Seite stehen, über=
haupt nicht sieht.

Die Pflegerin hat auch leicht Gelegenheit, sich zu überzeugen,
wie es mit dem Geruchssinn, mit dem Geschmack des Patien=
ten steht, wenn sie z. B. wahrnimmt, daß dieser einen auffallend
schlechten Geruch nicht bemerkt, daß er entweder gewisse Ge=
schmackseigenthümlichkeiten einzelner Speisen ganz übersieht oder
behauptet, daß die verschiedensten Speisen allesammt einen be=
stimmten, z. B. einen metallischen Geschmack hätten. — Die
Veränderungen und krankhaften Abweichungen im Nervenapparat
liegen dann weiter auf dem Gebiete des Denkens, des Fühlens
und Empfindens (des Tastsinnes) und der Bewegung.

Veränderungen im Denken sind nicht schwer festzustellen.
Die Unklarheit des Denkens zeigt sich in verschiedenen Formen,
indem der Patient Ort, Zeit, Personen verwechselt, oder indem er
sich von einer fixen Idee nicht losmachen kann. Er kann sich
dabei in beständiger Aufregung befinden, widerspenstig sein
oder umgekehrt völlig theilnahmslos daliegen. Er kann sich

in dem Zustande völliger Benommenheit befinden, Nahrung verweigern oder wenigstens nicht verlangen, und Stuhl- und Urin-
entleerungen entweder nicht melden oder nicht merken. Es kann
sich alles dies mit einem hochgradig fieberhaften Zustande
vereinigen, kurze Zeit anhalten und dann völlig verschwinden
oder ohne Fieber plötzlich entstehen und in einen dauernden,
nach langer Zeit erst sich bessernden oder in einen unheilbaren
Zustand übergehen. Die Pflegerin wird gut thun, sich besonders bei diesen Erscheinungen derjenigen Dinge zu erinnern,
nach denen die geistige Veränderung eingetreten ist. Wenn bei
irgend einer Gelegenheit es nothwendig erscheint, ruhig und gewissenhaft zu beobachten, so ist es hier der Fall, da durch Unruhe und Uebertreibung, ebenso wie durch Leichtsinn und Uebersehen sehr leicht schwerwiegende Folgen eintreten können. Hier
gilt es, Krankheit mit Unart nicht zu verwechseln,
nicht für Eigensinn und Böswilligkeit zu erklären, was durch
Krankheit bedingt ist.

Bei völliger geistiger Klarheit können nun aber auch
noch andere krankhafte Veränderungen im Gebiete des Nerven-
apparates eintreten: der Patient verliert die Fähigkeit, Berührung selbst empfindlich schmerzhafter Art zu bemerken,
er hat das Gefühl von Taubheit in den Händen oder
Füßen, ein pelziges Gefühl, als wären ihm die Glieder eingeschlafen. Wenn er sich an diese Stellen stößt, so empfindet er
es nicht, er merkt nicht, wo die betreffende Hand oder der Fuß
liegt, wenn er es nicht sieht. Solche Zustände stellen sich gewöhnlich plötzlich ein, und der Patient wird sich erst sehr spät
derselben bewußt. Die Pflegerin wird dies viel früher bemerken
können und müssen. Es muß ihr auffallen, daß eine Stelle auf
der Haut, am Arm, am Bein, im Gesicht, äußeren Einwirkungen
gegenüber, die man sonst unangenehm empfindet, ganz theilnahmslos bleibt. Gewöhnlich ist hierbei auch eine Veränderung
in der Beweglichkeit beim Kranken eingetreten. Wie der Stumme
meist nur deßwegen stumm ist, weil er taub ist, weil er nicht
hört, daß Andere mit ihm sprechen und wie Andere sprechen,
so ist sehr häufig der Patient, der unangenehme Eindrücke
nicht abwehrt, der das Bein nicht wegzieht, wenn es gedrückt
wird, meist nicht so sehr empfindungslos, wie er gelähmt ist, d. h.

er hat das Vermögen verloren, sein Bein zu bewegen und kann es nicht fortziehen. In den meisten Fällen freilich ist Empfindungslosigkeit und Verlust der Fähigkeit zu bewegen mit einander verbunden. — Die Empfindung kann sich übrigens auch in entgegengesetzter Weise gestört zeigen, indem dem Patienten die leiseste Berührung der Haut, da, wo sie sonst gar nicht empfindlich ist, die heftigsten Schmerzen erzeugt. Ebenso kann auch die Bewegungsfähigkeit sich derart verändert zeigen, daß, wenn der Patient nur das Bein z. B. anheben will, sich sofort die heftigsten Zuckungen einstellen, deren er Minuten lang gar nicht Herr werden kann, ein Zustand, den wir mit Krampf bezeichnen, der auch sehr häufig eintritt, ohne daß der Patient eine Bewegung beabsichtigt. Bei Krämpfen werden wir dann wieder zu unterscheiden haben, ob es sich um Zuckungen oder Starrkrampf handelt. Während die ersteren in der oben beschriebenen Form als dauernde heftige Bewegungen sich äußern, sehen wir bei den letzteren die angegriffenen Muskeln aufs heftigste zusammengezogen, wie es nur bei den größten Anstrengungen sonst der Fall ist. Diese verschiedenen Formen der Krämpfe können bei geistig klaren Patienten auftreten, sind aber in gewissen Krankheiten auch mit völliger Bewußtlosigkeit verbunden (Epilepsie); sie können den ganzen Körper durchbeben und anderseits sich nur auf die Muskeln eines Armes, eines Beines, einer Gesichtshälfte, eines Auges beziehen; sie können sich in der Form eines leisen Durchzitterns und der allerheftigsten Bewegung äußern. Ebenso wie die großen Muskeln der Beine, der Arme davon ergriffen werden können, können es auch ganz kleine, z. B. im Rachen, im Augenlide, an der Blase 2c.

Krampf und Lähmung sind Erscheinungen, die entstehen, wenn der Kranke die Herrschaft über seine Muskeln verloren hat. Aeußere Anzeichen für die Lähmung sind unter Anderm: das schief verzogene Gesicht, die Unfähigkeit, das Auge zu schließen oder das geschlossene zu öffnen, Schielen, stotterndes Sprechen (Unfähigkeit, die Zunge und die Lippen zu bewegen), mangelhaftes Schlucken, Erscheinungen, die anfangs leicht auftreten und sich erst allmählich entwickeln, deren rechtzeitige Beobachtung aber von großer Bedeutung ist.

Noch ein Wort über **den Schmerz**. Wir haben keinen

Maaßstab, die Stärke desselben bei anderen zu beurtheilen. Ebenso wie wir selbst zu verschiedenen Zeiten mehr oder weniger im Stande sind, denselben Schmerz in derselben Weise zu ertragen, wie wir denselben Schmerz, den wir gestern leicht schilderten, heut als kaum erträglich darstellen unter dem Einfluß veränderter Stimmung oder veränderten Kräftezustandes in Folge von Anstrengung, ebenso und noch viel größer sind die Schwankungen in der Gefühlsäußerung der Kranken. Es kommt hierbei sehr viel auf den Charakter und die Erziehung der Betreffenden an. Wir sprechen von harten und weichen Naturen, von verweichlichten und abgehärteten, von willens= starken und willensschwachen Menschen, und danach werden wir uns gewöhnen müssen, die Schmerzensäußerungen zu schätzen und zu würdigen. Zunächst soll man jedem Menschen, der Schmerzen äußert, auch Glauben schenken; man soll sich dann bemühen, seine Ausdrucksweise, seine Empfindlichkeit, seinen Charakter kennen zu lernen und dann und zwar erst nachdem man seine eigene augenblickliche Stimmung genau zu kontrolliren sich bemüht hat, wird man den Schmerz richtig zu beurtheilen im Stande sein. Wie leichtfertig ist oft das Urtheil gefällt, daß dieser oder jener Mensch seine Schmerzen übertreibt, oder sich gar verstellt — wie schwer zu bedauern ist es, wenn sich später die Richtigkeit dieser Angaben des Patienten begründen läßt — welch harte Vorwürfe muß sich dann die Pflegerin machen, wenn sie sich sagen muß, daß sie dem armen, unglücklichen Leidenden nicht allein durch mangelndes Mitleid, sondern, was noch viel schlimmer ist, durch mangelhafte Pflege seine Leiden nicht gemildert, sondern sogar noch vergrößert hat. Es ist dies vielleicht der schwierigste Punkt der Krankenpflege: von der richtigen Beobachtung des Kranken in seinen Gefühlsäußerungen ist bisweilen der ganze Heilplan abhängig, und das Maaß für Schmerzen ist nicht durch Thermometer oder Pulszählen und andere äußere Zeichen zu erkennen, das liegt nur im eigenen Charakter der Pflegerin, in ihrem Taktgefühl. An anderer Stelle ist bereits darauf hin= gewiesen, daß Sentimentalität gerade so verkehrt ist, wie die oft beliebte kühle Ruhe, die unter dem Namen Kaltblütigkeit eine ganz falsche Bezeichnung findet, deren wahrer Name ge= wöhnlich Herzlosigkeit und Rohheit ist.

Der Krankenbesuch. Es ist an verschiedenen Stellen bereits darauf hingewiesen worden, daß die Krankenpflege nicht allein die körperliche, sondern auch die geistige Beschaffenheit der Patienten zu berücksichtigen hat. Gerade in letzterem Falle werden wir oft schwerwiegende Anhaltspunkte zur Erklärung sonst nicht zu deutender körperlicher Symptome finden. So beobachten wir bei einem Patienten, der an einer völlig fieberlosen Erkrankung, einer zufällig zugezogenen Verletzung leidet, die gewöhnlich anstandslos heilt, eine starke Erregung, Schlaflosigkeit und weitere eigentlich gar nicht hierher gehörige Beschwerden. Wenn wir nach den Ursachen dieser Erscheinung forschen, so erfahren wir, daß die durch die Krankheit gestörten Dispositionen, die jeder denkende Mensch ja doch gewöhnlich auf Tage, Wochen und Monate hinaus, ja bisweilen sogar auf längere Zeit zu treffen pflegt, das Gemüth des Kranken beschweren, ihm den Schlaf, den Appetit rauben und so den Krankheitsverlauf beeinträchtigen. Eine verständige Krankenpflegerin wird dergleichen Einflüsse wohl zu würdigen wissen und sich bemühen, theilweise durch Eingehen und Beruhigen dieselben zu mildern, theilweise durch Zerstreuungen, soweit diese gestattet sind, den Kranken abzulenken. Es ist dies keine leichte, aber eine sehr lohnende Thätigkeit. So schwer sie ist, so läßt sie sich doch ausführen, solange die Pflegerin mit dem Kranken allein ist, namentlich wenn sie auf ihn einen gewissen Einfluß gewonnen hat. Schwieriger, bisweilen fast unausführbar wird dieses Bestreben dann, wenn Besuche zum Kranken zugelassen werden, wenn der Verkehr mit der Außenwelt, wenn auch nur im Krankenzimmer, gestattet wird oder wenigstens nicht mehr verboten werden kann. Es liegt auf der Hand, daß alle Kranken, selbst wenn sie auch schon in der Rekonvalescenz sind, doch durch ihre allgemeine Schwäche speziell in ihrem Nervensystem sehr reizbar sind, und es ist daher auch einzusehen, wie sich in diesen Patienten ganz eigenthümliche Empfindungen, sogar ein gewisser Widerwille gegen Personen entwickelt, mit denen sie in gesunden Tagen doch in lebhaftem, wenn nicht gar nahem Verkehr stehen. Dieser Widerwille ist bisweilen vollkommen unverständlich, bezieht er sich doch sogar oft auf Eltern und Geschwister und noch dazu in Fällen, wo ein warmes, inniges Familienverhältniß besteht. Ich kann mir nur denken, daß der Kranke durch diese Personen an seine zerstörten oder auch nur augenblicklich erschwerten Pläne erinnert wird, und daß dadurch ein Gefühl der Angst und damit verbunden eine gewisse Abwehrempfindung sich bei ihm einstellt. Besuche von solchen Personen, die aus innigster Theilnahme gerade am meisten zum Kranken sich hingezogen fühlen, sind dann sehr schwer fernzuhalten, und doch wird es Aufgabe der Pflegerin sein, in taktvoller Weise hier zu Gunsten ihres Pfleglings ein=zuschreiten.

In denjenigen Fällen, wo die Ansteckungsgefahr die abso=lute Isolirung des Kranken erheischt, z. B. bei Diphtherie, Scharlach 2c., hat die Pflegerin einen sehr schweren Stand, die besorgte Mutter, die für sich keine Gefahren fürchtet, vom Krankenbett des Kindes fernzuhalten. Es ist hier aber nicht allein (bei voller Anerkennung des großen Aufgebots von Muth und Selbstverleugnung) aus Rücksicht auf die Möglichkeit der Verschleppung des Ansteckungsstoffes auf Andere solcher Besuch fernzuhalten, sondern noch vielmehr aus Rücksicht auf den Kranken selbst. Mit Mühe und Noth ist es der Pflegerin ge=lungen, dem Kinde, dem sie als Fremde gegenübertritt, so viel Vertrauen einzuflößen, daß es sich allmählich über die noth=wendige Trennung von der Mutter beruhigt, da sollte in dem Kranken der Schmerz der Trennung wieder wachgerufen werden, indem man die Mutter, die doch wieder fortgehen muß, den Zutritt an das Krankenbett gestattet? Sagen uns doch sogar verständige Erwachsene, daß sie aus Rücksicht auf diese Trennung lieber die Freude des kurzen Wiedersehens sich versagen.

Noch eine dritte Reihe von Besuchen giebt es, solche nämlich, die trotz des besten Willens, dem Patienten wohlzu=thun, doch nicht den richtigen Stoff für die Unterhaltung finden können. Sie quälen den Patienten, indem sie alle die ihnen bekannten „ähnlichen" Fälle erzählen, wodurch sie dem eben erst Genesenden die schweren Stunden seiner Krankheit noch einmal vor die Seele führen, und setzen dann womöglich noch hinzu, daß freilich jene anderen alle gestorben sind. Es wäre nicht zu ver=wundern, wenn bei solcher Unterhaltung der Rekonvalescent einen Rückfall bekäme, von deſſen Ausgang ſich vielleicht dann dasſelbe erzählen ließe.

Ich möchte auch nicht unterlaſſen, auf jene Beſuche aufmerkſam zu machen, welche die ihnen im Intereſſe des Patienten zugemeſſene Zeit glauben überſchreiten zu dürfen, weil ſie nicht einſehen oder auch nur ahnen, wie jede weitere Minute dieſer ſogenannten Zerſtreuung die ſchwachen Nerven des Kranken überreizt und überanſtrengt.

Schließlich muß auch noch ganz beſonders jener für den Kranken ſo überaus gefährlichen Beſucher gedacht werden, die den Zutritt zum Kranken glauben dazu benutzen zu dürfen, dem Patienten heimlich zuzuſtecken, was ihm zu genießen der Arzt, wenn auch ſehr ungern, doch nach reiflicher Ueberlegung verſagen mußte. Wer die ungeheuerlichen Ausſchreitungen in dieſer Beziehung kennen lernen will, der braucht nur nach einer Beſuchsſtunde im Krankenhauſe die Schubläden der Patienten zu unterſuchen. Ein Stillleben eigenſter Art wird ſich ihm dann bieten. Hier liegt Chocolade in einem Papier eingehüllt gemeinſam mit einem Stückchen Käſe und Salzhering, eine Apfelſine liegt in unmittelbarer Nachbarſchaft eines Stückchens ſaftigen Schweinebraten eng zuſammengedrückt, damit es dem wachſamen Auge der Pflegerin möglichſt entgehe. Und einer von dieſen Leckerbiſſen (!) allein genügt ſchon, den kaum geretteten Patienten in ſchwere Krankheit zurückzuwerfen.

Die richtige Auswahl der Beſuche, eine taktvolle Einſchränkung ſowohl in Bezug auf die Perſonen, wie auf den Unterhaltungsſtoff, wie auf die Dauer des Beſuches kann dem Patienten ſehr zuträglich ſein, ihm manche ſchwere Stunde erleichtern und zu einer ſchnelleren Geneſung führen, wie andererſeits ein Verſehen in dieſer Beziehung ſchwere nachtheilige Folgen haben kann.

Wenn auch von dem Arzt zunächſt es abhängig ſein muß, ob dem Patienten Beſuche geſtattet werden können, ſo iſt die vorher erwähnte Berückſichtigung der einzelnen Beſuche faſt ganz und gar der Pflegerin anheimgegeben, die ſich der großen Bedeutung derſelben wohl bewußt ſein ſoll.

6. Der Krankenbericht.

Der Krankenbericht besteht aus der genauen Wiedergabe der in der Zeit von der letzten bis zur gegenwärtigen Visite von der Pflegerin beobachteten Ereignisse. Der Bericht soll kurz, wahr, sachlich sein. Hat sich die Pflegerin die Bezeichnungen angeeignet, die sie gelehrt worden ist, dann bedarf es nur dieser, um den Bericht mit kurzen Worten verständlich für den Arzt zu geben. Im Laufe der Zeit haben sich diese Bezeichnungen allmählich eingebürgert, weil sie am deutlichsten sind, und deßhalb soll sie auch die Pflegerin gebrauchen, sie hat dann nicht nöthig, weitschweifige Erklärungen zu geben, die doch nicht den Nagel auf den Kopf treffen. Der Bericht soll wahr sein: an den verschiedensten Stellen habe ich schon darauf aufmerksam gemacht, wie schwer es an und für sich ist, richtig zu beobachten; wenn dabei nun doch noch ab und zu, ungewollt und unverschuldet, Unrichtigkeiten unterlaufen, so ist das schon sehr zu beklagen, aber doch nicht zu ändern; wenn dazu aber noch absichtliche Täuschungen durch die Pflegerin kommen, so kann ein solcher Bericht die Todesursache für den Patienten werden. Wenn die Pflegerin vergessen hat, sich den Stuhlgang anzusehen, die Urinmenge zu bestimmen, die Temperatur zu messen, und sie gesteht es ein, nun, so ist das eine Vergeßlichkeit, mit der man rechnen kann und muß. Wenn sie aber dieses Vergessen nicht merken lassen will und statt dessen falsche Berichte giebt, so täuscht sie den Arzt, und nur sie allein hat die schweren Folgen einer solchen Täuschung zu tragen. Der Bericht soll endlich sachlich sein, d. h. die Pflegerin hat nur zu berichten, was sie wirklich beobachtet hat; sie hat Vermuthungen und Folgerungen nicht auszusprechen. Sie hat zu berichten, was sich ereignet hat, wie sie die Anordnungen ausgeführt hat. Jedes weitere Wort ist unpassend und kann ihr nur Unzuträglichkeiten und Unannehmlichkeiten bereiten. Wie in ihrer ganzen Thätigkeit die peinlichste Ordnung herrschen soll, so soll auch bei dem Bericht in den Angaben eine gewisse Reihenfolge innegehalten werden. Mit dem Merkzettel in der Hand, der ihre Notizen enthält, wird sie genau den zeitlichen Verlauf der Krankheit beschreiben können, sie wird dadurch das beste Bild geben können und nicht verworren berichten über Dinge, von denen sie ihrer Idee nach einen Zusammenhang vermuthet, die aber, wie sich schon ihrer zeitlichen Reihenfolge nach ergiebt, gar nichts mit einander zu thun haben. — Ein Bericht, der mit den Worten beginnt, oder wohl gar nur aus den Worten besteht „es geht schlecht," „es geht normal", ist gar kein Bericht. Wenn auf die Frage: „Wie hat der Patient geschlafen, wie war der Stuhlgang," wie leider so häufig die Antwort erfolgt: „Der Patient ist ja nicht an der Luft gewesen, er hat ja seit 3 Tagen nichts gegessen," so ist daraus gar nichts zu entnehmen. Der Bericht braucht weder in Gegenwart des Kranken verlangt, noch gegeben zu werden; er enthält bisweilen so vieles, was der Patient gar nicht zu wissen nöthig hat, ja was er gar nicht wissen darf. Aus Schonung für den Kranken wird die Pflegerin Gelegenheit nehmen, dem Arzt, bevor er an das Krankenbett tritt, entweder im Vorzimmer, oder mit so leiser Stimme, daß der Patient gar nichts davon merkt, ihre Meldungen zu machen. Ja, aus Schonung für den Kranken wird es ihr sogar erlaubt sein, manche Frage am Krankenbett zu Gunsten des Kranken — wenn auch nicht der Wahrheit gemäß — zu beantworten, wenn sie gleich darauf unter vier Augen dem Arzt die Nothlüge eingesteht. Hat die Pflegerin ihren Bericht beendet, so ist es ihr überlassen, ihren Merkzettel zu vernichten oder bis zum Ende der Krankheit aufzubewahren. Beim Verlassen des Patienten thut sie jedenfalls gut, die gesammten Notizen zu vernichten.

Als Beispiel für einen solchen Merkzettel diene folgender, welcher aus der Pflege eines Typhuskranken herstammt.

5. Januar 1895.

Vorm. 9. Temp. 37.8, Puls 110, weich, regelmäßig.

$9^1/_2$. $^1/_8$ Liter Bouillon. 1 Eßlöffel Wein.

10. 1 Löffel Arznei.

11. $^1/_8$ Liter Milch.

Mittags 12. Temp. 38.6.

$^1/_8$ Liter Milch, 1 Eßlöffel Wein.

$12^1/_2$. 1 Löffel Arznei.

1. ¹/₈ Liter Bouillon.
2. ¹/₈ Liter Milch, 1 Eßlöffel Wein.
2¹/₂. 1 Löffel Arznei.
Nachm. 3. Temp. 38.9. Eisblase auf den Kopf gelegt.
3¹/₂. 1 Eßlöffel Wein.
4. Nachdem Patient eine halbe Stunde geschlafen, ¹/₈ Liter Milch mit einem Eßlöffel Kognak darin.
4¹/₂. 1 Löffel Arznei.
5. ¹/₈ Liter Milch, Patient hat ca. 20 Min. geschlafen.
Abends 6. Temp. 39.8, Puls 120, voll, ziemlich hart, regelmäßig. — Da Patient seit letzter Nacht 11 Uhr keinen Urin gelassen, wird er katheterisirt. — 1 Eßlöffel Wein.
6¹/₂. 1 Löffel Arznei.
7. ¹/₈ Liter Bouillon, 1 Eßlöffel Wein.
8. ¹/₈ Liter Milch. Die Nachtwache kommt zur Ablösung.
8¹/₂. 1 Löffel Arznei.
9. Temp. 40.0, Puls 128, regelmäßig, voll.
Abends 9¹/₂. ¹/₈ Liter Milch, Patient ist unruhig, spricht fortwährend, ist aber nicht zu verstehen.
11. ¹/₈ Liter Milch, 1 Eßlöffel Wein.
Nachts 12. Temp. 36.9, Puls 136, klein, kaum zu fühlen. Kalte Füße. Sehr große Unruhe seit einer Stunde. Unwillkürliche Stuhlentleerung von fast ¹/₂ Nachtgeschirr voll flüssigen Blutes mit wässerigem Koth gemischt. Arzt gerufen.
12¹/₂. 1 Pulver. Wärmflasche an die Füße. Eisblase auf den Leib gelegt. 3 Eßlöffel eiskalte Milch.
3. Temp. 36.8, Puls 140, klein, fadenförmig. Als Getränk: schwacher, kalter, bitterer Thee. Häufiges Aufstoßen. Große Unruhe. 1 Pulver. 1 Eßlöffel Wein.
4. Stuhl wie um 12. Arzt macht Aetherinjektion.
Früh 6. Temp. 36.2, Puls 140, klein, schwach fühlbar. 46 Athemzüge. Leib stark aufgetrieben. Häufiges Aufstoßen. Große Unruhe. Patient will durchaus aus dem Bett.
1 Pulver. Eismilch eßlöffelweise, ebenso kalter Thee.

Früh 7. Patient hat $^1/_2$ Stunde ruhiger, träumend verbracht. Eismilch und Thee. In 24 Stunden ca. 1 Liter Milch, $^3/_8$ Liter Bouillon und 75 Gramm Wein inkl. Kognak. Ablösung der Nachtwache.

7. Die Kleidung der Pflegerin.

Dieser Abschnitt der allgemeinen Krankenpflege kann nicht als beendet angesehen werden, ohne daß noch der Kleidung, die die Pflegerin tragen soll, Erwähnung geschehen ist. Diese soll, wenn irgend möglich, aus Waschkleidern bestehen. Zu bevorzugen werden immer helle Farben sein, da, wie nicht genug hervorgehoben werden kann, in Allem die größte Sauberkeit herrschen muß und bei hellen Stoffen am ehesten ein Fleck sich bemerklich macht. Außerdem ist auch nicht zu unterschätzen, daß ein helles Kleid freundlicher auf den Patienten wirkt, als ein solches in dunkeln, an Trauer erinnernden Farben. Ersatz für ein solches Kleid bieten die jetzt fast allgemein üblichen großen, weißen Schürzen, die fast das ganze Kleid bedecken. Abgesehen von der Farbe, ist auch die Machart wichtig. Die Kleider sollen bequem sitzen und der Bewegung des Körpers volle Freiheit gestatten. Außerdem sollen sie möglichst glatt sein, damit die Trägerin nirgends hängen bleibt und durch Falten und Bäusche nichts mit sich fortreißt. Stecknadeln dürfen unter keiner Bedingung zum Feststecken oder zu einem anderen Zwecke verwandt werden, da solche Nadeln, wenn sie in das Bett oder in die Kleidung des Patienten fallen, dem letzteren gefährlich werden können. Statt der Stecknadeln verwende man Sicherheitsnadeln.

Da die Pflegerin in nächste Berührung mit dem Patienten kommt, soll sie auch darauf achten, daß ihr Haar glatt anliegt, und wenn solches von Natur allzu kraus ist, soll sie ein Häubchen tragen. Sie wird sich dadurch vor Ansteckung, Verunreinigung ꝛc. sichern und den Patienten durch ihr loses Haar nicht geniren. — Die Fußbekleidung soll eine leichte sein, damit der Patient nicht durch lautes Auftreten gestört oder erschreckt wird; sie soll ferner bequem sein, damit die Pflegerin in ihrer Bewegung nicht beeinträchtigt wird.

C. Krankenbehandlung.

1. Ausführung ärztlicher Anordnungen.

Die Krankenbehandlung ist Sache des Arztes; d. h. soweit sie erdacht sein soll, kann sie nur vom Arzt erdacht und ersonnen, angegeben und bestimmt werden. Die Ausführung kann nicht immer durch die Hand des Arztes geschehen; der Arzt wird sie vertrauensvoll der Pflegerin überlassen können, wenn diese sich stets ihrer hohen Verantwortung dabei bewußt ist. Es ist ganz falsch, wenn man glaubt, hierzu gehöre nur Liebe und Hingebung zu dem Kranken; hierzu gehört eine genaue, oft langwierige Ausbildung, hierzu gehört es gerade, sich Handgriffe und Fertigkeiten mit vieler Mühe und Anstrengung anzueignen, hierzu gehört, die Anordnungen des Arztes zu verstehen, mit Ruhe und Besonnenheit zu hören und zu handeln.

Unter Arznei im weiteren Sinne versteht man jedes Mittel, welches zur Heilung des kranken Körpers angewandt wird: sowohl Lösungen, die nur tropfenweise eingenommen werden dürfen, als auch Vollbäder, Einreibungen, sowie Turnübungen. Arznei im engeren Sinne ist ein vom Arzt verschriebenes und in der Apotheke bereitetes Heilmittel. Mit diesen letzteren haben wir uns zuerst zu beschäftigen.

a. Darreichung innerlich aufzunehmender Mittel.

Die Darreichung innerlich aufzunehmender Mittel vollzieht sich in der Form von **Mixturen** oder **Lösungen** in Löffeln oder Meßgläsern. Ein Eßlöffel enthält gewöhnlich 15 Gramm, ein Kinderlöffel 10 und ein Theelöffel 5 Gramm. Da nun die Löffel doch nicht immer von derselben Größe sind, auch häufig, weil sie nur schwer bis an den Rand gefüllt und gereicht werden können, ihr Inhalt leicht verschüttet wird, so bedient man sich lieber der Meßgläser. Es sind dies entweder becherartige Ge-

fäße (s. Abb. 13) oder Schnabeltassen, in welchen die den betreffenden Löffeln entsprechenden Mengen durch Marken angezeigt sind.
Hierbei wird immer dasselbe Maaß gereicht werden können, ohne
Gefahr, etwas zu verschütten. Die Verordnung kann auch derartig
lauten, daß nur eine bestimmte Anzahl Tropfen gegeben werden
soll. Da dieses tropfenweise Abträufeln aus einer gewöhnlichen
Flasche nicht gerade leicht ist, und es auf einen Tropfen mehr
oder weniger dabei bisweilen recht sehr ankommen kann, so ist
es gut, sich sogenannter Tropfflaschen
(Abb. 14) oder Tropfgläser zu bedienen, die
eine genaue Eintheilung sehr erleichtern.

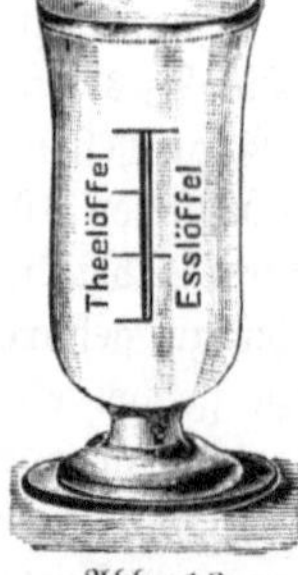

Abb. 13.
Meßglas für Eßlöffel und Theelöffel.

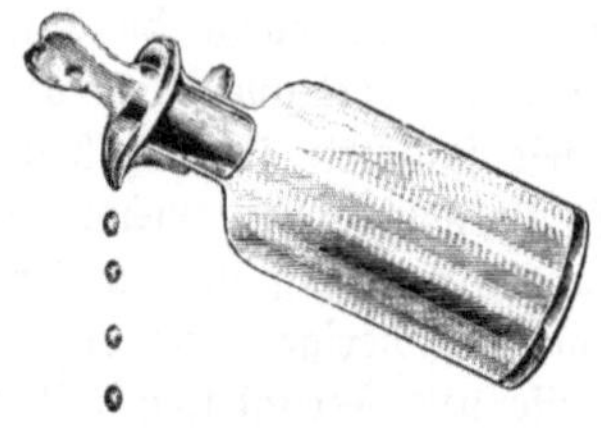

Abb. 14.
Tropfflasche.

Die Zeit der Darreichung solcher Arzneien ist stets genau vorgeschrieben und muß auch pünktlich erfolgen. Die dazu gebrauchten Gefäße, Gläser, Tassen oder Löffel müssen sofort gereinigt und ebenso vor dem Gebrauch gründlich abgespült
werden. Es ist keine schöne Sitte, diese Gefäße in einem Glase
Wasser aufzubewahren, sie nach dem Gebrauch dort hineinzustecken
und sie aus dem Wasser heraus, gleich in Gebrauch zu nehmen.
Es ist gar nicht zu verhüten, daß dieses Wasser schon durch
das lange Stehen, noch mehr aber dadurch, daß der Löffel
wiederholt darin abgespült worden ist, unrein wird. Die Pflegerin
soll sich ferner genau nach der Vorschrift richten, wie lange
vor oder nach einer Mahlzeit und ob auch in der Nacht
die Arznei zu reichen ist.

Da die Arzneien nur gar zu selten wohlschmeckend sein
können, so hat es sich vielfach eingebürgert, nach der Arznei,
um den schlechten Geschmack derselben zu tilgen, etwas nach-
zunehmen, oder Tropfen mit Wasser zu verdünnen. Es

ist dies eine sehr nachtheilige Sitte; denn wenn der Arzt eine Arznei in flüssiger Form verschrieben hat, so ist das thatsächlich wirksame Mittel schon gelöst, es wird dadurch schon in einer sehr starken Verdünnung verabreicht; wenn nun diese Tropfen oder der Eßlöffel voll noch weiter durch Zusatz von Wasser verdünnt wird, so wird ihre Wirkung ganz bedeutend abgeschwächt. Es ist doch nicht dasselbe, ob Jemand einen Theelöffel Kognak nimmt, oder ob er sich diesen in einem Glas Wasser verdünnt, und selbst wenn er das letztere mit einem Zuge hinuntertrinkt, oder wenn er gleich nach dem Theelöffel Kognak das Glas Wasser hinterher nimmt. Die Arzneien müssen genau nach der Vorschrift des Arztes gegeben werden; um den schlechten Geschmack wegzubringen, der sich bisweilen gar zu lange im Munde bemerklich macht, wird es genügen, mit einem guten Mundwasser nachspülen zu lassen. Welche Fehler werden aber gerade in dieser Beziehung begangen. Einem Patienten z. B., dem jedes aufregende Getränk streng untersagt ist, wird ein Löffel Rizinusöl verordnet; um den schlechten Geschmack dieses Arzneimittels zu verdecken, läßt man ihn Kognak oder schwarzen Kaffee oder Weißbier nachtrinken und übersieht dabei ganz und gar, daß diese Getränke, wie schwarzer Kaffee und Weißbier, für den Patienten sehr schädlich sind. Für diese so übelschmeckenden Arzneien hat man aber, um ihre Widerlichkeit zu verdecken, in Kapseln, wie wir sie fertig in den Apotheken vorräthig finden, ein ganz unschädliches Mittel.

Handelt es sich darum, Arzneien noch besonders zu verdünnen, so sorgt der Arzt schon von selbst dafür, indem er z. B. anordnet, daß eine bestimmte Anzahl Tropfen in einer halben Tasse Haferschleim oder ein Eßlöffel voll Arznei in einer halben Tasse Milch genommen wird. Schließlich kann es sich noch um Arzneien handeln, die durch chemische Beschaffenheit oder durch ihre hohe Temperatur sehr leicht die Zähne angreifen können, dann wird man sich eines Glasröhrchens bedienen, mit welchem man die verordnete Flüssigkeit gleich hinter die Zähne ansaugt.

Eine andere Form der Darreichung für innere Arzneimittel sind **Pulver**. Dieselben sind entweder leicht löslich oder schwer- resp. unlöslich. Im ersteren Falle sind sie in einer bestimmten Menge Wasser zu lösen und können leicht genommen werden. Bei der unlöslichen Form hat man erst lange umzurühren, wozu man sich am besten eines Glasstabes bedient, und dann die Mischung schnell zu trinken. Geschieht dies langsam, so hat das nicht gelöste Pulver Zeit, im Wasser wieder zu Boden zu fallen oder an der Wand des Glases haften zu bleiben, und erst nach mehrfachem Nachspülen, d. h. mit anderen Worten, in einer viel stärkeren Verdünnung, gelangt es in den Magen des Patienten. Für die Pulver letzterer Art oder für sehr widerlich schmeckende Pulver empfiehlt es sich, sie in Oblaten oder in kleinen Kapseln zu geben. Bei unlöslichen Pulvern, deren Geschmack nicht auf allzu großes Widerstreben beim Patienten stößt, kann man auch die Form wählen, daß man dem Patienten das Pulver auf die Zunge schüttet und ihn die bestimmte Quantität Wasser nachtrinken läßt. Eine besondere Art Pulver sind die Brausepulver. Hierbei handelt es sich bald um eins, bald um zwei zusammengehörige Pulver. Im letzteren Falle tritt das Brausen erst ein, wenn zu dem im Wasser bereits gelösten ersten Pulver das zweite hinzugesetzt wird. Diese Pulver sind im Zustande des Brausens schnell hinunterzutrinken, nicht etwa nachdem sie abgebraust resp. abgestanden sind.

Die dritte Form ist die von **Pillen, Tabletten, Pastillen.** Hier ist die Arznei in fester zusammenhängender Form, und außer bei den Pastillen ist es gut, die Arznei in dieser Form direkt in den Magen zu befördern. Die Pillen und Tabletten sind so klein, daß sie bequem ganz verschluckt werden können. Man stößt aber bisweilen auf große Ungeschicklichkeit in dieser Beziehung bei den Patienten, sie wälzen die Pillen oder Tabletten wie Bonbons im Munde umher, fangen schließlich an, sie zu kauen und haben dann gerade die Unannehmlichkeiten des schlechten Geschmackes, die man ihnen doch gern ersparen wollte. Solche Patienten nehmen ganz leicht und bequem große Bissen, aber die kleinen Pillen verstehen sie nicht zu schlucken. Man giebt ihnen dann die Pille in einer Semmelkrume oder in einer Backpflaume und wie einen großen Bissen befördern sie mit einem Male nun Pille und Umhüllung derselben in den Magen. Auch mit einem Schluck Wasser kann man sie ihre Pille hinunterspülen lassen. Pastillen sind Arzneien, ebenfalls in fester Form dargestellt, aber gewöhnlich so, daß sie wie Bonbons im

Munde durch den Speichel aufgelöst und dann geschluckt werden können, oder in Wasser oder Milch gelöst, genommen werden.

Eine namentlich bei Kindern, sonst im Allgemeinen nur noch wenig beliebte Form, ist die von **Lattwergen** oder **Muß**. Es ist dies eine dickbreiige, fast feste Form, die nur für kleine oder große Leckermäuler bestimmt ist. Es handelt sich hierbei nicht um Arzneien, deren Menge sehr genau berechnet werden muß, sondern nur darum, in möglichst angenehmer Weise eine Arznei dem Körper einzuverleiben. Aehnlich sind auch die modernen sogenannten Tamarinden-Konserven.

Eine andere Form für die Anwendung von Mitteln, deren Wirkung nicht allzu sehr von Maaß und Gewicht abhängt, sind dann die verschiedenen **Thees**. Gewöhnlich handelt es sich hierbei um aromatische Kräuter, die in einer nur annähernd bestimmten Menge (eine Prise!) aufgebrüht, d. h. mit kochendem Wasser übergossen werden und deren Aufguß man dann $^{1}/_{4}$—$^{1}/_{2}$ Stunde „ziehen" läßt, um sie dem Kranken als heißen, oder je nach Verordnung, als kalten Thee zu verabreichen.

Die letzte Form, in welcher Arzneien innerlich verabreicht werden können, ist dann die der „**Brunnen**". Es ist das ein Quellwasser von einer Beschaffenheit, die in Bezug auf gewisse chemische Bestandtheile sehr von derjenigen des gewöhnlichen Trinkwassers abweicht. Brunnen werden entweder an der Quelle selbst, oder auch am Wohnort des Patienten, oder hier auch in künstlicher Darstellung getrunken. Mit diesem Gebrauch des Brunnens ist gewöhnlich aber eine andere Kur verbunden, die in einer bestimmten Diät, was Essen, Trinken und körperliche Bewegung anlangt, besteht.

b. Die äußerliche Anwendung von Mitteln.

Die Formen der äußerlich anzuwendenden Mittel sind sehr verschieden, je nachdem es sich um die Haut oder die Schleimhaut handelt, die als Weg zur Einführung der Arznei dienen soll. Ebenso ist auch die Art der Anwendung verschieden, ob das Heilmittel leicht oder schwer eindringt, ob es auf die oberflächlich oder tiefer gelegenen Organe, z. B. die Schleimhaut im Munde oder in der Luftröhre oder im Darm wirken

soll, ob das Heilmittel in flüssiger oder nur in fester Form an=
gewandt werden kann.

Einreibungen können in fester oder in flüssiger Form ver=
ordnet sein. Bei der festen Form handelt es sich um Salben.
Unter Salben versteht man eine Mischung eines Arzneimittels
mit Fett, Wachs, Kakaobutter, Seife. Der Apotheker verab=
reicht sie in weißen Porzellan= oder grauen Thonkruken, auch
in kleinen Flaschen mit weitem Halse oder in Holzschachteln
oder auch in kleinen abgetheilten Päckchen in Staniol oder ein=
fach in gefettetem Papier, damit sie nicht in dasselbe einziehen.
Die Salben können auch bereits aufgestrichen auf Leinwand,
Leder, Seide oder einen anderen Stoff verabreicht werden.
Die ärztliche Verordnung kann sich dann weiter darauf be=
ziehen, daß die Salbe eingerieben, aufgelegt oder eingeführt
wird. Um vom letzten zuerst zu sprechen, so werden Salben
eingeführt als Kugeln, je nach der Verordnung, z. B. als
Kugeln in die Scheide, oder in der Form von Wachsstreich-
hölzern (Bougies) in die Harnröhre, in die Nase, oder in
der Form von Patronen oder Räucherkerzen unter dem Namen
Zäpfchen (Suppositorien) in den After. Bei allen diesen
Anwendungen ist darauf zu achten, daß die Salbe in der be=
treffenden Form auch wirklich dahin gelangt, wohin sie ver=
ordnet ist und dort so lange liegen bleibt, bis sie geschmolzen
ist, was bei der Temperatur der genannten Körperhöhlen in
ziemlich kurzer Zeit erfolgt. Um diesen Zweck sicher zu er=
reichen, wird sehr oft die Verordnung gegeben, die Salbe mit
einem sogenannten Salbenträger einzuführen. Diese letzteren
sind meist röhrenförmige Instrumente, in welchen die Salbe
sich befindet. Wenn diese Instrumente in die betreffende Körper=
höhle eingeführt sind, so wird durch einen Stempel (Mandrin) die
Salbe herausgestoßen. Die Salbe bleibt dann liegen und das
Rohr wird entfernt. Oder die Salbe wird auf ein dünnes
Rohr (einen Katheter oder Bougie) oder eine Sonde aufgestrichen,
und diese wird dann in die Körperhöhle oder den Kanal ein=
geführt. Nach einer gewissen Zeit hat sich die Salbe aufgelöst,
dringt in die Schleimhaut ein, und wenn dann der Salben=
träger zurückgezogen wird, so ist keine Spur von der Salbe
mehr an ihm zu entdecken. Als Salbenträger können auch

Wattebäusche (Tampons) dienen, die mit Salbe bestrichen in Körperhöhlen (Nase, After, Scheide) eingebracht, dort liegen bleiben, bis die Salbe aufgesogen ist und dann wieder entfernt werden. Zur Erleichterung der Entfernung hat man an diese Wattenbäusche einen Faden zu befestigen, der aus der betreffenden Körperhöhle hervorragt und an welchem man nach der bestimmten Zeit den Tampon wieder herausziehen kann.

Die Salbe wird aufgelegt in Form von Pflastern, welche, wie bereits erwähnt, fertig aus der Apotheke bezogen werden können, oder im Hause nach Vorschrift zu streichen sind. Bei einem Pflaster hat man die Stelle zu beachten, an welche es gelegt werden, wie groß es sein, wie dick gestrichen und wie lange es liegen bleiben soll. Es ist gut, wenn die Pflegerin mit einem Blaustift sich die Stelle am Körper des Patienten vom Arzt bezeichnen läßt, oder sich dessen Vorschrift genau notirt. Die Größe der Pflaster und ihre Form ist sehr schwankend, man spricht von runden, eckigen u. s. w., von der Größe eines Markstückes, eines silbernen Fünfmarkstückes u. s. w. Es giebt Pflaster, bei welchen die Salbe messerschneiden-, messerrücken- dick, so dünn wie ein Schleier, 2—3 Millimeter dick aufgestrichen werden soll. Dabei ist, wie schon oben erwähnt, auch der Stoff zu beachten, auf den die Salbe aufgestrichen werden soll. Man thut auch gut, diesen Stoff nicht bis an den Rand zu bestreichen, sondern einen, entsprechend der Größe des Pflasters, mehr oder weniger großen freien Saum zu lassen. Die Dauer, wie lange ein Pflaster zu liegen hat, ist sehr verschieden, das eine soll liegen, bis es abfällt, das andere, bis es die Haut ge- röthet, bis es eine Blase gezogen, oder es soll alle Tage zweimal erneuert werden ꝛc. Schließlich kann man auf Schwierigkeiten stoßen beim Auflegen, insofern man dabei der Vorschrift, daß der Patient nie auf einer Falte liegen soll, nicht gerecht werden kann, da die Hautstelle selbst, wo das Pflaster hingelegt werden soll, so uneben ist, so viele Höhlen und Falten hat, daß das Pflaster, glatt darauf gelegt, entweder Falten machen muß oder die auf dem Pflaster liegende Salbe nicht in die Falten eindringt. Im ersten Falle thut man gut, das Pflaster ähnlich wie ein Johanniter- kreuz zuzuschneiden, d. h. man schneidet keilförmige Stücke vom Rande aus, oder man macht vom Rande gegen die Mitte Einschnitte (in beiden Fällen legt sich das Pflaster dann bequem über die unebenen, kugeligen Körperstellen) oder man wählt als Stoff, worauf die Salbe gestrichen wird, Gaze, die sich in die Falten leicht hineinfügt und bedeckt die Gaze noch mit einer Watteschicht. Legt man über ein solches Pflaster noch eine Binde, so liegt es fest und drückt auch sicherlich nicht.

Die aufgelegten Pflaster haben verschiedene Zwecke zu erfüllen und verdienen danach eine verschiedene Behandlung der Pflegerin; sie können einfach zur Bedeckung einer Hautstelle verwandt werden, z. B. beim Decubitus (Durchliegen) oder bei Wunden anderer Art. Hier dienen sie dazu, die Wunde mit einer sogenannten Heilsalbe in Berührung zu bringen und außerdem, sie vor äußeren Schädlichkeiten zu schützen. Der Decubitus, der so häufig bei Patienten entsteht, die Urin und Stuhlgang unwillkürlich entleeren, heilt bisweilen schon, wenn den betreffenden Hautstellen durch ein gut deckendes Pflaster vor jenen Schädlichkeiten Schutz gewährt wird.

Die Pflaster dienen auch dazu, um durch gewisse Mittel einen Reiz auf die Haut auszuüben, z. B. das Senfpflaster. Letzteres kauft man fertig präparirt in der Apotheke und hat nur nöthig, es mit warmem Wasser stark anzufeuchten und auf die vom Arzt angegebene Stelle zu legen. Man kann sich das Senfpflaster aber auch selbst bereiten, indem man Senfmehl mit lauwarmem Wasser anrührt und diesen Brei auf Leinwand 2—3 Millimeter dick aufträgt. Derartige Pflaster bleiben so lange liegen, bis die Haut, die von ihnen bedeckt wird, stark geröthet ist und der Patient das Gefühl heftigen Brennens bekommt. Man nimmt dann das Pflaster ab und reinigt die Hautstelle, damit nicht durch zurückgebliebene Salben oder Pflasterreste die Haut noch weiter gereizt wird.

Eine andere Art Pflaster, das sogenannte Blasenpflaster, besteht aus einer Salbe, welche in kurzer Zeit Blasen auf der Haut zieht. Selbstverständlich hat ein solches Pflaster kaum die Größe eines Thalers, häufig ist es viel kleiner. Am gebräuchlichsten sind in dieser Art die Spanischen Fliegenpflaster. Auch diese werden genau auf die vom Arzt vorgeschriebene Stelle gelegt und bleiben liegen, bis sich die Oberhaut blasenförmig abhebt. Je nach der Verordnung des Arztes ist dann

das Pflaster zu entfernen und wird mit der Entfernung des=
selben die Blasenhaut abgezogen, oder die Blase wird geöffnet und
unter dem Pflaster entleert. Dann wird vorsichtig das letztere
abgenommen und nun ein Schutzpflaster über die Blase gelegt.

Die letzte Art Pflaster sind die Heftpflaster: mit gut
klebender Salbenmasse bestrichene Leinwand, die in lange,
schmale Streifen geschnitten, meist nur dazu dient, andere Ver=
bandstücke an der Haut zu befestigen. Wie man sich hüten soll,
dieses Pflaster auf frische Wunden zu legen, so soll man es
auch nicht auf behaarte Hautstellen bringen, da die Haare so
fest ankleben, daß man sie beim Abnehmen des Pflasters mit
herausziehen oder stark daran reißen müßte, was beides sehr
heftige Schmerzen verursacht. Man wird daher solche Haut=
stellen zuerst rasiren und das Pflaster am besten mit warmem
Wasser erst zu erweichen suchen, bevor man es abnimmt. Beim
Ankleben thut man gut, das Pflaster über der Flamme oder am
Ofen etwas anzuwärmen, da es dann leichter haftet. Man
erwärme es nicht durch Anhauchen oder durch Anwärmen in
der Hand, weil bei beiden Arten durch Speichel oder Schweiß An=
steckungsstoffe auf den Patienten übertragen werden können. Man
unterscheidet dann noch amerikanisches und englisches Heftpflaster.
Das amerikanische klebt am festesten an und ist durch Wasser
nicht löslich, daher wohl am empfehlenswerthesten. Das eng=
lische ist Taffet mit einer Lösung von Hausenblase überzogen.
Das Pflaster wird mit warmem Wasser (nicht mit der Zunge)
auf der bestrichenen Seite stark angefeuchtet und klebt dann
recht gut. Wenn man Kollodium darüber pinselt, ist es auch
sicher vor der Einwirkung des Wassers. Immerhin benutzt man
es nur auf kleinen Wunden im Gesicht oder an den Händen,
da es im Preise theuer ist und an anderen Körperstellen sehr gut
durch das billigere Heftpflaster ersetzt werden kann. Sein Vor=
zug besteht einzig und allein darin, daß der Taffet fleischfarbig ist
und es dadurch sich von der umgebenden Haut nicht sehr abhebt.

Zum Einreiben wird die Salbe eigentlich am meisten ge=
nommen. Die Hautstelle, die behandelt werden soll, muß vorher
gewaschen und gereinigt, eventuell auch rasirt sein. Ebenso muß die
Hand der Pflegerin sauber und rein sein; sie darf keinerlei Ver=
letzung haben, und zur Schonung des Kranken wird es gut sein,

wenn die Hand der Pflegerin auch nicht gar zu hart, sondern im
Gegentheil möglichst weich ist.   Statt der Hand kann man auch
Wattebäusche oder Flanelllappen gebrauchen oder weiche Hand-
schuhe anziehen.   Das wird immer nothwendig sein, wenn es sich
darum handelt, Salben in die Haut zu reiben, die für den gesunden Menschen schädliche Stoffe enthalten, z. B. Quecksilber
in der sogen. grauen Salbe. Damit die in die Haut verriebene
Salbe auch nicht abgewischt oder durch Kleidungsstücke aufgesogen wird, oder die Kleidungsstücke gar zu sehr beschmutzt,
thut man gut, diese Körperstellen mit Watte oder mit sonstigen
Stoffen, Leinwand, ja selbst Fließpapier wird dazu empfohlen,
zu bedecken und zu verbinden. Die Menge der anzuwendenden
Salbe ist vom Arzte genau vorgeschrieben und zwar in der Apotheke dem Rezept entsprechend abgewogen oder bei weniger gefährlichen Mitteln derartig bestimmt, daß so viel wie eine Bohne,
wie eine Erbse 2c. genommen werden soll.

Zu Einreibungen in flüssiger Form werden spirituöse
oder ölige Flüssigkeiten gewählt. Neben dem Ort ist hier auch
die Menge der zu verreibenden Flüssigkeit genau zu bestimmen.
Man gießt sich dieselbe dann gleich in die Hohlhand oder auf die
zu behandelnde Körperstelle des Patienten und verreibt sie entweder mit der flachen Hand oder mit vier Fingern in streichenden
oder knetenden Bewegungen. Man kann auch hier statt der
bloßen Hand sich der behandschuhten, oder eines Flanells
oder Watte bedienen. Immerhin soll man beim Einreiben
darauf achten, daß Salben auf entzündete, schmerzhafte Hautstellen nur vorsichtig mit leichter Hand gestrichen werden dürfen.
Hier kann allzu gut gemeintes Reiben nicht allein höchst
schmerzhaft, sondern auch geradezu schädlich für den Patienten
werden. Es wird schließlich auch von der Anordnung des
Arztes abhängig sein, wie oft eingerieben werden soll. Eine
besondere Art des Reibens, die sogen. Massage, soll in Folgendem noch besonders besprochen werden.

Bei der **Massage** handelt es sich um eine ganz bestimmte
Fertigkeit, die in ihrer Ausführung auch besonders gelernt sein
will. Es sollen dabei gewisse Körpertheile gerieben, gestrichen,
geknetet oder geklopft werden. Welche Theile diesem Verfahren
unterworfen werden sollen, zu welcher Zeit und wie massirt

werden soll, kann nur der Arzt angeben. Die gewissenhafte
Pflegerin soll sich hüten, auf eine Stufe mit der von Alters
her berüchtigten Streichfrau sich stellen zu lassen, es ist das
ein mehr als zweifelhafter Ruhm, und wenn sie wirklich wie diese
handelt, kann dabei sehr großes Unheil angerichtet werden. Wenn
zu irgend einem Verfahren große Uebung nothwendig ist, so
ist es bei der Massage. Hier gilt es vor Allem, nicht rohe
Gewalt anzuwenden, sondern sanft und mit Schonung sich der
erlernten und viel geübten Handgriffe zu bedienen. Darum
kann Massage nicht aus Büchern gelernt werden, aus diesen
kann man sich nur gewisse Vorschriften und Regeln aneignen, —
Massage muß praktisch geübt werden, und nur wer in beständiger
Uebung ist, darf sie ausführen. Es ist viel besser, zu bekennen,
daß man lange außer Uebung und deshalb der gestellten
Aufgabe nicht gewachsen ist, als aus falscher Scham eine solche
Behandlung zu übernehmen, die dann dem Kranken mehr Schaden
als Nutzen bringen kann.

Außer der Einreibung giebt es dann noch andere Formen
für die äußerliche Anwendung von Flüssigkeiten, die Ausspülung; dazu gehört die Eingießung, die Einspritzung, die Gur-
gelung, die Einträuflung — die Pinselung — die Zerstäu-
bung — die Einathmung.

Bei der **Ausspülung** handelt es sich darum, eine Flüssigkeit
mit Körperhöhlen in vorübergehende Berührung zu bringen.
Dabei ist nicht allein beabsichtigt, daß die Flüssigkeit im Körper
aufgenommen wird und dort bleibt, sondern auch daß sie kürzere
oder längere Zeit im Körper als Flüssigkeit wirkt und dann
wieder nach außen befördert wird.

Die Instrumente und Apparate, die man zu dieser Art
der Behandlung gebraucht, sind sehr verschieden an Größe und
Form, je nachdem die Höhlen beschaffen sind, für welche sie angewandt werden sollen. Im Allgemeinen unterscheidet man hierbei
Irrigatoren und Spritzen. Unter Irrigator (Abb. 15) versteht man einen Behälter, der mindestens 1 Liter Flüssigkeit
faßt, an welchem unten eine fingerdicke Abflußöffnung ist, an der
wiederum ein Gummischlauch von beliebiger Länge befestigt ist.
Man hat diese Behälter aus Blech, Porzellan und Glas. Entschieden
vorzuziehen ist das letztere Material, denn wenn es auch vor

dem Blech den Nachtheil der leichten Zerbrechlichkeit hat, so hat es doch vor Blech und Porzellan den sehr bedeutenden Vorzug, daß es die genaueste Kontrolle über seine eigene Sauber=

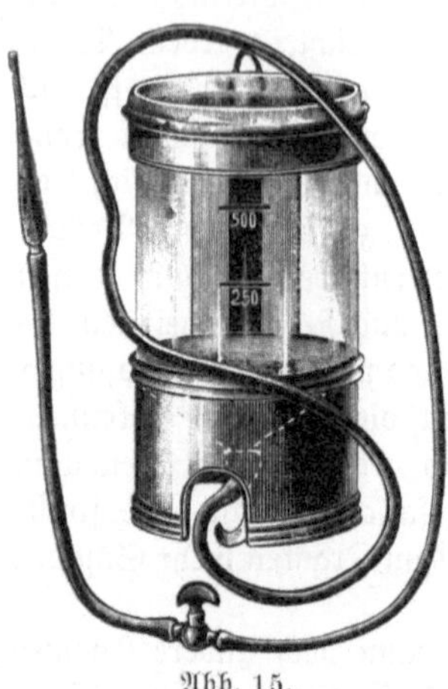

Abb. 15.
Irrigator.

keit und diejenige seines Inhalts gestattet und außerdem durch den Inhalt, der auf Blech z. B. chemisch wirken kann, nie angegriffen wird. Wenn man übrigens, wie dies jetzt allgemein ist, für diese Glas= irrigatoren ein korbartiges Gestell aus Blech hat, so wird mit den Vortheilen des Glases die Sicher= heit des Bleches verbunden. Solche Irrigatoren sind so eingerichtet, daß sie aufgehängt und aufgestellt werden können. In dem Schlauch, der am Irrigator befestigt ist, wird mit Vortheil ein Hahn in einiger Entfernung vom Irri= gator eingeschaltet, durch wel=
chen man den Wasserlauf reguliren kann. Kann man auf diese Weise die Menge bestimmen, welche in einer gewissen Zeit aus dem Irrigator auslaufen soll, so kann man bei diesem Instrument durch die Höhe, in welcher es gehalten wird, auch die Kraft bestimmen, mit welcher das Wasser in den Körper eindringen soll. Je höher das Instrument aufgehängt oder aufgestellt wird, desto größer ist die Kraft. Wo es sich um ein besonders vorsichtiges Eingießen handelt, wird man den Irri= gator nicht allzu hoch anbringen dürfen, immerhin muß er sich mindestens $^1/_2$ Meter höher, als seine Einlaufstelle liegt, be= finden. Die Ausspülungen werden beim Darm, beim Magen, bei der Nase, beim Ohr, bei der Scheide und bei der Blase angewandt. Je nach den verschiedenen Höhlen handelt es sich namentlich um verschiedene Ansatzstücke. Bei Ausspülungen des Darmes ist stets ein sehr weiches, ca. 25 Centimeter langes Gummirohr anzuwenden. Dasselbe ist gut geölt, fast seiner ganzen Länge nach einzuführen.

Bei der Eingießung von großen Mengen, die sich bisweilen

auf sechs Liter und mehr belaufen können, wendet man gern einen Kunstgriff an. Wenn der Patient nämlich, bisweilen ganz plötzlich, angiebt, daß er weiteres Eingießen nicht mehr vertragen könne, dann darf man den Irrigator nicht gleich entfernen; man schließt nur den Hahn, oder wenn kein solcher vorhanden ist, so drückt man den Gummischlauch zusammen und gönnt dem Patienten Ruhe und Zeit zur Erholung. Nach einigen Minuten läßt man dann, ohne es dem Patienten mitzutheilen, die Flüssigkeit wieder einlaufen und wartet ab, bis der Patient wieder Einhalt gebietet oder das verordnete Maaß eingegossen ist. Auf diese Weise gelingt es, recht bedeutende Flüssigkeit in den Körper einzuführen. Die Menge kann so groß sein, daß der Irrigator mehrfach nachgefüllt werden muß. Dabei soll man aber den Irrigator nicht erst ganz leer laufen lassen und dann wieder füllen, es würde dann leicht Luft in die Einlaufsstelle hineingetrieben werden; man fülle ihn schon wieder an, bevor er ganz leer geworden ist. Namentlich hierbei kann man sich statt eines Irrigators auch eines großen Trichters (aus Blech oder Glas) bedienen, man muß dann nur die Flüssigkeitsmenge, die man aus einem gewöhnlichen Topf hineingießt, vorher genau bestimmen. Ueberhaupt ist es im Nothfall immer möglich, statt des Irrigators einen Trichter zu gebrauchen, der viel leichter in jedem Haushalt zu finden ist, der aber freilich ein häufiges Nachfüllen nöthig macht.

Wenn im Allgemeinen die Regel gilt, den Patienten so wenig als möglich zu bewegen, ja dies für einzelne Krankheiten (Bauchfellentzündung) geradezu Gesetz ist, so kann in dieser Beziehung bei großen Eingießungen in den Darm eine Ausnahme stattfinden, selbstverständlich aber nur nach Anordnung oder eingeholter Erlaubniß des Arztes. Dann kann es sich namentlich um zwei Lagen handeln. Der Patient wird mit erhöhtem Becken auf die linke Seite gelegt, oder er wird in die Knie-Ellenbogen-Lage (Abb. 16) gebracht, d. h. der Patient wird aufgefordert, im Bett zu knieen und den Oberkörper auf der Matratze mit den Ellenbogen zu stützen, so daß also die Afteröffnung gewissermaßen den höchsten Punkt des ganzen Körpers bildet. Die Flüssigkeit, die zur Ausspülung benutzt wird, muß vom Arzt bestimmt werden, ebenso wie die Menge und die Temperatur

derselben. Auch soll man sich genau bestimmen lassen, wie hoch
der Irrigator hängen soll, um nicht einen übermäßigen Druck
anzuwenden.

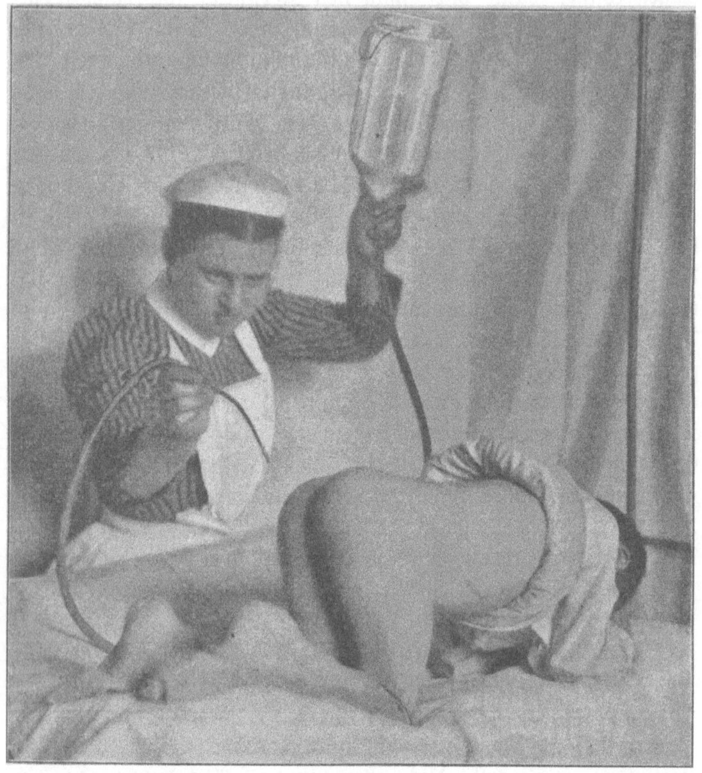

Abb. 16. Eingießung bei Knie-Ellenbogen-Lage.

Bei Ausspülung des Magens ist zunächst die Magensonde oder der Magenschlauch einzuführen. Wie die Pflegerin
sich nie erlauben wird, ohne Vorschrift des Arztes überhaupt diese
Prozedur vorzunehmen, so wird sie auch gut thun, die ersten Male
den Arzt selbst die Sonde oder den Schlauch einführen zu lassen.
Unter Sonde verstehen wir hier einen ca. $^1/_2$ Meter langen, ziemlich hartwandigen Gummischlauch, welcher an einem Ende geschlossen ist. Zwei kurz vor diesem Ende angebrachte seitliche Oeff-

nungen nennt man Fenster. Handelt es sich darum, die Sonde einzuführen, die gewöhnlich aus Guttapercha fabrizirt ist, so soll sie in
warmem Wasser erwärmt werden, damit sie weich und nachgiebig
wird. Außerdem soll sie aber noch mit reinem Speiseöl oder guter
Butter überzogen werden. Es muß ferner darauf geachtet werden,
daß die Magensonde einen völlig unverletzten Lacküberzug hat,
der auch nicht einmal Risse oder Sprünge haben darf; namentlich ist hierbei der Rand der seitlichen Oeffnungen, der Fenster,
genau zu beobachten. Der Patient liegt oder sitzt mit hinten-
übergebeugtem Kopf; die Pflegerin legt zwei Finger ihrer linken
Hand auf die Zunge des Patienten, drückt sie kräftig nach
unten und vorn und steckt dann mit der rechten Hand die Sonde
dem Patienten in den Mund, so zwar, daß diese zwischen den
zwei Fingern der linken Hand nach hinten gleitet und bis an
die hintere Rachenwand geschoben wird. Während man nun
den Patienten wiederholt Schlingbewegungen machen läßt, stößt
man die Sonde mit leichtem Druck vorsichtig immer nach und
läßt sie ca. 40 Centimeter tief eindringen. Die Einführung
des Magenschlauches, die heutzutage die bei weitem beliebtere
ist, vollzieht sich viel leichter. Der Patient verschluckt diesen meist
ganz ohne Beschwerden und ohne jede Hilfe eines Dritten.
Ist Sonde oder Schlauch eingeführt, dann werden sie an dem
aus dem Munde hervorragenden Theile mit dem Schlauch des
Irrigators verbunden. Zur Ausspülung des Magens wird
außer dem Irrigator noch die Magenpumpe und der Trichter
angewandt. Der letztere findet am häufigsten Anwendung. Zur
Eingießung des betreffenden Spülwassers hält man ihn in bestimmter Höhe; ist der Magen gefüllt, d. h. läuft nichts mehr
hinein, dann senkt man den Trichter über einen vor dem
Patienten stehenden Eimer und läßt das Spülwasser wieder
aus dem Magen ablaufen. Zieht man die Schlundsonde oder
den Magenschlauch aus dem Magen wieder heraus, so schließt
man den Hahn am Irrigator-(Trichter-)Schlauch oder quetscht
den Schlauch zusammen. Es kann dann der Inhalt der Sonde
nicht in den Mund oder in die Luftröhre, während er an ihnen
vorbei- und durchpassirt, ablaufen. Die Magenpumpe ist ein theures
und komplizirtes Instrument, das nur selten angewandt wird.
Bei Nasenausspülungen benutze man ein fingerlanges

gerades Glasrohr, das am Gummischlauch des Irrigators befestigt in die Nase eingeführt werden soll. Daß man dieses
zuerst am Irrigatorschlauch befestige, ist deßhalb nothwendig,
weil es, wenn dies nachträglich geschieht, durch die damit verbundenen nothwendigen Bewegungen in der Nase verletzen
oder am Ende gar selbst abgebrochen werden könnte. Die
Einführung in die Nase hat in der Weise zu geschehen, daß
man das Glasrohr, das beiläufig nicht stärker als eine Feder-
pose sein soll, möglichst horizontal hält und nicht, wie dies
häufig geschieht, in der Richtung nach oben in die Nase schiebt.
Indem man die knorplige Nasenspitze mit der linken Hand leicht
nach oben hebt, führt man mit leichten, drehenden Handbewe-
gungen das Rohr neben der Nasenscheidewand auf dem Boden der
Nase möglichst tief nach hinten, ca. 4—5 Centimeter weit. Man läßt
darauf den Patienten den Mund öffnen und „hü" sagen, hält
den Irrigator nicht höher als höchstens 30 Centimeter über
den Kopf des Patienten und läßt die Flüssigkeit während der
Einathmung einlaufen. Man unterbricht dann wieder durch
Zudrücken des Schlauches den Flüssigkeitsstrom auf die Dauer
der Ausathmung und wiederholt dieses Verfahren fünf bis sechs
Mal. Man achte darauf, daß die Glasröhren am Ausfluß glatt
und nicht etwa eingebrochen oder scharf sind. Statt des Glas-
rohres kann man sich eines weichen Gummiansatzstückes oder
eines gewöhnlichen Gummischlauches bedienen, der aber freilich
auch nicht weiter als das erwähnte Glasrohr sein darf. Es
bedarf wohl nicht der Erwähnung, daß diese Ausspülung, wenn
etwa die Flüssigkeit in die Luftröhre gekommen ist und Husten
erzeugt hat, sofort unterbrochen werden muß, daß auch, falls
der Patient über Ohrenschmerzen klagt, die Nasenausspülungen
aufgegeben werden müssen, ein Zwischenfall, von welchem man
baldigst dem Arzt berichten soll. Man achte ferner darauf,
daß jedes Ansatzstück, das in die Nase eingeführt wird, die betreffende Nasenhöhle nicht ganz ausfülle, daß die Flüssigkeit Platz
hat, neben dem Rohre auch noch abzufließen, und wähle zur
Einführung überhaupt zunächst immer das weitere Nasenloch.
Gewöhnlich läuft die Flüssigkeit durch das freie Nasenloch, bisweilen auch durch den Mund wieder ab. Will man die Flüssigkeit mit der ganzen Schleimhaut der Nasenhälfte in Berührung

bringen, in welche das Rohr eingeführt ist, so zieht man, während die Flüssigkeit durchläuft, das Rohr langsam heraus. Während der Ausspülung ist ein Gefäß unter den Mund zu halten, in welches die Spülflüssigkeit abfließen kann.

Bei Ausspülungen der Scheide besteht das Ansatzstück aus einem in einem stumpfen Winkel gebogenen Glasrohr von höchstens Kleinfingerweite, das am Ende kolbenartig verdickt ist und hier wie an den Seiten mehrere kleine Oeffnungen hat. Das Ansatzstück, das am Irrigatorschlauch befestigt ist, wird bei der liegenden oder sitzenden Patientin unter Führung des Fingers eingeführt. Sitzt die Patientin, so ist vorher ein Stechbecken zum Auffangen der Flüssigkeit unterzuschieben, wie auch die äußeren Weichtheile, die Schamlippen und die unteren Flächen der Oberschenkel durch aufgelegte Kompressen zu schützen sind, wenn es sich z. B. um sehr heiße Ausspülungen handelt. Die Scheide und der in dieselbe hineinragende Theil der Gebärmutter verträgt nämlich viel größere Hitze als die äußere Haut. Ist die Patientin außerhalb des Bettes, so kann sie die Ausspülung sich selbst machen, indem sie auf dem Bidet oder über einem Eimer sitzend sich den Irrigatoransatz einführt, den Hahn öffnet und nun die nöthige Menge Flüssigkeit durchlaufen läßt.

Es kann sich schließlich noch um Ausspülungen der Blase handeln. Wenn im Vorangegangenen, bei der Nase und bei der Scheide, schon immer das Ansatzstück aus Glas empfohlen war und zwar hauptsächlich aus Reinlichkeitsrücksichten, indem man nämlich bei Glasröhren die Reinheit des Rohres wie des Inhalts am besten erkennen kann, so wird bei der Ausspülung der Blase des Weibes ein Glasansatzstück durchaus nothwendig sein. Bei dieser Prozedur kommt es außerordentlich auf Sauberkeit an: ein Infektionsstoff, und das sind ja gewöhnlich mikroskopische Körper, kann hier allzu leicht beigebracht werden und zu den schwersten Erkrankungen führen. Die Ansatzstücke, von welchen hier die Rede ist, sind die sogenannten weiblichen Katheter: Glasröhren von Federposen-Dicke, von ca. 15 Centimeter Länge, an einem Ende leicht abgebogen. An diesem Ende, das durch die Harnröhre in die Blase eingeführt wird, ist namentlich darauf zu achten, daß die Ränder glatt, und da hier auch häufig ein seitliches Fenster angebracht ist, auch die Ränder dieses Fensters sorgfältig geglättet sind. Bevor der Katheter „eingelegt" wird, ist er auszukochen, hat sich die Pflegerin aufs sorgfältigste die Hände zu reinigen und „aseptisch" zu erhalten, und dann wird der Katheter in die Harnröhre direkt eingeschoben. — Die Geschlechtsteile sollen vorher gründlich gereinigt sein und der Katheterismus ist nicht im Dunkeln unter der Bettdecke, sondern bei voller Beleuchtung vorzunehmen, damit die Harnröhrenmündung sofort gefunden wird und der Katheter nicht erst aus den Falten jener Gegend, in die er sich leicht verfängt, Ansteckungsstoff aufnimmt. Ist die Blase, nachdem Katheter und Irrigatorschlauch in Verbindung gesetzt worden, mit der Ausspülungsflüssigkeit angefüllt, dann löst man jene Verbindung wieder und läßt die Flüssigkeit aus der Blase durch den Katheter abfließen. Nachdem dieses Verfahren so oft wie vorgeschrieben wiederholt worden ist, entfernt man den Katheter, indem man sein äußeres Ende mit dem Finger verschließt, um die Flüssigkeit, die etwa noch in ihm vorhanden ist, nicht eher ausfließen zu lassen, bis er aus der Harnröhre entfernt ist. Bei Blasenausspülungen ist sorgfältig darauf zu achten, daß möglichst wenig Luft mit in die Blase hineingetrieben wird.

Eine andere Art der Ausspülung, ja sehr häufig mit dieser verwechselt, ist die Einspritzung. Hier handelt es sich darum, die dem Körper zugeführte Flüssigkeit auch im Körper zu halten, entweder so lange, bis sie dort in die Körpersäfte aufgenommen ist, oder bis sie dort bestimmte Wirkungen hervorgerufen hat. Einspritzungen letzterer Art sind die sogenannten Lavements oder Klystiere; zu ersterer Art gehören die Einspritzungen unter die Haut.

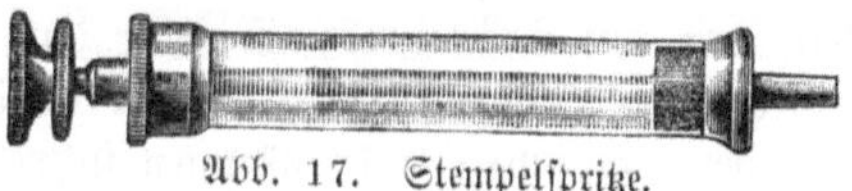

Abb. 17. Stempelspritze.

Die dazu gehörigen Instrumente sind entweder Stempel=spritzen, Ballonspritzen, Klysopompe oder die schon vorher genannten Irrigatoren. Bei den Stempelspritzen (Abb. 17) unter=scheidet man solche, die ganz aus Metall oder ganz aus Hartgummi

und solche, deren Röhrentheile aus Glas, die anderen Theile
aber aus Metall oder Hartgummi hergestellt sind. Bei den
Klystieren, bei welchen man abführende, stopfende und er-
nährende trennen muß, werden demnach auch sehr verschiedene
Arten von Instrumenten gebraucht. Zu den abführenden Klystieren
hat man früher ausschließlich die Klystierspritze, eine Stempelspritze,
angewandt. Ihre Zeit ist zum Segen der Kranken vorbei, ja es
wäre erwünscht, wenn ihre Anwendung überhaupt von der Obrigkeit verboten wäre. Zunächst gehört zur Klystierspritze das unheil-
volle, knöcherne Ansatzstück, das dem Patienten in den Darm eingeführt, bei einer plötzlichen Bewegung des Patienten seine Richtung
ändern und die Darmwand durchbohren und so zu sehr schweren
Verletzungen führen kann. Aber wenn man auch von diesem Ansatzstück absieht, so ist die Klystierspritze, die ganz aus Metall ge-
fertigt ist, dadurch, daß man ihren Inhalt nicht sehen kann
und daß der Druck des Stempels ganz von der Kraft der stoßenden Hand abhängig ist, so wenig empfehlenswerth, daß man ihre
Entfernung aus dem Gebrauch der Krankenpflege nicht betrauern,
sondern mit Freuden begrüßen muß. An ihre Stelle ist der Irrigator getreten, auch bisweilen das Klysopomp (Abb. 18). Das
letztere ist eine Spritze, die wie eine
Saug- und Druckpumpe arbeitet:
sie saugt aus einem in ihrem unteren Theil befindlichen Bassin die
einzuspritzende Flüssigkeit an und
drückt sie durch einen Schlauch mit
dem geeigneten Ansatzstück in den
Darm. Die Stempelbewegungen,
von welchen, da die Spritze an und
für sich klein ist, zu einer wirk-
samen Eingießung 10—15 nothwendig sind, führt der Patient
gewöhnlich selbst aus. Das Klyso-

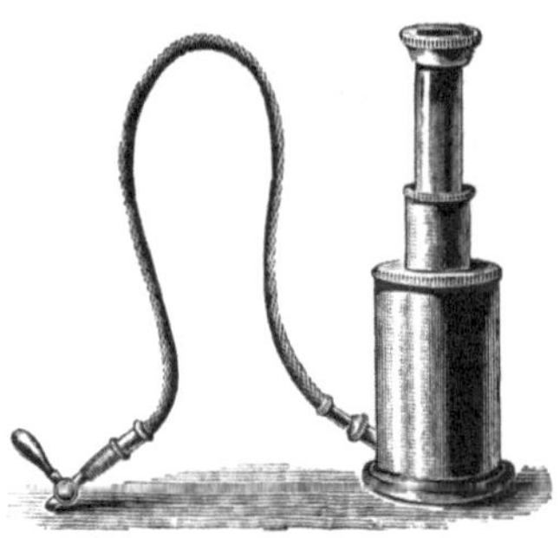

Abb. 18.
Klysopomp mit knöchernem Ansatzstück.

pomp ist ein ziemlich schwerfälliger Apparat mit Federn und Ven-
tilen und daher nicht besonders beliebt, um so weniger, da er durch
den Irrigator nach jeder Richtung leicht ersetzt werden kann. Auf
eine Schwierigkeit, die man bei den Klystieren und zwar bei allen
dazu empfohlenen Apparaten zu überwinden hat, soll besonders

aufmerksam gemacht werden, d. i. bei der Anwendung öliger oder fettiger Flüssigkeiten, wie sie bei abführenden und ernährenden Klystieren ja so häufig angewandt werden: die Reinigung. Das Oel oder Fett dringt in das Gummi derartig ein, daß die Schläuche sehr schwer zu reinigen sind; die Schläuche werden, wenn nicht sofort nach dem Oelklystier reichlich warmes Wasser durchgetrieben wird, so fettig, daß innerlich und äußerlich der Staub fest daran haften bleibt und eine Kruste bildet, die später kaum sich entfernen läßt.

Zum abführenden oder auch eröffnenden Klystier werden die verschiedensten Flüssigkeiten verwandt, verschieden in ihrer Art, Menge und Temperatur. Das einfachste Klystier für einen Erwachsenen ist eine Einspritzung von 300 Gramm lauwarmen Wassers, in welchem ein Theelöffel Kochsalz aufgelöst ist. Es ist gut, wenn der Patient schon vorher auf eine Gummiunterlage gelegt und das Stechbecken untergeschoben ist, da sehr häufig der Erfolg des Klystiers sich überraschend schnell einstellt. Namentlich ist dies aber der Fall bei der Anwendung stark wirkender Mittel. Es ist selbstverständlich, daß, wo es sich um derartige Mittel handelt, nur geringe Quantitäten eingespritzt werden können, bisweilen nur ein Theelöffel voll. Zu derartigen Einspritzungen ist aber der Irrigator unbrauchbar, da in dem großen Apparat die kleine Flüssigkeitsmenge sich geradezu verlieren würde. Hierzu verwendet man die sogenannten

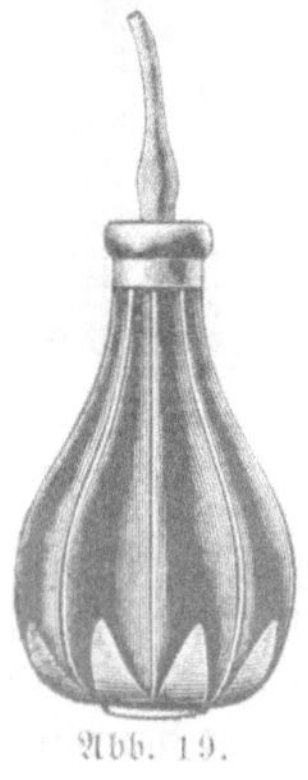
Abb. 19.
Ballonspritze.

kleinen Wundspritzen, die nur eben 20 oder höchstens 50 Gramm Flüssigkeit fassen. Auch an diese jedoch ist das weiche Gummiansatzstück anzufügen. Bei diesen kleinen Spritzen, die aus Glas angefertigt sind und deren Stempel ganz leicht geht, fallen die Unzuträglichkeiten der Klystierspritze fort.

Als stopfende Klystiere gelten diejenigen von Stärkelösung (ein Eßlöffel Stärke mit vier Eßlöffeln heißen Wassers verrührt und abgekühlt). Man verwendet dazu nicht gern mehr als 100 Kubikcentimeter, da sonst die Größe der Flüssigkeitsmenge abführend wirkt. Bei Einspritzungen so geringer Mengen Flüssigkeit, wie es bei den beiden letzten Arten der Fall war, verwendet man auch recht vortheilhaft die Ballonspritzen (s. Abb. 19). Auch an diese fügt man stets ein weiches Ansatzstück.

Die dritte Form sind die Nährklystiere. Diese werden angewandt, wenn die Ernährung auf dem gewöhnlichen Wege unmöglich ist. Es existiren für die Zubereitung derartiger Einspritzungen die mannigfachsten Vorschriften, so daß die Pflegerin gut thut, sich spezielle Anweisung auszubitten. Dem Nährklystier ist gewöhnlich ein solches zur Reinigung vorauszuschicken, und das erstere ist so klein als möglich zu bemessen, damit es nicht schnell entleert wird. Für die stopfenden und ernährenden Klystiere gilt überhaupt die Vorschrift, sie nur sehr langsam einzuspritzen und dem Patienten zuzureden, sie so lange als möglich bei sich zu behalten.

Bei allen Formen von Klystieren kann es nothwendig werden, auf Anordnung des Arztes auch noch besondere Arzneimittel zuzu=setzen, ja die Klystiere können an und für sich in der Apotheke be=reitet werden müssen, z. B. Höllensteinlösung. Hierbei wird die Pflegerin gut thun, sich zu vergewissern, wie die betreffenden Mittel auf die Wäsche wirken. Wenn die letztere, wie dies häufig der Fall ist, dadurch total verdorben wird, wenn auch nur eine Wenigkeit der Lösung auf sie kommt, wie es z. B. gerade beim Höllenstein der Fall ist, so legt die Pflegerin vorsichtiger Weise einen kleinen Bausch Watte unter die Afteröffnung zur Aufsaugung der etwa abfließenden Tropfen der Einspritzungs=flüssigkeit. Wenn übrigens das Ansatzstück nach Vorschrift ein=geführt wird, ist es für den Kranken nicht schwer, das Klystier bei sich zu behalten.

Die Einführung des Ansatzstücks stößt immer auf einen nicht leicht zu überwindenden Widerstand, den der Schließ=muskel des Afters erzeugt, oder der eintritt, wenn man eine falsche Richtung einschlägt. Man führe das Ansatzstück daher in folgender Weise ein: nachdem es mit reinem Oel oder Vaselin eingefettet ist, nehme man es wie einen Bleistift zum Schreiben in die rechte Hand. Wenn die linke Hand durch Auseinander=drücken der Hinterbacken die Afteröffnung dann freigelegt hat, schiebt man das Ansatzstück in der Richtung gegen das Kreuz=bein in den After hinein. Bei den ersten 2—3 Centimeter Weg findet man einen gewissen Widerstand, ist derselbe, namentlich wenn Hämorrhoidalknoten vorhanden sind, mit Ruhe und Vorsicht überwunden, dann bringt das Gummiröhrchen sehr leicht weiter ein. Es genügt dann bei einfachen Klystieren, es noch 3—4 Centimeter weiter hineinzuschieben; während zu anderen Zwecken die dort erwähnten Ansatzstücke ca. 20 Centimeter tief eingeführt werden müssen. Man achte übrigens dann darauf, daß das Rohr sich nicht im Darm umknickt oder durch Kothmassen die Oeffnung des Ansatzstückes verlegt wird. In beiden Fällen würde kein Abfluß aus dem Irrigator stattfinden, und man thut dann gut, entweder das Ansatzstück einmal leicht hin- und herzubewegen, oder es ganz herauszuziehen und das eventuelle Hinderniß zu entfernen.

Auf einen weiteren Zwischenfall muß an dieser Stelle noch aufmerksam gemacht werden. Bei sehr langer Stuhlverhaltung, wie sie in gewissen Krankheiten, z. B. bei Bauchfellentzündung, bisweilen künstlich hervorgerufen wird, oder bei Patienten, die nicht die Kraft besitzen, den Koth herauszupressen und so seine Entleerung zu unterstützen, kann es vorkommen, daß trotz stark wirkender, abführender Klystiere der Koth nicht zu Tage tritt. Man sieht, wie die Mastdarmschleimhaut nach außen gepreßt wird, ja man sieht sogar einzelne harte Kothballen sich vordrängen, aber es erfolgt keine Entleerung. Es bleibt dann nichts anderes übrig, als den eingeölten Zeigefinger in den After einzuführen, hinter dem Kothballen hakenförmig zu krümmen und so den Koth herauszuholen. Bei so erschwerten Stuhlentleerungen kann es trotz größter Vorsicht zu kleinen Einrissen in der Schleimhaut kommen, worauf zu achten ist. Diese machen sich meist dadurch bemerklich, daß Streifen frischen Blutes auf dem Koth liegen und daß der Patient über Schmerzen im After und heftigen Drang zur Stuhlentleerung klagt.

Oben sind auch reine Arzneiklystiere erwähnt worden, bei denen es sich darum handelt, medikamentöse Lösungen in den Mastdarm einzubringen und von dort aus auf den Körper wirken zu lassen. Einen ähnlichen Zweck verfolgt man bei den Einspritzungen unter die Haut, den subkutanen Injektionen die am meisten als Morphiumeinspritzungen bekannt sind. Hierzu gehören ganz besondere Spritzen, die nach ihrem Erfinder Pravazsche genannt werden (s. Abb. 17). Es sind dies gewöhnlich einen

Kubikcentimeter Flüssigkeit fassende Spritzen aus Glas und Hart=
gummi oder Metall. Der Stempel zeigt eine genaue Ein=
theilung, nach welcher die Menge der einzuspritzenden Lösung
bestimmt wird, so daß die Verordnung des Arztes z. B. lautet:
„es sind 3, 5 ꝛc. Theilstriche einzuspritzen." Das Ansatzstück ist
hier ein 3—4 Centimeter langes, in eine scharfe Spitze aus=
laufendes Stahlrohr von der Dicke einer Stricknadel (Kanüle).
Vor jeder Anwendung ist darauf zu achten, daß diese Spitze
scharf geschliffen ist, daß die Kanüle fest auf der Spritze auf=
sitzt, und daß die letztere im Ganzen absolut sauber ist. Man
zieht zur völligen Desinfektion der Spritze eine fünfprozentige
Karbollösung in sie hinein und bemüht sich, dann wieder Alles recht
gründlich auszuspritzen, damit nichts von der Lösung in der Spritze
zurückbleibt, da bisweilen selbst kleine Reste derselben für den
Patienten unangenehme Nebenwirkungen erzeugen oder die Ein=
spritzungsflüssigkeit verändern können. Man gießt dann von der
vom Arzt verschriebenen Lösung die ungefähr ausreichende Menge
in ein sauberes kleines Spitzglas und saugt sie in die Spritze
gleich durch die Kanüle ein. Es ist nun darauf zu achten, daß
in der Spritze kein Luftraum bleibt; findet man einen solchen,
eine Luftblase, so richtet man die Spritze in die Höhe, die
Luftblase geht nach oben, und mit einem ganz leichten Druck
auf den Stempel stößt man die Luft oben zur Kanüle hinaus.
Man hat sich dann zu überzeugen, ob die in der Spritze noch
vorhandene Flüssigkeitsmenge der Verordnung entspricht, eventuell
die fehlende Menge noch aufzusaugen. Man hüllt darauf die so
vorbereitete Spritze in ein ganz sauberes Läppchen Sublimat=
gaze und säubert den Patienten zur Einspritzung. Wie die Menge
der anzuwendenden Flüssigkeit, so bestimmt der Arzt
auch den Ort, wo eingespritzt werden soll. Es sind dies
gewöhnlich Körperstellen, über denen die Haut sich leicht als
Falte aufheben läßt, wo sie also nicht prall gespannt ist oder
allzuviel Fett unter ihr sich befindet. Auch werden die Stellen nicht
gern gewählt, auf denen der Patient, wenn er beständig das Bett
hüten muß, liegt. Die so bestimmte Hautstelle wird mit warmem
Seifenwasser gewaschen, mit Aether überwischt und schließlich
mit einer schwachen Sublimatlösung (1 : 1000) oder Karbollösung
(1 : 100) übergossen. Mit der linken Hand hebt man dann ein

Stück Haut vom darunterliegenden Muskel ab, mit der rechten
Hand hält man die Spritze zwischen Daumen und Mittelfinger,
den Zeigefinger auf dem Stempel (s. Abb. 20). Man durchsticht
darauf die Haut der aufgehobenen Falte an einer Stelle, aber nicht
die ganze Falte, und kommt dadurch mit der Kanüle zwischen Haut
und Muskel; jetzt wird der Stempel vorsichtig in die Spritze gestoßen,
und dann mit schnellem Zug, indem man Daumen und Mittelfinger
der rechten Hand an die Stelle legt, wo Kanüle und Spritze verbunden sind, werden die letzteren herausgezogen. Ein bereit gehal-
tenes Wattebäuschchen wird sofort auf die Einstichstelle aufgedrückt

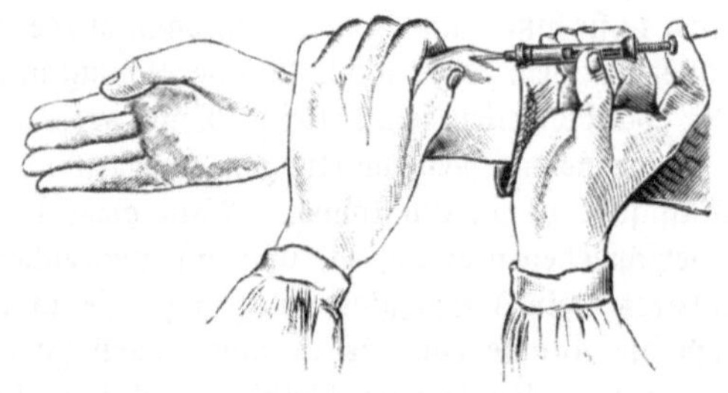

Abb. 20.
Einspritzung unter die Haut.

und wenige Sekunden festgehalten, da es vorkommen kann,
daß ein Tropfen Blut oder ein Tropfen der angewandten
Lösung hier aussickert. Bisweilen ist es auch nothwendig, mit
einigen Strichen der Hohlhand über die Injektionsstelle zu fahren,
um die eingespritzte Flüssigkeit, die sich selbst nicht schnell genug
vertheilt, zur besseren Aufsaugung zu bringen. Sollte der Kranke
über Schmerzen an dieser Stelle klagen, so sind sofort kalte
Kompressen aufzulegen und dem Arzte darüber Mittheilung zu
machen. Im Ganzen ist die Ueberlassung solcher Einspritzungen
unter die Haut das größte Vertrauenszeichen, das einer Pflegerin
gegeben werden kann, sowohl für ihre Geschicklichkeit, als für
ihre Zuverlässigkeit. Wie schon gesagt, handelt es sich bei den
hier angewandten Lösungen um sehr stark wirkende Arzneien,
bei welchen die Mengenbestimmung ganz genau innegehalten
werden muß. Wenn es gestattet ist, vier Theilstriche einzuspritzen, so darf nicht einer, nicht ein halber mehr genommen

werden. Es muß auch ganz genau die Zeit, zu welcher einge=
spritzt werden soll, festgehalten werden. Wer z. B. die zauberische
Wirkung einer Morphiumeinspritzung gesehen hat, wie die heftig=
sten Schmerzen in kürzester Zeit durch dieselbe einem ruhigen,
tiefen Schlaf weichen, dem wird es gar nicht selten sehr schwer
werden, den stöhnenden, von Schmerzen gequälten Patienten
bis zu der Zeit, die der Arzt festgesetzt hat, auf die Erlösung
bringende Einspritzung warten zu lassen; das eigene Mitgefühl
muß schweigen in dem Bewußtsein, durch dieses Versagen dem
Kranken wirklich zu helfen. Gewiß ist die Pflegerin in einer
sehr schwierigen Lage, den Patienten, der schon einmal diese
erlösende Kraft der Morphiumeinspritzung in seinen Schmerzen
erprobt hat, hinzuhalten, bis die festgesetzte Zeit kommt; es
sind das sehr schwere Stunden, die aber unter jeder Bedingung
ausgehalten werden müssen.

Wenn ich vorher auf die Reinigung der Hautstelle, wo die
Einspritzung gemacht werden soll, aufmerksam gemacht und dabei
die eigne Reinigung der Pflegerin gar nicht erwähnt habe, so
geschah dies, weil ich es für selbstverständlich erachte, daß sich
bei einem so wichtigen Verfahren auch in dieser Beziehung die
Pflegerin aller ihrer Pflichten klar bewußt ist. Zusammengefaßt
sind hierbei also vier Punkte genau zu beobachten: 1. die
Flüssigkeitsmenge, 2. die Hautstelle, 3. die Zeit, 4. die Des=
infektion.

Zur Ausspülung im weiteren Sinne gehört dann ferner
auch das Gurgeln. Hierbei handelt es sich um eine Berührung
einer medikamentösen Flüssigkeit mit der Schleimhaut der Mund-
und Rachenhöhle. Unter Ausspülen des Mundes versteht man
nur das erstere, die Berührung der Mundschleimhaut. Man
nimmt einen Schluck in den Mund, wälzt ihn einige Zeit in
demselben umher und speit ihn aus. Beim Gurgeln handelt es
sich darum, mit der Flüssigkeit namentlich die Rachenschleimhaut
zu bespülen. Der Patient soll einen nicht zu großen Schluck
Flüssigkeit in den Mund nehmen und denselben durch Zurücklegen
des Kopfes möglichst weit nach hinten gleiten lassen; dabei
athmet er gewöhnlich aus und erzeugt mit der aus der Brust
durch die Flüssigkeit im Munde durchströmenden Luft das be=
kannte gurgelnde Geräusch. Dieses Geräusch giebt uns durch

seinen Ton den Beweis, daß die Flüssigkeit an der richtigen Stelle ist: es muß einen näselnden Beiklang haben, denn richtiges Gurgeln vollzieht sich im Nasenrachenraum, und wer gut zu gurgeln versteht, der kann die angewandte Flüssigkeit dann durch die Nase wie durch den Mund nach außen befördern und giebt so den sichern Beweis, daß das Gurgelwasser an richtiger Stelle gewirkt hat. Wenn auch die hierbei angewandten Flüssigkeiten nur in Ausnahmefällen Stoffe enthalten, die, wenn sie in den Magen kommen, Schaden anrichten können, so soll der Patient doch stets darauf aufmerksam gemacht werden, daß er nichts vom Gurgelwasser verschluckt.

Ein weiteres Verfahren, um Flüssigkeiten namentlich auf Schleimhäute wirken zu lassen, ist die Einträuflung. Man benutzt dazu einen Pinsel, einen stumpfen Glasstab oder ein Tropfröhrchen, oder wenn man eine Tropfflasche hat, eine solche. Dieses Verfahren wird wohl nur am Auge oder Ohr angewandt. Beim Auge läßt man den Patienten den Kopf nach hinten überbeugen, bittet ihn, nach oben zu sehen und hält dann mit der linken Hand das obere Augenlid fest. Man hat das Tropfglas in der rechten und läßt nun aus demselben die vorgeschriebene Anzahl Tropfen hineinfallen. Sehr häufig schließt sich aber das Auge gleich nachdem der erste Tropfen hineingekommen ist, dann thut man gut, die Flüssigkeit in die Vertiefung am inneren Augenwinkel zu tropfen, von wo aus sie, sobald der Patient das Auge öffnet, sofort in das letztere hineinfließt. Bei Einträufelungen in das Ohr legt der Patient den Kopf auf die entgegengesetzte Seite, so daß das Ohr, in welches hineingetropft werden soll, nach oben gerichtet ist. Der Patient verharrt, je nach Verordnung, längere oder kürzere Zeit in dieser Stellung. Soll die Flüssigkeit im Ohr bleiben, so ist dasselbe nach der Einträuflung mit Watte zu verschließen.

Während es sich bisher um ein Verfahren handelte, wo Flüssigkeiten mit den Schleimhäuten des Körpers in Berührung gebracht wurden, handelt es sich bei dem **Pinseln** um Anwendung medikamentöser Flüssigkeit sowohl auf der äußern wie auch auf der Schleimhaut. Wie es sich schon aus dem Namen ergiebt, steht als anzuwendendes Instrument obenan der Pinsel. An einem solchen unterscheiden wir zwei Theile, den Pinsel selbst

und den Stiel. Der erſtere kann aus Borſten oder Haaren be-
ſtehen, kann kurz oder lang, ſpitz oder flach, rund oder breit
oder kugelig ſein. Der Griff kann feſt aus Holz oder Metall,
oder nachgiebig aus Draht, Fiſchbein oder Federpoſe, gerade
oder gebogen ſein. Wichtig iſt es dann noch, auf die Art der
Verbindung zwiſchen Stiel und Pinſel zu achten. Dieſe Verbindung kann durch feinen Eiſendraht bewirkt ſein, deſſen
ſpitzes Ende bisweilen nicht genügend verwahrt iſt; oder ſie
kann bei längerem Gebrauch gelockert ſein und die Haare oder
Borſten nicht feſthalten, oder, wie dies namentlich bei Kehl-
kopfpinſeln recht gefährlich werden kann, mit ſcharfen Abſätzen
verſehen ſein. Außer den geſchilderten Inſtrumenten können zum
Pinſeln auch Wattebäuſche, die an einem improviſirten Stiel
oder an ſogenannten Schwammhaltern befeſtigt ſind, benutzt
werden. Dieſe letzteren werden immerhin nur als Erſatz zu
betrachten ſein.

Die Pinſelung auf die äußere Haut findet hauptſächlich
bei Hautkrankheiten Verwendung: die Pflegerin ſoll ſich dabei
genau beſtimmen laſſen, an welcher Stelle (wie ſie ſich bei
behaarten und gefalteten Stellen zu verhalten hat), wieviel,
ob nur oberflächlich oder mehr drückend, ob mit Haar- oder
Borſtenpinſel gepinſelt werden ſoll, und wie die betreffende
Hautſtelle nach der Bepinſelung behandelt werden ſoll. Bei
dieſem Verfahren ſpielt eine gewiſſe Fertigkeit eine ſehr große
Rolle, und die Pflegerin thut gut, ſich ganz genau gerade hierbei nach den Anordnungen des Arztes zu richten. Außer bei
der ſpezialiſtiſchen Hautbehandlung kommt faſt nur noch die
Bepinſelung der Haut mit Jodtinktur oder Kollodium in Betracht. Die erſtere wird gewöhnlich an der vom Arzte beſtimmten
Stelle, die ſich die Pflegerin am liebſten am Körper des Kranken
vorzeichnen läßt, täglich einmal vorgenommen. Man gießt die
zu verwendende Menge in ein kleines Schälchen und pinſelt
mit einem Haarpinſel die Haut ſo lange, bis ſie tiefbraun gefärbt iſt. Legt man ein Stück Gummipapier darüber, damit die
Ausdünſtung verhindert wird, ſo iſt die Wirkung eine recht
ſchnelle. Nach zwei- bis dreimal wiederholter Bepinſelung iſt
die Haut faſt ſchwarz, die oberſte Hautſchicht platzt und ſchält
ſich ab, die ganze Haut iſt verdickt und dem Patienten auch

ohne Berührung recht schmerzhaft. Selbstverständlich wird die Pflegerin in diesem Falle erst die Entscheidung des Arztes einholen, ob sie die Pinselung wiederholen soll oder nicht. Jodtinktur macht in gestärkter Wäsche dunkelviolette Flecke. Die beim Pinseln an den Fingern der Pflegerin oft entstehenden braunen Stellen werden schnell durch Betupfen mit Salmiakgeist entfernt. Kollodium kommt gewöhnlich nur zur Bedeckung von nicht wasserdichten, kleinen Fingerverbänden in Anwendung; große Flächen können nicht damit bepinselt werden, da es die Haut sehr leicht rissig und wund macht. Bei Kollodium ist darauf zu achten, daß es, sobald es selbst nur kurze Zeit der Luft ausgesetzt ist, sich verflüchtigt, und dadurch, sowie die Flasche nicht fest verschlossen ist, sehr bald in eine feste Masse sich verwandelt, und daß es sich ferner sehr leicht entzündet, so daß man sich hüten soll, Lichte oder Lampen oder irgend welche Flammen in seine Nähe zu bringen.

Man bepinselt aber auch verschiedene Schleimhäute, wie diejenigen der Nase, des Mundes, des Rachens und des Kehlkopfes. Ebenso wie bei der äußern Haut diesem Verfahren eine sorgfältige Reinigung der Haut vorhergehen muß, muß selbstverständlich auch die Schleimhaut vorher durch Ausspülung oder Abwischen von Schmutz, Krusten oder anhaftendem Eiter oder Schleim vorsichtig gereinigt werden. Man wählt zu diesem Zwecke besonders gern kleine gestielte Wattebäuschchen, die trocken oder angefeuchtet sein müssen. Zum Bepinseln der Nasenschleimhaut eignet sich am besten ein kleiner Tuschpinsel. Da es nicht Sache der Pflegerin sein kann, unter Führung des Nasenspiegels die Pinselung vorzunehmen, so kann es sich für sie nur darum handeln, von außen leicht erkennbare Stellen in der Nase zu behandeln. Soll die betreffende Flüssigkeit längere Zeit noch nachwirken und ist sie so dünnflüssig, daß man ihr baldiges Abfließen befürchten muß, so legt man vor das betreffende Nasenloch einen verstopfenden Wattebausch (Tampon).

Für die Bepinselung der Mundschleimhaut ist ebenfalls der Tuschpinsel zu empfehlen, doch kann derselbe auch durch Wattebäuschchen, die mit der verordneten Lösung getränkt sind, ersetzt werden. Zum Pinseln auf den Mandeln und der hinteren Rachenwand dient am besten ein voller Haarpinsel mit ca. 15 Centimeter langem, dünnen Fischbeinstiel. Nachdem der Pinsel in heißem Wasser gereinigt ist, wird die anzuwendende Lösung in der verschriebenen Menge in ein Spitzglas gegossen und der Pinsel damit getränkt. Man läßt darauf den Patienten seinen Mund öffnen (die Zunge braucht nicht herausgestreckt zu werden), drückt die Zunge nach unten und vorn und fährt dann mit dem Pinsel an die Stellen, die bepinselt werden sollen, ohne die Zunge oder andere Schleimhautparthieen zu berühren. Bei gewissen Medikamenten wird es gut sein, sofort mit Wasser nachzuspülen, bei anderen nicht; es wird daher in dieser Beziehung die Vorschrift des Arztes einzuholen sein. Der Pinsel ist nach dem Gebrauch sofort wieder mit heißem Wasser zu reinigen und dann am besten mit Gaze umwickelt aufzubewahren.

Das Bepinseln des Kehlkopfes, da es nur unter gleichzeitiger Benutzung des Kehlkopfspiegels möglich ist, entzieht sich der Thätigkeit der Pflegerin. Die dabei zu benutzenden Instrumente sind der Reflektor (den der Arzt bei sich führt), Kehlkopfspiegel und Kehlkopfpinsel. Man suche es durchzuführen, daß jeder Patient diese beiden letzteren Instrumente sich selbst nur zu seinem Gebrauch anschafft, da gerade durch diese sehr leicht Ansteckungen von einem zum anderen Kranken gebracht werden können. Als Kehlkopfpinsel ist noch immer beim Publikum am häufigsten der leicht gebogene Drahtstiel mit Haarpinsel zu finden. Der Draht ist zu biegsam und die Haare zu lang, als daß diese Pinsel empfehlenswerth wären. Am besten sind die fast im rechten Winkel gebogenen, festen, metallenen Stiele mit einem kleinen Schraubengewinde, an welchem der volle, kurze Haarpinsel angeschraubt wird.

Für die Anwendung gewisser flüssiger Arzneistoffe auf die Schleimhaut der Nase, des Mundes, Rachens und Kehlkopfes empfiehlt sich dann noch die **Zerstäubungsmethode.** Dabei bringt man die medikamentöse Flüssigkeit mit den genannten Schleimhäuten in der Form der allerfeinsten Tropfenvertheilung und zwar auf ziemlich großen Flächen in Berührung. Dieses Verfahren ist namentlich beliebt in der Nase und im Rachen. Man verwendet dazu die unter dem Namen Zerstäuber, Sprayapparate, Refraichisseur, bekannten Apparate. Durch ein Doppelgebläse wird die Luft in einer Flasche so stark verdichtet, daß sie die Flüssigkeit mit großer Gewalt durch ein rechtwinklig abgebogenes Metallrohr aus der Flasche heraustreibt. Das freie Ende des Rohres ist leicht kugelig verdickt und hat rund herum und in der Mitte kleine Ausflußöffnungen, durch welche die Flüssigkeit nach allen Richtungen in allerfeinsten Strahlen wie aus einer Gießkanne herausgestoßen wird. Wird dieses Ausflußrohr vorsichtig an die Nasenöffnung gehalten, oder auch höchstens 1 Centimeter tief eingeführt, oder wird es in den weitgeöffneten Mund des Patienten, wozu sich letzterer selbst die Zunge herauszieht, hineingehalten, so wird die Nasen- resp. Rachenschleimhaut davon überstäubt.

Aehnlich wie diese Apparate wirken die **Inhalations=apparate**, nur mit dem Unterschiede, daß die hierbei anzuwendende Flüssigkeit nicht mehr in Form von Flüssigkeit, sondern in Form von Dampf angewandt wird, und als solcher viel tiefer in die Athmungsorgane, ohne zu reizen, hineingelangen kann. Dieses Verfahren wird daher auch viel mehr zu letzterem Zwecke angewandt, wenn auch nicht ausgeschlossen werden soll, daß diese Form des feuchten, warmen Luftstrahles schon auf die Nasen-, Mund- und Rachenschleimhaut allein von sehr heilsamer Wirkung sein kann. Während man aber zu diesem Zwecke nur nöthig hat, den Apparat vor oder neben den Patienten zu stellen, damit der Dampfstrahl entweder direkt Mund und Nase trifft, oder quer über Mund und Nase hinüberstreicht, so daß aber jedenfalls alle Einathmungsluft mit dem heißen Dampf gemischt ist, muß Apparat und Patient, wenn es sich um hauptsächliche Wirkung auf den Kehlkopf handelt, in anderer Weise aufgestellt werden (s. Abb. 21). Der Patient sitzt auf einem Stuhl und zieht die Zunge, wie bei der Untersuchung des Kehlkopfes, aus dem Munde heraus. Auf einem Tisch vor dem Patienten steht der Inhalationsapparat, und zwar so, daß der volle Dampfstrahl, soweit es möglich ist, den unteren Theil der hinteren Rachenwand, am besten den Kehldeckel selbst schon trifft. Da der Patient diese Situation mit herausgezogener Zunge nur wenige Minuten aushält, so ist auch diese Methode nur kurze Zeit anwendbar, kann aber mehrere Male am Tage wiederholt werden. Der hierbei anzuwendende Apparat besteht aus einem festen, metallenen, kugeligen, faustgroßen Kessel, der auf einem Dreifuß ruht und unter dem eine Spiritusflamme Wärme erzeugt. Der Kessel hat oben drei Oeffnungen, die erste dient zum Einfüllen von Wasser und hat einen fest aufzuschraubenden Deckel; die zweite wird von einem Ventil verschlossen, welches bei einer bestimmten Dampfspannung im Kessel sich

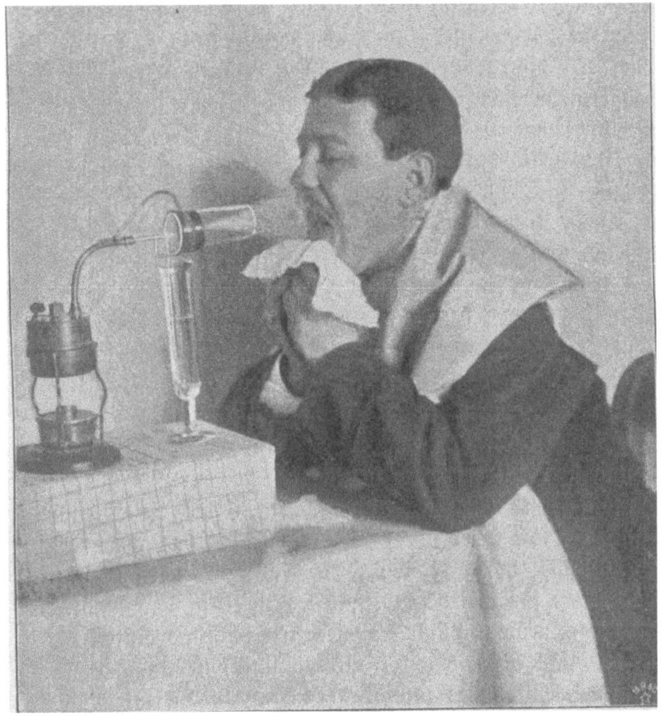

Abb. 21.

Inhalationsmethode bei Erkrankung des Kehlkopfes oder der Luftröhre.

öffnet und Dampf entweichen läßt, so daß der Kessel nicht explodirt, und in der dritten Oeffnung ist luftdicht ein rechtwinklig gebogenes, in eine Spitze mit einer stecknadeldicken Oeffnung auslaufendes Rohr befestigt. Durch eine zweckmäßige Anordnung kann man dieselbe Oeffnung zum Eingießen und für das zuletzt erwähnte Rohr nutzbar machen. Wenn das Wasser im

Keſſel kocht, ſtrömt der Dampf zu dieſem Rohr aus und nimmt aus einem zweiten, im rechten Winkel zum erſten ſtehenden Glasrohr, das in ein mit der einzuathmenden Löſung gefülltes cylindriſches Glas hineintaucht, dieſe Flüſſigkeit in ſeinem Dampfſtrahl mit. Dieſer ganze Apparat, der ſehr ſorgfältiger Beſorgung bedarf, muß der Pflegerin in ſeiner Einrichtung, die eine wenn auch im Prinzip ſtets gleiche, doch in der Ausführung ſehr oft verſchiedene iſt, ſehr genau bekannt ſein. Bevor die Pflegerin einen ſolchen Apparat anwendet, muß ſie ganz genau damit umzugehen verſtehen, da ſonſt leicht großes Unheil mit ihm angerichtet werden kann. Das Erſte, was zu geſchehen hat, iſt, das Sicherheitsventil zu prüfen, ob es feſt und doch genügend beweglich iſt. Wenn das Ventil nicht in Ordnung iſt, wird das Waſſer nicht zum Kochen kommen, oder es wird nicht genügend Dampf erzeugt oder der Dampf wird nicht genügend abgelaſſen, und während in den erſteren Fällen das Unglück nicht groß iſt, da eben der Apparat auf dieſe Weiſe nicht in Gang kommt, kann in letzterem Falle der Keſſel explodiren und die Pflegerin oder den Patienten ſchwer verletzen. Nachdem das Sicherheitsventil alſo geprüft iſt, iſt danach zu ſehen, ob die Spitzen der Röhren, die Ausflußöffnungen, durchgängig ſind und in richtiger Weiſe zu einander ſtehen. Bei gebrauchten und nicht gründlich gereinigten Apparaten ſind dieſe Oeffnungen häufig verſtopft oder nicht völlig frei, ſo daß weder Dampf noch Flüſſigkeit durchſtreichen kann. Iſt nun in dieſer Beziehung der Apparat für gut befunden, die Spiritusflamme angezündet, die medikamentöſe Flüſſigkeit eingegoſſen und das Waſſer kochend, ſo warte man ab, bis ein (kontinuirlicher) beſtändiger Dampfſtrahl aus dem Rohre kommt, denn zu Anfang pflegt zunächſt in kurzen Stößen das kochende Waſſer hier zu entweichen, das, wenn der Apparat dem Kranken gegenüber ſchon aufgeſtellt iſt, den letzteren im Geſicht verbrühen kann. Hat dieſes ſogenannte Stoßen des kochenden Waſſers aufgehört, dann entwickelt ſich ganz allmählich der mit der verordneten Flüſſigkeit gemiſchte, ſich kegelförmig erweiternde Dampfſtrahl. Jetzt erſt darf der Apparat bei dem Patienten zum Gebrauch aufgeſtellt werden, und zwar nach den verſchiedenen Zwecken, die ich oben angegeben, in verſchiedener Stellung.

Da der Dampfstrahl nicht ganz und gar in der Mundhöhle verschwindet, ja bisweilen sogar nur an ihr vorüber-
streicht, und der abgekühlte Dampf sich als Wasser niederschlägt
und so das Gesicht, die Kleidung des Patienten und eventuell
auch das Bett feucht macht, so thut man gut, wasserdichte Stoffe
vorzulegen und das Gesicht mit Vaseline oberflächlich einzureiben.
In einzelnen Krankheiten, wie z. B. bei der Diphtherie des
Rachens, wo der Inhalationsapparat manchmal während eines
ganzen Tages beständig auf den Kranken wirkt und so das Gesicht des letzteren immerwährend befeuchtet wird, ist ein solches
Befetten sehr wichtig, da sich sonst leicht recht unangenehme
Ausschläge bilden können.

Außer aber mit dem Inhalationsapparat kann man noch
durch das sogenannte Bähen in viel einfacherer Art, die freilich nur als ein schwacher Ersatz anzusehen ist, Dämpfe erzeugen
und in Anwendung bringen. Vor den Patienten auf einen
Tisch setzt man einen breiten Topf mit kochendem Wasser
(Kamillenthee rc.) gefüllt; wenn der Patient dann über sich und
den Topf ein großes wollenes Tuch wirft, so daß der aus dem
Topf aufsteigende „Wrasen" nicht entweichen kann, so athmet
er denselben ein. Dieses Verfahren kann nur wenige Minuten
ausgeführt werden, da ja die Ausathmungsluft des Patienten
auch unter dem wollenen Tuch festgehalten und gar bald dadurch die Luft für die Athmung schädlich wird.

Besser als dieses Verfahren ist das folgende, bei welchem
der Patient den Schnabel einer Theekanne oder eines Kruges,
in welchem kochendes Wasser ist, im Munde hat, die heiße,
feuchte Luft einathmet und durch die Nase wieder ausathmet.

Handelt es sich darum, nicht so sehr feuchte Wärme,
als mehr Medikamente zur Einathmung zu bringen,
so ist das Verfahren ein bei weitem einfacheres. Zur Anwendung kommen hierbei meist Stoffe von einem bestimmten Geruch: Terpentinöl, Karbolsäure, Jod, Ammoniak, Chloroform,
Aether rc. Wenn es sich hierbei um eine kurze, schnell vorübergehende, aber desto intensivere Wirkung handelt, wie z. B. beim
Ammoniak, so genügt es, die geöffnete, mit dem bestimmten
Stoff gefüllte Flasche eine Minute lang vor die Nase zu halten;
handelt es sich um Aether und Chloroform, die doch nur zu

Betäubungszwecken angewandt werden, so besteht hierfür ein ganz specielles Verfahren, das an anderer Stelle zur ausführlichen Besprechung gelangen soll. Für diejenigen Zwecke, die wir hier im Auge haben, ist eine längere Zeit anhaltende Berührung des betreffenden Riechstoffes mit der Athmungsfläche beabsichtigt. Man wählt deshalb nur sehr schwache Lösungen, die man in breite Schalen gießt, welche man um den Patienten herum aufstellt; oder man feuchtet Fließpapier oder Leinwandtücher mit den Lösungen an und hängt sie im Zimmer oder zeltartig über dem Bett auf — kurz, man bemüht sich, die ganze Zimmerluft mit den betreffenden Stoffen zu schwängern (imprägniren). So schwach solche Lösungen sein mögen, so wirken sie doch durch die lange Dauer der Anwendung höchst energisch.

Man kann diese Art der Einathmung dem Patienten aber auch zu Theil werden lassen, wenn er im Freien umhergeht, und zwar, indem man ihm eine sogenannte Maske vorlegt (siehe Abb. 22). Dieselbe besteht aus einem halbkugeligen, an seinem Rande dem Munde angepaßten Blech, das mit einem breiten Bande am Kopfe, den

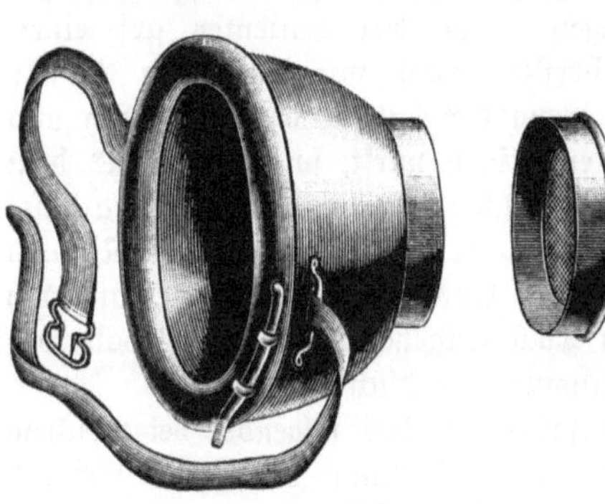

Abb. 22.   Inhalationsmaske.

Mund bedeckend, befestigt ist. Nase, Augen und Ohren sind frei — gegenüber der Mundöffnung ist in dem Blech ein Loch, in welchem ein Kästchen eingefügt ist, dessen vordere und hintere Wand siebartig durchlöchert ist. Die Luft, die der Patient einathmet, muß durch dieses Kästchen streichen, und wenn in dem Kästchen lockere Wattebäuschchen liegen, die mit einer Jod-, Karbol-, Terpentin= 2c. Lösung getränkt sind, so athmet der Kranke diese Medikamente ein.

Die Ausathmung kann durch die Nase, aber auch im Notfalle durch die Maske stattfinden. Vor letzterem soll man warnen, da leicht durch die Ausathmung auch Dinge mit herausgestoßen werden können, die am Sieb haften bleiben und dann mit der Einathmung wieder eingesogen werden. Sollte der Patient husten müssen, so schiebt er während dieser Zeit die Maske vom Munde weg.

Man hat übrigens diese Masken auch bei Räucherungen, einer dritten Abart der Inhalationen, angewandt. Hier handelt es sich nämlich darum, daß der Patient den Qualm, den Rauch, der bei der Verbrennung gewisser medikamentöser Stoffe entsteht, in die Luftröhren einzieht. Außerdem aber, daß man diese Stoffe einfach in einem gut verschlossenen Zimmer, in dem sich der Patient aufhält, verbrennt, und dadurch die Zimmerluft im Ganzen damit schwängert, kann man sie auch auf einer Untertasse entzünden, die man dem Patienten dann, wenn der Qualm entsteht, dicht vor Mund und Nase hält. Man hat diese Stoffe auch Cigaretten beigemischt, die man die Patienten rauchen läßt, wobei der Rauch recht tief eingesogen werden soll, und hat schließlich auch die oben erwähnten Masken in Anwendung gezogen, indem man die medikamentösen Stoffe mit langsam verbrennenden Substanzen vermischt hat, die man entzündet in das Kämmerchen der Maske gelegt und so zur Einathmung gebracht hat.

c. Ausführung bestimmter Heilverfahren.

Das **Wasserverfahren** findet seine Ausführung zunächst in Bädern. Im Krankenhause sind Einrichtungen getroffen, daß die betreffende Wanne zum Voll- oder Sitzbad direkt an das Bett des Patienten herangeschoben wird. Im Privathause ist dies, wenigstens was die großen Wannen zu Vollbädern anlangt, nicht möglich. Daraus ergiebt sich für gewisse Fälle eine Unmöglichkeit der Anwendung dieses Verfahrens. Ist das Badezimmer neben dem Krankenzimmer, so wird selbst in schweren Fällen wohl noch der Transport des Kranken durch Tragen sich ermöglichen lassen; sind aber erst noch andere Zimmer und Korridore zu passiren, so muß man davon Abstand nehmen. Die Lufttemperatur eines Badezimmers sollte nicht unter 15° R. und nicht über 18° R. sein; auch hier sollte auf genügende Ventilation geachtet sein, damit die Luft nicht übermäßig mit Dampf oder starken Gerüchen erfüllt ist. Für den Fußboden eignen sich am besten Strohmatten oder Friesdecken, die leicht getrocknet werden können. Es soll hier auch immer starker Wein, Kognak vorräthig gehalten werden. Es ist sehr erwünscht, daß im Badezimmer selbst oder wenigstens im Zimmer nebenan schon ein Bett, ein Sopha oder ein Lehnstuhl sich befindet, wohin der Patient schnell aus dem Bade gebracht werden kann. Man unterscheidet Vollbäder und Lokalbäder. Zu ersteren benutzt man Wannen, die groß genug sind, daß der Körper eines erwachsenen Mannes in sitzender Stellung mit ausgestreckten Beinen bis zum Kopf im Wasser ist. Je nach der Größe der Wanne sind dazu 250—300 Liter Wasser erforderlich. Für Vollbäder der Kinder benutzt man die kleineren, ca. 100—200 Liter Wasser fassenden Kinderwannen. Die Wannen sind aus Zinkblech oder Kupfer, seltener aus Steingut oder Holz hergestellt. Das letztere Material ist nur dann noch gebräuchlich, wenn man zu befürchten hat, daß das Metall durch die Badeingredienzen (Zusatz zum Badewasser) angegriffen wird.

Zu den Lokalbädern verwendet man je nach den Körperstellen, die gebadet werden sollen, eigene Wannen: handelt es sich um ein Bad für den Unterleib, so benutzt man die Sitzwanne, man giebt dem Patienten ein Sitzbad (s. Abb. 23). Diese Art Wannen haben einen runden Boden, von welchem die seitlichen Wände nach oben und stark nach außen emporsteigen; die hintere Wand ist noch einmal so hoch, als die vordere; die Ränder sind stumpf umgebogen; der Inhalt beträgt 50—60 Liter; das Material ist meist Zinkblech. Der

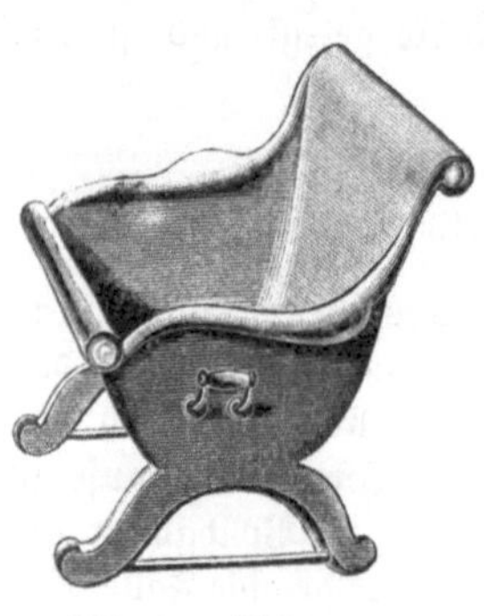
Abb. 23. Sitzwanne.

Patient sitzt in einem solchen Bade mit dem Rücken völlig unterstützt, die Beine im Knie gekrümmt und das ganze Becken und einen Theil der Oberschenkel unter Wasser. Man achte darauf, daß während des Bades die nicht unter Wasser befindlichen Körpertheile bekleidet oder gut zugedeckt sind, damit sich der Patient nicht erkältet.

Aehnlich den Sitzbädern wirken die Halbbäder, wobei der Patient in der früher geschilderten großen Wanne, aber nur bis zur Magengrube, unter Wasser sitzt. — Zu Fuß- und Handbädern genügen die gewöhnlichen Waschbecken. Sollen die Unterschenkel gebadet werden, so bedient man sich der in jedem Haushalt vorhandenen Eimer. Größere Schwierigkeiten hat es, geeignete Gefäße für Armbäder (s. Abb. 24) herbeizuschaffen. Dazu sind besondere Armwannen nothwendig. Es sind dies ca. 30 Centimeter hohe, längliche Wannen von Armlänge. An der hinteren Schmalwand oder im Deckel ist eine Oeffnung, die groß genug ist, daß, wenn die Wanne zugedeckt wird,

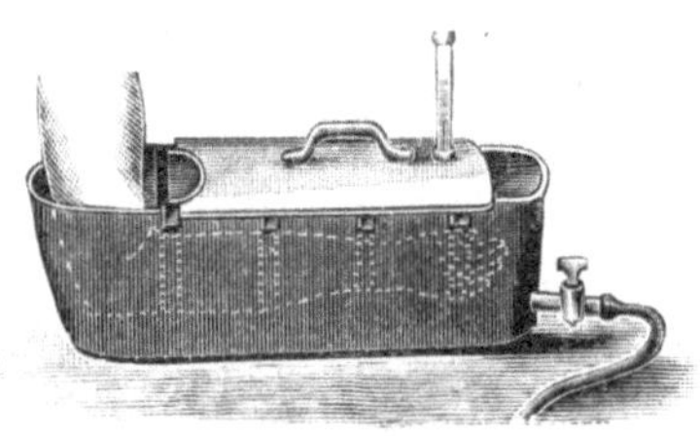

Abb. 24. Armbad.

der Arm durch dieses Loch hineingesteckt werden kann. Da es sich meist um Bäder von längerer Dauer handelt, bei denen die Temperatur gleichmäßig warm bleiben soll, sind für diese Wannen Deckel empfohlen und Abflußhähne unten am Boden angebracht. Die letzteren dienen dazu, daß, wenn sich das Wasser abgekühlt hat, kaltes unten abgelassen und entsprechend warmes oben zugegossen werden kann. Damit man sich stets von der Temperatur des Wassers überzeugen kann, ist ein Thermometer an geeigneter Stelle angebracht.

Abgesehen von den Bädern in Badeorten, wo das Quellwasser an und für sich abweichende Eigenschaften vom gewöhnlichen Wasser hat, benutzt man im Allgemeinen nur dieses letztere allein oder mit verschiedenen arzneilichen Zusätzen. Von Bädern in Milch, Bouillon, Champagner ꝛc., die zumeist in das Reich der Fabel gehören, ist heute wohl nicht mehr die Rede. Soll ein Zusatz zum Bade gegeben werden, so hat der Arzt genau die Menge zu bestimmen, die Pflegerin muß es aber verstehen, diese Anordnung auszuführen.

Als **medikamentöse Bäder** sind die folgenden die gebräuchlichsten. Seifenbäder stellt man her, indem man 250 Gramm = $^1/_2$ Pfund grüne Seife in einem Eimer heißen Wassers auflöst. Die Auflösung vollzieht sich am besten, indem man mit einem breiten Holzlöffel kleine Portionen Seife im Wasser hin und her bewegt. Die völlig gelöste, im Wasser geschlagene Seife gießt man dann in die Wanne und macht durch Zusatz der entsprechenden Mengen warmen resp. kalten Wassers das Bad fertig.

Salzbäder werden derart hergerichtet, daß man in dem fertiggestellten Bade Kochsalz zunächst in kleinen Mengen (2 Kilo) auflöst und dann so lange Salz zusetzt, bis das Wasser einen deutlich salzigen Geschmack hat. Gewöhnlich braucht man 2 bis 3 Kilo Kochsalz zum Vollbad. Von den ungereinigten Salzen braucht man zu einem Bade das drei- bis vierfache, da hier noch eine Menge erdiger Bestandtheile vorhanden sind. Wegen letzterer Eigenschaft ist das Salz auch nur schwer und nur theilweise löslich, und man schüttet es deshalb in einen Sack, den man in die Wanne hineinlegt. Gießt man dann zunächst kochendes Wasser darauf, so löst sich das Salz und die unlöslichen Bestandtheile bleiben im Sacke zurück. Bei offenen Wunden, Ausschlägen ꝛc. wird man diese Art Salze nicht anwenden, die überhaupt nicht recht in Betracht kommen, da der einzige Vorzug, den sie haben, in ihrer Billigkeit bestehen soll. Da man aber 3—4 mal mehr von diesem ungereinigten Salz als von dem Kochsalz gebraucht, so gleicht sich der Preis fast aus. Salzbäder stellt man auch her durch Zusatz von 3, 4 bis 5 Liter Mutterlauge, d. i. eine natürliche, sehr starke Salzlösung. Die in manchen Familien beliebte wiederholte Verwendung eines Salzbades ist nicht empfehlenswerth, wie ja auch die längere Aufbewahrung des Salzwassers in einer Metallwanne immer zu einer Schädigung der letzteren führt.

Schwefelbäder dürfen nie in Metallwannen hergestellt werden; sie erzeugen übrigens einen so unangenehmen Geruch, der sich durch die ganze Wohnung verbreitet, daß man, wenn nur irgend möglich, von ihrer Anwendung in Privathäusern Abstand nimmt. Man richtet sie an, indem man ca. 100 Gramm Schwefelleber mit einem Liter kochenden Wassers übergießt und dies dem Bade zusetzt.

Zu Malzbädern, gewöhnlich nur für Kinder angewandt,

kocht man $^1/_2$ Stunde ca. 3 Kilo Gerstenmalz mit 4—5 Liter Wasser. Diese Abkochung wird dem Bade zugesetzt.

Bei Kleiebädern legt man ein Säckchen mit 1—1$^1/_2$ Kilo Weizenkleie in die Wanne, übergießt es langsam mit 2—3 Liter kochenden Wassers und macht dann das Bad fertig. Das Säckchen mit der Kleie bleibt im Wasser.

Dieses Verfahren, in Säckchen verschlossene Zusätze während des ganzen Bades im Wasser zu lassen, wendet man bei allen denjenigen Substanzen an, die sich nur schwer und langsam lösen, oder die mit festen Stoffen verbunden und gemischt sind, deren Beimischung zu dem Badewasser man verhindern will.

So werden auch Kalmusbäder in der Weise hergestellt, daß man die kleingeschnittene Kalmuswurzel in Säckchen in der Wanne langsam aufbrüht und dann im Bade das Säckchen weiter verbleiben läßt.

Aromatische Bäder sind meist ein einfacher Aufguß von Kamillen, Pfefferminz oder ähnlichen durch ihren speziellen Geruch wirkenden Theearten, oder einfache Bäder, denen irgend eine aromatische Essenz zugesetzt ist.

Eisenbäder werden durch den einfachen Zusatz bestimmter aus der Apotheke vom Arzt verordneter Mittel hergestellt.

Ebenso werden die bei kleinen Kindern bisweilen verordneten Sublimatbäder durch den Zusatz der bestimmten Menge arzneilicher Lösung zum gewöhnlichen Bade hergestellt. Sublimatbäder dürfen nur in Holzwannen gegeben werden.

Kohlensäurehaltige Bäder bereite man genau nach den Vorschriften, die den jetzt allgemein üblichen, zur Herstellung solcher Bäder aus der Apotheke zu beziehenden Mitteln beigegeben sind.

Senfbäder, die man im Allgemeinen nur selten als Vollbäder, viel häufiger als Fußbäder verordnet, werden durch Übergießen von 100 Gramm Senfmehl mit kochendem Wasser hergestellt. Dieses Senfmehl, das in einem Säckchen verwahrt ist, wird entfernt und das übergegossene Wasser dem Bade zugesetzt.

Moorbäder, die gewöhnlich nur in bestimmten Badeorten verabreicht werden, bestehen aus einer Auflockerung der Moorerde durch Zusatz von heißem Wasser. Nach jedem Moorbad ist ein Reinigungsbad nothwendig. Da man neuerdings auch diese Bäder künstlich herstellt, können sie an jedem beliebigen Ort genommen werden.

Wir unterscheiden nach der Wassertemperatur warme Bäder (zwischen 26—30° R.), lauwarme Bäder (20—26° R.) und kalte Bäder (20° R.) und davon abwärts. Ein kaltes Bad soll nicht länger als 5 Minuten, ein laues nicht länger als 10 und ein warmes höchstens 20 Minuten dauern. Die Pflegerin hat übrigens bei Anwendung von Bädern noch besonders darauf zu achten, ob das Bad bei immer gleichbleibender, oder bei sinkender oder steigender Temperatur des Wassers gegeben werden soll. In jedem Bade muß ein Badethermometer während des Anrichtens und während der Dauer des Bades im Wasser liegen, so daß man sich jeden Augenblick von der Temperatur des Badewassers in allen seinen Schichten überzeugen kann.

Vor Verabreichung eines Bades ist es nothwendig, den Patienten vorzubereiten, ihn dann in geeigneter Weise in das Bad zu bringen, ihn in diesem gut zu versorgen und ihn wieder in geeigneter Weise auf seine Lagerstätte zurückzubefördern.

Ein Kranker soll, bevor er in das Bad geht resp. gebracht wird, nicht nüchtern sein, er muß, da das Bad in jedem Falle ihn erregt und anstrengt, zum mindesten Milch, Bouillon oder einen Eßlöffel stärkenden Weines, je nachdem seine Diät ihm gestattet, auch sonstige leichtverdauliche Dinge zu sich genommen haben. Andererseits soll die Stärkung nicht so weit ausarten, daß der Patient mit stark gefülltem Magen, d. h. gerade in Beginn oder mitten in der Verdauungszeit in das Wasser kommt, ein Zustand, der leicht zu großen Schäden führen kann. Die Pflegerin soll den Kräftezustand eines Patienten vor dem Bade genau abzuschätzen sich bemühen. Wenn das Bad als solches hergerichtet ist, dann wird sie noch einmal das Allgemeinbefinden des Patienten, seine Athmung, seinen Puls genau prüfen; sie wird ihn, falls eine gewisse Aufregung sich seiner bemächtigt, wie dies bei Kindern oder bei Benommenen häufig bemerkt wird, zu beruhigen suchen; sie wird ihn dann, je nach seinem Kräftezustand, in geeigneter Weise in das Bad bringen. Die allerschwächsten Patienten müssen hinein getragen werden, und zwar gehören dazu mindesten zwei recht geschickte und kräftige Personen. Solche Patienten läßt man am besten auf dem Laken liegen; indem dann der eine Träger das Laken oben, der andere dasselbe unten ergreift, wird der Patient auf dieser Unterlage in das Bad getragen. Erst dann, wenn der Kranke in der Wanne liegt, wird das Laken unter ihm weggezogen, oder wenn dies nicht möglich ist, kann es auch in der Wanne verbleiben. Ist ein dritter Träger noch zur Verfügung, so mag er beim Tragen das Becken des Patienten unterstützen. Man kann derartige Patienten auch in der Weise in die Wanne bringen, wie man es beim Umbetten thut, wenn man sie aus einem Bett in das andere hebt. Beim Bade ist aber noch von besonderer Schwierigkeit, den Patienten in die Wanne so hineinzusetzen, daß er nicht in eine horizontale Lage wie im Bett kommt; der Kopf muß immer erhöht und deswegen meist noch besonders unterstützt werden. Für diese schwachen Patienten ist es am besten, sie im Laken ins Bad zu bringen, sie können dabei langsam unter das Wasser gesetzt werden, und durch Stützen und Halten kann ihnen eine mehr sitzende Stellung beigebracht werden. Ja, es giebt sogar Wannen, in welchen Vorrichtungen angebracht sind, die Laken seitlich festzuklemmen und so den Patienten, auf diesen ruhend, im Bade in bestimmter Lage zu erhalten. Kräftigere Patienten wird man allein zur Wanne gehen lassen können und sie nur nach Bedarf unterstützen, namentlich beim Einsteigen in die Wanne. Diese sind in den besseren Häusern bisweilen so eingerichtet, daß sie wie Grüfte gewissermaßen unterirdisch liegen, so daß man auf drei bis vier Stufen in sie hinuntersteigt. Für Patienten, die ihre Beine nicht weit spreizen dürfen, z. B. nach Unterleibsentzündungen oder während der Schwangerschaft, macht das Einsteigen bei den gewöhnlichen Wannen Schwierigkeiten; man setzt dann eine Fußbank vor die Wanne und eine ebensolche, die mit einem Ziegelsteine unter dem Wasser festgehalten wird, in die Wanne, so daß die Patienten trepp auf, trepp ab in die Wanne gelangen, wo sie sich dann bequem liegend oder auf der Fußbank sitzend niederlassen können. Ist der Patient im Bade, so muß die Pflegerin für seine Bequemlichkeit sorgen, ihm da oder dort, wo die Wanne ihn drückt, gerade so wie im Bett, Gummikissen unter legen; wenn ihm die Berührung mit dem Metall unangenehm ist, die Wanne mit Laken am Boden oder an den Wänden bedecken, sie wird ihm eine Stütze für die Füße zu schaffen suchen, damit er nicht zu tief ins Wasser hineingleitet. Sie soll auch den im Bade befindlichen Patienten beobachten, ob er sich im Gesicht verfärbt, — ihm vielleicht während eines heißen Bades einen kalten Umschlag auf den Kopf legen —, ob der Puls schwach wird, — ihm dann einen Löffel Kognak reichen; sie muß wissen, ob sie das Bad nicht vielleicht abkürzen muß, da der Patient nicht kräftig genug ist oder ob sich bedrohliche Erscheinungen irgend welcher Art bei ihm einstellen.

Je nachdem der Patient nach dem Bade schwitzen oder sich abkühlen soll, ist das Bett einzurichten und die Abtrocknung zu besorgen. Der Transport aus dem Bade ins Bett erfolgt in gleicher Weise, wie vorher aus dem Bett ins Bad. Die nächste Viertelstunde nach dem Bade braucht der Patient Ruhe, die ihm von der Pflegerin, nachdem sie ihm erst eine kleine Stärkung gereicht, unter jeder Bedingung verschafft werden muß.

Eine andere Art des Wasserverfahrens ist dann noch die **Douche.** Es ist dies eine Anwendung kalten Wassers auf eine bestimmte Körperstelle in Form eines Wasserstrahls, wie er aus der Wasserleitung oder aus der Gieskanne kommt. Nach dieser verschiedenen Form spricht man von **Strahlen-** oder **Regen-Douche.** Da der ganze Körper dabei entblößt sein muß, soll eine Douche nur in einem warmen Zimmer verabfolgt werden. Die Temperatur des anzuwendenden Wassers wird vom Arzt bestimmt, ebenso die Form und die Gewalt des Wasserstrahles desgleichen die Dauer dieses ganzen Verfahrens.

Trockene und feuchte Kälte und Wärme. Nicht alle Heilmittel werden aus der Apotheke bezogen, ja manche liegen in unserer beständigen Umgebung und harren gewissermaßen nur der Anwendung. Wenn wir uns des großen Einflusses erinnern, den die Hitze des Sommers und die Kälte des Winters auf unseren Körper ausüben, dann können wir uns auch denken, daß dieser Einfluß in gewissen Krankheitszuständen ein bemerkenswerther und nicht zu unterschätzender ist, daß die Temperatur, die wir auf die Oberfläche unseres Körpers einwirken lassen, von großer Bedeutung sein muß.

Da nun, wie in der Luft Hitze und Kälte abwechseln, auch die Temperatur des menschlichen Körpers große Verschiedenheit zeigen kann, und die (äußere) Lufttemperatur auf den Organismus einen großen Einfluß ausübt, so lag es nahe, diesen Einfluß geltend zu machen, um die Temperaturverhältnisse im Organismus gleichmäßig zu erhalten und die aus den Temperaturveränderungen im Organismus an einzelnen Stellen desselben (im Gehirn) sich entwickelnden Schädlichkeiten durch Anwendung von Hitze oder Kälte an dieser Stelle aufzuheben. Wir können uns dieses Mittels aber deswegen um so ausgedehnter bedienen, weil wir mit der Zeit eine gewisse Mannigfaltigkeit in Anwendung und Wirkung desselben kennen gelernt haben. Die Mannigfaltigkeit besteht darin, daß wir Kälte und Wärme im trockenen und im feuchten Zustande und auf den ganzen Organismus oder nur auf einzelne Körpertheile wirken lassen.

Die trockene Kälte wird angewandt durch Abkühlung der Luft, in welcher der Patient sich aufhält. Als von der Temperatur des Krankenzimmers die Rede war, wurde schon darauf hingewiesen, daß dieselbe zwischen 13—17° R. schwanken könne, je nachdem es für den Patienten passend erscheine. Es ist klar, daß einem Kranken, der selbst die größte Fieberhitze in seinem Körper fühlt, die niedrige Temperatur der Zimmerluft eine ganz besondere Erquickung sein muß. Im Winter ist es nicht schwer, dieser Anforderung zu genügen; man braucht nur weniger zu heizen, dann sinkt die Zimmertemperatur, bisweilen sogar tiefer, als es erwünscht sein mag. Im letzteren Falle hat man also durch Heizung es mehr oder weniger in der Hand, die Temperatur in bestimmten Grenzen zu halten. Schwieriger ist es im Sommer, dem glühenden Fieberkranken die Erquickung kühler Luft zu schaffen; hier hilft man sich, indem man zunächst für die Lage des Krankenzimmers die Schattenseite wählt. Außerdem halte man die Fenster möglichst verschlossen und verhängt, so daß man der Hitze und den Sonnenstrahlen den Zutritt verwehrt. Schließlich kann man dann noch durch verstärkte allgemeine Ventilation, Oeffnen der Ofenthüren, Fächeln und ebenso durch Besprengen des Fußbodens und durch Aufstellen von Schüsseln und Kübeln, in denen Eis liegt, eine Abkühlung hervorrufen. Gewiß ist das streng genommen nicht trockne kalte Luft, denn durch die Verdunstung des Wassers, durch das Schmelzen des Eises rc. wird die Luft auch feucht — aber im Verhältnis zu dem, was wir feuchte Kälte nennen, ist dies doch noch als trocken zu bezeichnen, zumal dies auch mit dem gewöhnlichen Sprachgebrauch zusammenfällt.

Neben dieser allgemeinen Einwirkung der trocknen Kälte findet dann die lokale noch statt in Form von kalten Umschlägen und Eisbeuteln.

Die kalten Umschläge, auch Eiskompressen genannt, stellt man dar, indem man je nach der Größe der zu bedeckenden Hautstelle Taschentücher, Servietten oder Handtücher so zusammengefaltet, wie sie im Wäscheschrank liegen, auf große Eisstücke legt und so lange dort läßt, bis sie steif gefroren sind. Solche Umschläge werden gewöhnlich schon nach wenigen Minuten, wenn sie auf dem Körper liegen, warm, deswegen sollen in der Zwischenzeit mehrere andere wieder abgekühlt werden, die dann in Anwendung kommen können. Diese Umschläge werden direkt auf den Körpertheil aufgelegt, ohne zugedeckt zu werden. In dem nothwendigen häufigen Wechsel liegt aber eine große Unbequemlichkeit für Patient und Pflegepersonal, man zieht diesen Umschlägen daher die Eisbeutel gern vor.

Es sind dies größere oder kleinere Beutel, im Inhalt zwischen 1—3 Liter Wasser schwankend, aus wasserdichtem Stoff hergestellt und mit einem wasserdichten Verschluß versehen. Je nach ihrer Größe ist auch die Oeffnung verschieden, durch welche die Eisstücke hineingelegt und das Thauwasser entfernt wird. So groß aber auch die Oeffnung sein mag, so fülle man doch nie größere Stücke hinein, als Würfel von ca. 3 Centimeter Kantenlänge. Man fülle auch nie die Eisbeutel ganz voll, sondern nur bis zur Hälfte, die andere Hälfte mache man luftleer, indem man den Eisbeutel von unten nach oben zusammenpreßt, und während man ihn noch so hält, ihn entweder selbst fest verschließt oder dies von einem Andern besorgen läßt. Der Eisbeutel wird dann vorsichtig auf die angeordnete Körperstelle gebracht, doch nie, ohne vorher eine doppelt gefaltete Leinwand untergelegt zu haben. Der Eisbeutel, der zuerst also ziemlich zusammengedrückt erscheint, beginnt mit der Zeit sich aufzublähen, wenn nämlich

das Eis thaut und dadurch Wasser und Luft sich in ihm ansammelt. Durch vorsichtiges Oeffnen des Deckels kann man ab
und zu Luft entweichen lassen, auch einmal das Wasser abgießen,
immerhin wird es dann bald nothwendig sein, den Eisbeutel
wieder frisch mit Eis zu füllen, oder was viel besser ist, einen
indeß frisch hergestellten statt seiner zu benutzen. Ein solcher
Wechsel ist gewöhnlich alle Stunde, kann aber auch schon nach
einer halben Stunde nothwendig sein. Das Vorhandensein von
zwei Eisbeuteln ist deshalb wünschenswerth, damit so
wenig wie möglich Zeit vergeht, in welcher die Haut ohne Eis-
wirkung ist. Es ist dies ein Punkt, der leider gar zu oft übersehen wird und der wirklich von sehr großer Bedeutung ist,
der namentlich bei inneren Blutungen, wobei so häufig Eis-
umschläge angewandt werden, geradezu erhaltend oder ver-
nichtend für das Leben sein kann. Es kann hier nicht der Ort
sein, des Näheren darauf einzugehen, es muß als eine ganz
bestimmte Vorschrift angesehen werden, daß zwei Eisbeutel ab-
wechselnd angewandt werden oder der frisch gefüllte schleunigst wieder aufgelegt wird. Da die Eisbeutel nur in seltenen
Ausnahmefällen in Krankenzimmern gefüllt werden, muß,
um nicht zu viel Zeit zu verlieren, der abwechselnde Eisbeutel
schon hergestellt sein, bevor der andere abgenommen wird. Die
Anwendung des Eisbeutels stößt aber auf Hindernisse sehr verschiedener Art, insofern er seiner gewöhnlichen Form nach nicht
an allen Körpertheilen angebracht werden kann. Es ist dies
namentlich oft der Fall, wenn Eis auf den Hals wirken soll,
oder wenn bei Patienten, die nicht bettlägerig sind, Eiskälte
auf den Hals, das Auge zc. angewandt werden soll. Es
haben danach die ursprünglichen Gummibeutel die verschiedensten
Formen angenommen, z. B. für den Hals diejenige einer langen
Wurst, deren Oeffnung an einem Ende die Füllung mit Eis und einen
völligen Verschluß mit einem Stöpsel gestattet. Diese „Wurst", nur
lose gefüllt, kann bequem wie eine Kravatte dem Patienten um den
Hals gelegt werden und wird daher auch wirklich Eiskravatte
genannt (s. Abb. 25).

Bei umhergehenden Patienten, bei denen Kälte auf das
Herz angewandt werden soll, bedient man sich der sogenannten
Herzflaschen. Diese sind ähnlich den Feldflaschen, flach, der Brust-

wölbung ähnlich gebogen, aus Blech oder Gummi, mit Haken versehen. An den Haken sind Bänder, mit welchen die Flasche am Halse und am Rücken des Patienten in der bestimmten Lage festgehalten wird. Die Füllung und Entleerung findet durch den Hals der Flasche statt.

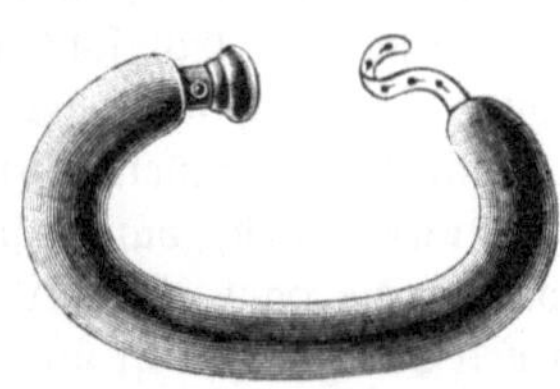

Abb. 25.   Eiskravatte.

In der Vervollkommnung solcher Apparate ist man dann immer weiter gegangen, indem man dabei namentlich den Zweck der größeren Bequemlichkeit für den Patienten im Auge hatte, und hat z. B. Mützen aus Gummi hergestellt, die wie ein Helm unterm Kinn befestigt werden und deren oberer Kopftheil zur Aufnahme des Eises bestimmt ist. Eine geschickte Pflegerin wird gewiß den Gebrauch aller solcher Hülfsmittel schon zum Besten des Kranken nicht ablehnen, wird sich aber auch ohne solche helfen können und sehr häufig helfen müssen. Nicht allein, daß nicht überall die Mittel zur Herbeischaffung dieser immerhin kostspieligen Dinge vorhanden sind, sind diese letzteren selbst auch gar nicht überall zu haben, so daß es dringend nothwendig ist, daß die Pflegerin eben ohne diese auszukommen versteht. Da hat man nun als Ersatz für den Gummibeutel überall zur Hand die sogenannte Schweinsblase, deren Füllung genau so wie beim Eisbeutel auszuführen ist und deren Verschluß durch feste Schnur, die wiederholt um die Oeffnung herumgewickelt wird, wie man jeden Sack zubindet, bewirkt werden kann. Lästig ist nur, daß diese Schweinsblasen sehr bald einen unangenehmen Geruch bekommen; aber sie sind ja so wenig kostspielig und so leicht zu haben, daß man sie immer wieder schnell erneuern kann.

Es ist vorhin schon darauf hingewiesen worden, daß die Anwendung des Eises auf Schwierigkeiten stoßen kann, indem die Eisbeutel an den betreffenden Körperstellen nicht liegen bleiben, und nicht befestigt werden können. Wir haben dann gesehen, daß schon zu diesem Zwecke die helmartigen Kappen angegeben worden sind; man kann in solchen Fällen den Eisbeutel an einem Bügel, Reifenbahre (s. Abb. 26) den man

über den Kopf, den Leib, über ein Bein legt, aufhängen, so
daß er die betreffende Körperstelle berührt, oder man kann z. B.
am Bein, an der Brust,
am Kopf die Eisblase mit
einem Handtuch anbinden.
Für den Kopf, der nament-
lich bei benommenen Pa-
tienten viel hin- und herbewegt wird, ist es recht
praktisch, dem Patienten
eine Frauen-Nachthaube
aufzusetzen, deren Kopf-
theil doppelt ist, so daß

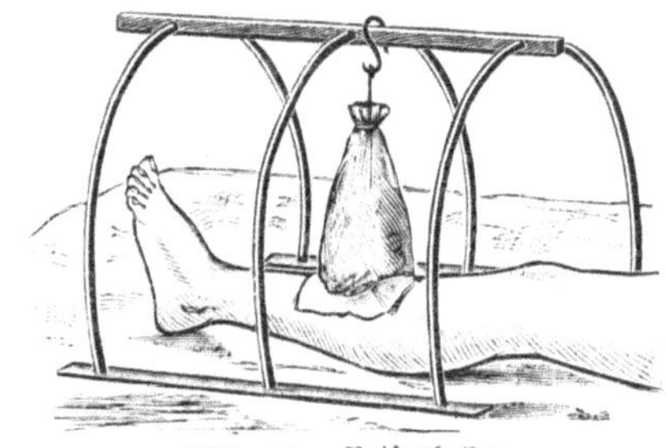
Abb. 26. Reifenbahre.

dann zwischen diese beiden Blätter die Eisblase hineingeschoben
werden kann. Einer weiteren Schwierigkeit begegnet man noch,
wenn Eis auf den Rücken eines Patienten wirken soll und dieser
dabei die Rückenlage beibehalten muß, oder wenn die hintere
Fläche eines Beines im Liegen gekühlt werden soll. In dieser
Lage schmilzt das Eis noch schneller als gewöhnlich, weil Bett-
und Körperhitze gemeinsam einwirken, es wird sich daher sehr
bald auch viel Luft und warmes Thauwasser im Beutel entwickeln, und auf diesem so aufgeblähten Beutel ist es schwer
still zu liegen, der Kranke oder sein leidendes Glied gleitet
hin und her. Will man Wasser und Luft aus dem Beutel
entfernen, so wird man ihn alle Augenblicke vorziehen und
den Patienten dabei bewegen müssen. Um dies zu vermeiden
ist es empfehlenswerth, ein dickwandiges Gummirohr, das nicht
leicht zusammengedrückt wird, durch den Beutelverschluß luftdicht
zu dem Beutel und ein ebensolches von dem Beutel in ein unter
dem Bett stehendes Gefäß zu führen und so beständig Zufuhr
von Eiswasser und Entleerung von erwärmtem Wasser aus dem
Kühlapparat bewirken zu können. Handelt es sich um die Abkühlung
größerer Körperflächen, so kann man sich beim Rücken des Wasser-
kissens bedienen, in welches durch einen zuführenden Schlauch
aus einem hochhängenden Irrigator oder besser noch aus der
Wasserleitung, weil hier ein starker Druck erforderlich ist, kaltes
Wasser hereingeleitet und durch einen zweiten aus dem Kissen
in einen unter dem Bett stehendes Gefäß mündenden Schlauch

ebensoviel Wasser abgeführt wird. Dieser permanente kalte Wasserstrom wirkt sehr kühlend, ebenso wie die vielfach empfohlenen und bewährten sogenannten Kühlschlangen. Es sind dies flache und glatte Zinnröhren, die in vielen nahe aneinanderliegenden Windungen verlaufend, sehr biegsam und daher sehr anschmiegend, und weil man durch zu- und abführende Röhren, wie beim Wasserkissen, beständig Eiswasser durchströmen lassen kann, zur permanenten Kühlung größerer ebener oder gebogener Flächen am Körper verwandt werden können. Da ich vorher darauf aufmerksam gemacht, von welcher Bedeutung der Wechsel der Eisblase für den Patienten sein kann, d. h. dadurch, daß ein allzu häufiger Wechsel zwischen Kältewirkung und längerer Pause eintreten dürfte, so möchte ich bei dieser dauernden Kälteeinwirkung noch darauf hinweisen, daß die Pflegerin genau die Vorschrift des Arztes über die Dauer dieses Verfahrens befolgen muß: dieselbe ist häufig von der Körpertemperatur des Patienten abhängig und daher auch diese hierbei genau zu beobachten.

Die feuchte Kälte findet ebenfalls ihre Anwendung durch Wirkung auf die ganze Körperoberfläche oder auf einzelne Theile derselben. In ersterer Beziehung sind die kalten Vollbäder in Wannen in erster Reihe zu nennen (s. Bäder). Ein solches Bad darf nie länger als fünf Minuten dauern; es wird auch zu beachten sein, ob es gleich mit der niedrigen Temperatur zu beginnen hat, oder ob man es am Anfang etwas wärmer giebt und dann durch Ablassen des Wassers und gleichmäßiges Zugießen von kaltem Wasser die Temperatur des Bades schnell herabsetzt. Nicht selten sind diese Bäder mit Uebergießungen verbunden, die entweder den Kopf oder gewisse Körpertheile besonders treffen sollen. Bei diesen Uebergießungen achte man darauf, aus welcher Höhe das Wasser auf den Patienten ausgegossen werden soll.

Stark abkühlend wirken dann auch noch die kalten Waschungen. Im Privathause, wo die Anwendung der Bäder nicht gerade leicht ist, denn wenn auch heutzutage in jeder größeren Wohnung eine Badeeinrichtung vorhanden ist, so ist damit die Schwierigkeit noch nicht gehoben, den Kranken ins Bad zu bringen, muß man auch ohne Bäder auszukommen verstehen. Es ist dies auch wichtig für diejenigen Fälle, wo der Patient möglichst wenig oder gar nicht bewegt werden darf. Man tauche einen großen Schwamm in kaltes Wasser (10° C. und niedriger), drücke ihn stark aus und überstreiche damit den vollständig entkleideten Patienten. Dadurch wird der Körper des letzteren nur sehr wenig naß; man läßt den Patienten noch einige Minuten entkleidet liegen, dabei verdunstet schnell die etwa auf dem Körper zurückgebliebene Feuchtigkeit, und es erfolgt eine starke Abkühlung.

In ähnlicher Weise wirken die sogenannten kalten Einpackungen. Auf eine große Unterlage, die das ganze Bett wasserdicht schützt, wird ein doppelt genommenes, in kaltes Wasser getauchtes und dann gut ausgerungenes, leinenes Laken ausgebreitet. In dieses Laken wird der Patient hineingelegt, ohne mit einer Gummi- oder sonstigen Decke weiter bedeckt zu werden. Der Patient darf diesem stark abkühlenden Verfahren höchstens fünf Minuten lang ausgesetzt werden. Wie diese drei Methoden auf den ganzen Körper angewandt werden können, so können sie auch, namentlich die Einpackung und Waschung, auch nur für einzelne Körpertheile benutzt werden. Man hat aber auch durch Konstruktion geeigneter kleiner Wannen für die einzelnen Körpertheile kalte Bäder ermöglicht (siehe Abb. 23 und 24). Das Gleichmäßige in den verschiedenen Methoden der Anwendung der Kälte ist sowohl bei der trockenen wie bei der feuchten Kälte die Entziehung von Wärme aus dem Körper des Patienten.

Aehnlich wie wir trockene und feuchte Kälte unterscheiden, müssen wir auch noch auseinanderhalten: beständige (permanente) und zeitweise (periodische) Wärmeentziehung. Die letztere tritt namentlich hervor bei den kalten Bädern und Uebergießungen, bei welchen ausdrücklich erwähnt wurde, daß die ersteren so kurz als möglich, nie länger als fünf Minuten, gegeben werden dürfen. Bei diesen so kurz nur einwirkenden Methoden wird es sich darum handeln, eine eventuelle Nachwirkung zu berücksichtigen, sie nicht zu stören, sondern womöglich zu unterstützen. Man wird daher wohl darauf zu achten haben, daß einerseits durch die überaus starke Einwirkung der genannten Mittel der Organismus nicht allzusehr geschwächt werde, daß nicht im kalten Bade ein Kräfteverfall eintritt; man wird aber auch nicht, in dem Bestreben, den stark frierenden Patienten recht schnell wieder zu erwärmen, das ganze Verfahren hinfällig und nutzlos machen. Gewiß wird man keinen Moment zögern, bei einem plötzlichen Kräfteverfall den Patienten sofort aus dem Bade herauszunehmen, ihm einen Schluck Wein zu reichen, durch Reiben den Blutkreislauf in der Haut, die ganze Herzthätigkeit wieder anzuregen — wollte man aber dieses Verfahren zu lange fortsetzen, ihm zu viel Wein reichen, ihn gar zu warm einhüllen und mit Kruken und Wärmflaschen bepacken, so könnte man ihn leicht wieder auf eine Körpertemperatur bringen, die höher als die dem Bade vorangegangene ist und die Wirkung des Bades ganz und gar vernichten. Man bereite daher bei den stark einwirkenden Methoden, dem Bade, der Waschung, der Einpackung eine Wärmflasche, warme Wäsche und ein Glas Wein vor, um den Patienten mit letzteren anzuregen und mit ersteren schnell zu erwärmen, aber man halte die Zimmertemperatur niedrig und das Zimmer luftig und richte das Bett mit Kissen und Decken so her, daß der Patient nicht gleich wieder allzusehr erhitzt wird. Man verabsäume auch nie durch Reiben der Beine und namentlich der Füße dafür zu sorgen, daß in diesen Körpertheilen eine angenehme Wärme der Haut sich bald dem Patienten selbst merklich macht. Auch hier gilt die alte gute Regel, besonders für warme Füße zu sorgen. Zehn Minuten nach dem Bade messe man die Körpertemperatur.

Die **trockne Wärme** findet Anwendung in den sogenannten Heißluftbädern, wie sie unter dem Namen „türkische Bäder" bekannt sind. Hierbei ist die ganze Zimmerluft aufs Höchste erwärmt und der Patient mit allen seinen Organen der Einwirkung der Hitze ausgesetzt. Am nächsten diesem Verfahren, nur mit dem Unterschied, daß hier der Kopf nicht der direkten Einwirkung ausgesetzt wird, ist ein anderes, bei welchem trockne, heiße Luft das wirksamste Element ist. Neben dem Bett auf der Diele steht in einem kleinen, an der Seite offenen, kuppelartigen Blechkasten eine Spirituslampe. Oben im Kasten ist ein Blechrohr von der Weite eines silbernen Fünfmarkstücks eingefügt, welches zur Höhe des Bettes hinaufsteigt und dort im rechten Winkel direkt in das Bett des Patienten hineinmündet.

So wird die durch die Spirituslampe erwärmte Luft in das Bett hineindringen, und wenn das letztere durch Decken 2c. gut verschlossen ist, wird sich in ihm eine Lufttemperatur von 40 bis 50° C. und mehr in kurzer Zeit entwickeln: ein sehr schnelles, einfaches und bei einiger Vorsicht gar nicht gefährliches Verfahren. — Um auf einzelne Körpertheile trockne Wärme einwirken zu lassen, haben wir die Wärmflaschen, Sandsäcke und Kräuterkissen. Man kann auch durch Erwärmen von Flanellkompressen im Ofen sich sehr schnell einen Ersatz für die genannten Apparate verschaffen. Man achte genau auf die Wärme aller dieser Gegenstände, es genügt dazu, sie vorsichtig mit dem Handrücken zu berühren, und nie lege man, so lange sie hier nicht vertragen werden, diese Kompressen 2c. an die kranke Körperstelle. Um diese Flaschen länger warm zu halten, empfiehlt es sich sehr, sie in wollene Decken einzuhüllen. Es bedarf wohl nicht der Erwähnung, daß Wärmflaschen fest zugepfropft sein müssen. Entweder sind die Deckel fest eingeschraubt, und dann sind sie jedesmal zu prüfen, ob sie wasserdicht sind, oder, wenn sie verkorkt sind, befestige man den Korken speziell noch mit Schnüren am Flaschenhalse. Bei Sandsäcken, Kräuterkissen achte man darauf, daß sie fest genäht sind und daß der Stoff dicht ist, denn Sand oder gar kleine, getrocknete Kräuter im Bett sind schwer zu entfernen und für die Haut des Patienten unangenehm empfindlich.

Die **feuchte Wärme** findet ihre Anwendung auf den ganzen Körper in Dampfbädern, den sogen. russischen Bädern. Es sind dies große Räume, die mehrere Menschen aufnehmen können und die mit heißen Dämpfen angefüllt sind. Diese, sowie die vorher schon genannten türkischen Bäder werden nur in großen Badeanstalten geboten, entziehen sich daher der häuslichen Krankenpflege als solcher; sie sind auch mit einer Reihe anderer Heilverfahren gewöhnlich verbunden, so daß sie für die Pflege im Hause nicht in Betracht kommen. Viel häufiger ist aber die Anwendung der feuchten Wärme auf einzelne Körperstellen, und hier giebt es eine sehr große Mannigfaltigkeit des Verfahrens. Am bekanntesten sind in dieser Beziehung die Breiumschläge, auch Kataplasmen genannt. Man verwendet dazu Leinsamenmehl, Hafergrütze oder geriebenes Brod. Dieses wird mit wenig Wasser aufgebrüht, so daß es einen dicken Brei bildet; statt Wasser kann man auch Milch nehmen und ein wenig Butter hinzusetzen, damit der Brei recht geschmeidig ist. Der Größe des Umschlags entsprechend nimmt man ein Stück weiche Leinwand und legt in die Mitte desselben einen Löffel voll dieses Breies. Indem man dann die Leinwand von allen vier Seiten über den Brei zusammenschlägt, entsteht ein kleines Couvert von Leinwand, in welchem der Brei fest eingeschlossen ist. Ein solcher Umschlag wird dann erst in der schon früher beschriebenen Weise auf seine Wärme geprüft und dann aufgelegt. Bedeckt man ihn noch mit einem wollenen Tuch oder Flanelllappen, so kann er ganz gut eine halbe Stunde und länger liegen bleiben. Wenn solche Umschläge längere Zeit angewandt werden sollen und man nicht zu jedem den Brei frisch kochen will, so kann man die Umschläge selbst leicht aufwärmen; man muß nur dabei beachten, daß sie nicht zu trocken und dadurch zu hart werden. Im Krankenhause hat man die dazu sehr gut geeigneten Umschlagmaschinen (s. Abb. 27); in der Privatpflege nehme man, falls eine solche Maschine nicht zu beschaffen ist, einen mehr als zur Hälfte mit Wasser gefüllten Topf, dessen Inhalt durch eine darunter befindliche Spiritusflamme kochend erhalten wird; über den Topf legt man zwei oder drei Holzstäbchen und auf diese den Umschlag, der durch den aus dem Topf mit kochendem Wasser aufsteigenden Wrasen (heißen Dampf)

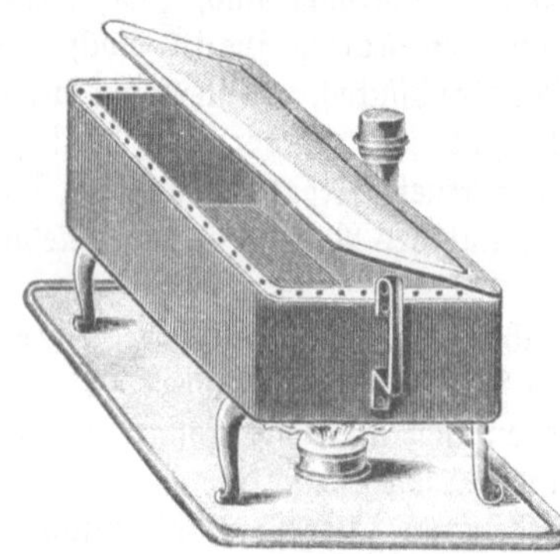

Abb. 27. Umschlagmaschine.

stets genügend warm und feucht erhalten wird. — Bei den nun zu besprechenden Umschlägen, bei welchen es sich ebenfalls um feuchte Wärme handelt, sind die sogenannten Prießnitzschen die am meisten bekannten. Es sind dies größere oder kleinere Tücher, die in Wasser getaucht, ausgerungen und dann wie Kompressen zusammengelegt auf die zu behandelnde Körperstelle gebracht werden. Ueber diese feuchte Kompresse kommt dann eine Lage von Gummipapier, Wachstaffet oder ähnlichem, wasserdicht abschließendem Stoff, die aber mindestens um eine Fingerbreite die Ränder der Kompresse überragt, und darüber kommt dann schließlich ein noch breiterer Flanell. Bleibt ein solcher Umschlag zwei Stunden und länger liegen, so wird die der Haut am nächsten liegende Kompresse so heiß, daß sie, wenn sie abgenommen wird, dampft. Diese Erscheinung tritt ein, gleichviel ob man die Kompresse in kaltes oder in warmes Wasser getaucht hat. Man kann daher die Entscheidung, ob man kaltes oder warmes Wasser für diese Umschläge verwenden soll, ganz vom Belieben des Kranken abhängig machen. Diese Umschläge wenden wir vorzüglich am Halse an, außerdem aber auch für die Brust, den Bauch, die Füße, die Beine und Finger 2c. und schließlich auch für den ganzen Körper. In diesem Falle legt man eine große wasserdichte Unterlage über die Matratze. Ueber die Unterlage kommt die große Friesdecke, über diese das nasse Laken. Der Patient wird darauf gelegt und nun mit dem Laken glatt, aber nicht allzu fest zugedeckt. Dann wird der Patient im Laken in die Decke fest eingehüllt. Die Decke um= hüllt gleichzeitig den Kopf, so daß von diesem nur das Gesicht unbedeckt bleibt. Hierbei entwickelt sich in kurzer Zeit, bis= weilen schon in einer Viertelstunde, ein starker Schweiß, den man beliebig lange erhalten kann.

Bei allen diesen Umschlägen, namentlich wenn sie tagelang angewandt werden, wie z. B. an der Hand oder am Fuß, wird die Haut allmählich ganz kraus, wie bei Wäscherinnen, ja die ganze Oberhautschicht schält sich ab, oder sie quillt auf und verursacht da= mit recht unangenehme spannende Schmerzen, oder es tritt ein heftiges Jucken auf, oder wie wir dies am Halse häufig sehen, ent= stehen leichte Bläschen oder Furunkel. Man kann dies am besten dadurch verhüten, daß man die betreffenden Hautstellen vorher mit reinem Oel oder Vaselin einreibt, oder wenn es sonst nicht schädlich ist, dick bepudert. Noch eine Anwendung feuchter Wärme ist die namentlich von Frauen beliebte Bähung: es handelt sich dabei am häufigsten um den Unterleib. Die Frauen setzen sich zu diesem Zweck mit entblößtem Unterleib über ein Bidet, oder auf einen Eimer. Im Bidet oder Eimer ist heißes Wasser oder Kamillenthee, und wenn dann um den Unterleib und das betreffende Gefäß ein dickes, wollenes Tuch gewickelt ist, dann hält sich der resp. Thee sehr warm und entwickelt vielen Dampf, die vielgerühmte Bähung. Es soll nicht unerwähnt bleiben, daß bei mangelnder Vorsicht die Patientinnen sich nicht selten schwere Verbrennungen bei diesem Verfahren zugezogen haben.

Was die Anwendung der **Elektrizität** anlangt, so hat die Pflegerin nur auf ganz besonderes Geheiß des Arztes sich damit zu beschäftigen. Die Kenntniß der hier in Anwendung kommenden Kraft ist ein so verwickeltes Studium, daß sich die Pflegerin damit genügen lassen kann, zu wissen, wo sie die betreffenden Handgriffe (Elektroden) anzusetzen, wie lange sie dieselben einwirken zu lassen und wie sie den Apparat dabei zu stellen hat.

Wenn es sich in der Krankenpflege bei allen Verrichtungen darum handelt, dem Kranken nur Angenehmes thun zu wollen und Unangenehmes, Schmerzbereitendes so vorsichtig als möglich auszuführen, um es weniger empfindlich zu machen, so muß dieser Satz ganz besonders beobachtet werden, wenn es sich darum handelt, vorgeschriebene **Blutentziehungen** vorzunehmen. Blut ist der Lebenssaft des Menschen; eine Verminderung dieses Saftes ist gleichbedeutend mit Verminderung der Lebenskraft. Wenn dennoch eine Blutentziehung vorgeschrieben ist, so muß sie genau in den Grenzen festgehalten werden, die der Arzt angiebt.

Eine Blutentziehung ist dem Pflegepersonal nur auf Anordnung eines Arztes und nur in der Form von Schröpfköpfen oder Blutegeln gestattet.

Blutegel sind wurmförmige Thiere mit einem dünnen Kopf und dickeren Schwanztheil. Letzterer ist am Ende halbkugelförmig ausgehöhlt, mit ihm pflegt sich der Egel am ehesten an einer ihm erreichbaren festen Unterlage anzuheften. Der Rücken des Thieres ist grünlich mit sechs rothen Längsstreifen. Der Bauch ist ungefleckt. Die Länge beträgt ca. 8 Centimeter. Ein frischer Blutegel muß sich lebhaft bewegen, bei Berührung knäuelartig zusammenziehen und darf sich nicht schmierig anfühlen. Die Stelle, wo das Blut abgezogen werden soll, wird vom Arzt bestimmt. Sie wird dann sorgfältigst gereinigt; ist sie behaart, dann muß sie glatt rasirt werden und wird schließlich mit Zuckerwasser oder Milch leicht betupft. Man vermeide es, den Blutegel in die Hand zu nehmen, man suche ihn vielmehr in einem weiten Glasrohr, Reagensglas, in einem zusammengerollten Kartenblatt, oder in einem Schnapsgläschen mit dem Kopfende voran an die vorgeschriebene Körperstelle zu bringen. Es ist empfehlenswerth, vor der Anwendung den Blutegel in einem sauberen Gefäß eine Stunde lang trocken aufzubewahren. Man darf den Blutegel nie an Stellen anbeißen lassen, wo die Adern durch die Haut hindurchschimmern, da dadurch sehr leicht ein Gefäß verletzt werden und eine schwer zu stillende Blutung eintreten kann. Soll der Blutegel in der Mundhöhle, am Zahnfleisch, angesetzt werden, so ziehe man vorher einen Faden durch das Schwanzende, um ihn, falls er etwa zu ·tief in der Mundhöhle verschwindet, wieder herausziehen zu können. Sollte er aber etwa verschluckt werden, so gebe man dem Kranken reichlich Salzwasser zu trinken, wodurch jegliche Gefahr aufgehoben wird.

Soll der Blutegel in der Nähe des Auges, des Ohres, der Nase, der Scheide angesetzt werden, so thut man gut, diese Höhlen vorher mit Watte zu bedecken, um ein etwaiges Verkriechen des Thieres zu verhindern. Den Moment des Anbeißens muß man geduldig abwarten und nicht durch Drücken und Quetschen das Thier dazu anzuregen versuchen, da man dadurch leicht den Blutegel unbrauchbar machen kann. Das Anbeißen bemerkt der Kranke durch den Eintritt eines nicht bedeutenden, stechenden Schmerzes; man sieht dann bald auch am Thiere eine wellenartige Bewegung und allmähliche Anschwellung seines Körpers. Man darf nun den Blutegel in seiner Thätigkeit nicht stören; hat er sich vollgesogen, fällt er meist von selbst ab; niemals darf man ihn abreißen. Sollte jedoch eine Nothwendigkeit zu seiner Entfernung eintreten, wie z. B., daß der Patient ohnmächtig wird, oder daß das Thier länger als eine halbe Stunde saugt, so braucht man ihm nur Salz auf den Körper zu streuen und es wird sofort mit Saugen nachlassen und abfallen. Es handelt sich nun darum, ob der Arzt ein Nachbluten und dies auf wie lange Zeit oder sofortige Stillung der Blutung verordnet hat. Für die Unterhaltung der

Blutung legt man am besten einen mit abgekochtem, lauen Wasser getränkten Tupfer auf, andernfalls einen trockenen. Steht die Blutung, dann wird die zurückgebliebene kleine Wunde, die stecknadelkopfgroß, dreieckig, mit scharfen Rändern ist, mit trockner Gaze verbunden. Wird die Pflegerin zur festgesetzten Zeit der Blutung durch die vom Arzt ihr angegebenen Mittel nicht Herr, so hat sie einen trocknen Tupfer auf die Wunde zu drücken und so bis zur Ankunft des sofort zu benachrichtigenden Arztes zu verharren.

Keineswegs darf der Kranke verlassen werden, bevor nicht die Blutung vollkommen aufgehört hat.

Zum **Schröpfen** gehören die Schröpfköpfe, der Schnäpper, eine Spirituslampe, eine Waschschüssel, mit lauwarmer, zweiprozentiger Karbolsäurelösung gefüllt. Schröpfköpfe sind Gläser von der Form einer Birne, deren Spitze breit abgeschnitten ist; an der unteren Seite sind sie offen; die Ränder sind ganz glatt, aber nicht scharf. Diese Gläser haben einen ungefähren Inhalt von einem Eßlöffel. Der Schnäpper ist ein würfelförmiges Gehäuse von Messing, dessen eine Wand 16 kleine schlitzförmige Oeffnungen zeigt, aus welchen bei Druck auf eine an der gegenüberliegenden Seite angebrachte Feder 16 kleine Lanzetten herausgedrückt werden, die, sobald der Federdruck aufhört, sich wieder in das Gehäuse zurückziehen.

Nachdem vom Arzt die Zahl der anzuwendenden Schröpfköpfe und der Ort, wo sie gesetzt werden sollen, genau bestimmt worden ist, wird zunächst die Haut sorgfältigst gereinigt; ebenso werden die Instrumente mit warmem Karbolwasser noch einmal abgewaschen. Jeder einzelne Schröpfkopf wird dann wenige Sekunden über die brennende Spirituslampe gehalten, so daß die in ihm befindliche Luft erwärmt wird, und wird dann schnell auf die Haut aufgesetzt. Man hüte sich hierbei vor Verbrennung der letzteren. Sobald er auf der Haut luftdicht aufsitzt, quillt die Haut in ihn halbkugelförmig hinein und verfärbt sich durch das hierher strömende Blut dunkelblauroth.

Man achte übrigens genau darauf, daß der Schröpfkopf über der Spiritusflamme nicht zu heiß wird, da er sonst leicht platzen oder, wie erwähnt, die Haut des Patienten verbrennen kann. Hat der Schröpfkopf einige Minuten gesessen, so fällt er entweder von selbst ab, oder er wird, indem man ihn ganz leise von der Haut abzuheben sucht, entfernt. Es bleibt dann eine ca. thalergroße, runde, blaurothe Hautstelle zurück, und es ist damit das Verfahren des trockenen Schröpfens beendet.

Sollen blutige Schröpfköpfe gesetzt werden, so tritt nun noch der Schnäpper, der vorher sorgfältig gereinigt sein muß und in Karbolsäurelösung getaucht worden ist, in Thätigkeit. Der Schnäpper wird auf die bereits erwähnten blaurothen, blutunterlaufenen Stellen, die „trocken geschröpft" worden waren, aufgesetzt und bringt dort, wenn man seine kleinen Lanzetten herausspringen läßt, 16 blutende Risse in der Haut hervor. Soll mehr Blut entzogen werden, so setzt man den Schnäpper in querer Richtung noch einmal auf die Haut, oder es wird zum zweiten Male der Schröpfkopf aufgesetzt, um noch mehr Blut aus den kleinen Wunden zu ziehen. Bei dem ganzen Verfahren ist genau der Vorschrift des Arztes zu folgen. Schließlich werden die kleinen Wunden sorgfältig mit in Karbolwasser getauchten Tupfern gereinigt, mit etwas Borvaselin bestrichen und mit Verbandgaze verbunden.

Dieses Verfahren ist das gewöhnliche; man kann sich aber im Nothfalle kleiner Gläser bedienen, welche eine ähnliche Form wie die Schröpfköpfe haben; man kann die Luft in ihnen statt mit der Spiritusflamme mit einem brennenden Streichholz erwärmen; man kann statt des Schnäppers eine kleine Lanzette gebrauchen und mit dieser kleine Einschnitte machen, und man kann schließlich zuerst die Einschnitte machen und dann die Schröpfköpfe aufsetzen. Aber wie das Verfahren auch geübt wird, man soll sich hüten, die Haut zu verbrennen; man soll mit der allergrößten Sauberkeit verfahren; man soll nicht Adern, die in der Haut oberflächlich liegen, anschneiden.

Die Anwendung der Blutegel und Schröpfköpfe ist, wie schon wiederholt betont worden, nur auf Anordnung des Arztes erlaubt.

Die dritte Form der Blutentziehung, das Anschneiden eines Blutgefäßes, der sogenannte Aderlaß, darf nur vom Arzt selbst vorgenommen werden. Die Thätigkeit des Pflegepersonals bezieht sich dabei nur auf die genaue Beobachtung der Blutstillung. Alle drei Arten von Eingriffen sind übrigens heutzutage ziemlich selten, am häufigsten handelt es sich noch um das Setzen von trockenen Schröpfköpfen.

2. Die Pflege in einzelnen Krankheiten.

Es kann nicht Aufgabe der Pflegerin sein, sich eine so genaue Kenntniß der einzelnen Organe und ihrer Verrichtungen zu erwerben, um geringe Abweichungen vom Normalen und deren Ursachen und Folgen zu erkennen und zu beurtheilen, kurz, um Krankheiten in ihrem Entstehen, Verlauf und in ihrem gar so wechselnden Bilde, in das Klarheit zu bringen oft dem Arzt kaum möglich ist, festzustellen — aber sie muß doch wenigstens einen Einblick in diese Dinge zu bekommen suchen, damit sie die besonders zu berücksichtigenden Momente bei der Entstehung oder im Verlauf gewisser Krankheiten während der Pflege Erkrankter stets genau gegenwärtig hat und ihnen auch im Falle der Noth selbstständig gegenübertreten kann. Damit ist keineswegs gesagt, daß sich eine Pflegerin je gestatten kann, eine Diagnose zu stellen, oder gar einen bestimmten Heilplan aufzustellen; wohl aber kann sie, wenn sie die krankhaften Erscheinungen genau erkennt, und wenn sie dieselben richtig zusammenfügt, wenn sie die Abweichungen von dem gewöhnlichen Krankheitsverlauf schnell bemerkt und die nöthigen Eingriffe, die sie gelehrt worden ist, vollauf beherrscht, dem Arzte eine schätzenswerthe Stütze und dem Kranken geradezu eine Lebensretterin werden.

Es ist dies eine sehr schwere Aufgabe, vor welche sich ganz besonders die Pflegerin in der Familie gestellt sieht. Hier, wo ihr weder die äußern Verhältnisse — geeignete Krankenräume, Instrumente und Apparate — so günstig sind, wie im Krankenhause, noch wegen der leicht erklärlichen Aufregung der Umgebung des Kranken die nöthige Ruhe zur Sammlung gewährt ist, ja im Gegentheil das Erkennen und richtige Handeln zuweilen erschwert wird, ist es nothwendig, daß die Pflegerin Kenntnisse gesammelt hat, auf die gestützt sie ihr sachgemäßes Vorgehen begründen kann.

Es kann jedes Organ für sich oder im Zusammenhang mit den anderen, zu einem bestimmten Apparat gehörenden, erkranken. Der Magen allein z. B. wird krank, und schließlich wird der ganze Verdauungsapparat in Mitleidenschaft gezogen. Es kann dann weiter durch die kranke Thätigkeit eines Apparates der ganze Organismus erkranken. In Berücksichtigung dieser Vorgänge sprechen wir von organischen Krankheiten. Andererseits kann durch Eindringen eines schädlichen Wesens der Keim zu einer Krankheit gelegt werden, die den ganzen Körper gleichzeitig ergreift und sich in ihm festsetzt, ihn ansteckt. Wir sprechen dann von ansteckenden Krankheiten, wie wir ferner je nach der Dauer der Krankheit von akuten und chronischen sprechen.

Neben allen diesen Unterscheidungen ist dann noch die letzte und wohl die geläufigste, deren auch wir uns hier bedienen wollen:

a) Pflege bei inneren Krankheiten,
b) chirurgischer Krankendienst.

a. Pflege bei inneren Krankheiten.

Unter den inneren Krankheiten sind es die ansteckenden, bei welchen am häufigsten die Berufspflegerin in Anspruch genommen wird. Es liegt dies daran, daß der betreffende Kranke, um die von ihm ausgehende Ansteckung zu verhindern, von der Familie oder der bisherigen Umgebung getrennt werden muß, so daß es ihm dann sehr oft, selbst in den leichtesten Fällen an Abwartung und Pflege fehlt. Es giebt ja dafür eine sehr gute Aushilfe, das ist das Krankenhaus, und in der That ist diese bisweilen sogar von der Obrigkeit direkt vorgeschrieben, aber es giebt doch auch sehr viele Fälle, wo die Ueberführung in das Krankenhaus nicht direkt angeordnet, ja nicht einmal nothwendig ist, da die Wohnung des Patienten groß genug ist, um ihn von den Gesunden zu trennen. Aus weiser Vorsicht wird gerade hier die Hilfe sachgemäßer Pflege gern in Anspruch genommen werden.

Die Ansteckung vollzieht sich in sehr verschiedener Form. Entweder ist der Verdauungsapparat krank und liefert durch das Erbrechen oder durch den Koth einen Ansteckungsstoff, oder der Athmungsapparat ist krank und bildet durch seine Absonderungen (Auswurf, Sputum) das Mittel zur Uebertragung.

Bei einer anderen Reihe von Krankheiten wird der in den Körpersäften vorhandene Ansteckungsstoff durch den Schweiß oder andere Erscheinungen in der äußeren Haut ausgeschieden. Die die Ansteckung bewirkenden Lebewesen sind so klein, daß sie nur unter dem Mikroskop bei vielhundertfacher Vergrößerung zu erkennen sind; aber so klein sie sind, so massenhaft sind sie vorhanden, und so schnell und leicht vollzieht sich ihre Vermehrung namentlich auf geeignetem Nährboden, d. h. auf einem Ort, der zu ihrer Vermehrung die geeignete Beschaffenheit bietet. So sehen wir, daß die vom Verdauungsapparat gelieferten Ansteckungsstoffe nur auf diesem Apparat sich wirksam zeigen, die von dem Athmungsapparat ausgeschiedenen nur hier sich einnisten u. s. w. — so erzeugen Typhus, Cholera, Ruhr nur immer wieder diese Affektionen, die sich im Darm abspielen, so erzeugen Diphtherie und Keuchhusten immer wieder nur diese im Athmungsapparat verlaufenden Krankheiten; immerhin muß aber auch noch dort der Darm und hier die Athmungsfläche in einem zur Aufnahme der Bakterien besonders geeigneten Zustande sein. Von diesem Gesichtspunkte der Ansteckungsmöglichkeit ergiebt sich nun die Nothwendigkeit der Verhütung der Ansteckung in doppelter Weise, erstens ist der Ansteckungsträger, jene kleinen Pilze, Bakterien möglichst schnell zu tödten und zweitens ist ihm jeder geeignete Platz zu nehmen, auf welchem er sich niederlassen und vermehren könnte. Diesem Erforderniß ist aber sehr schwer zu genügen. Wenn wir z. B. erfahren, daß ein einziger Stuhlgang, den ein cholerakranker Schiffer in den Fluß entleert, genügt, den ganzen Fluß mit Cholerabakterien zu infiziren, so wird uns erst klar, wie schwierig doch der Kampf gegen die Ansteckungsgefahr sein kann. Der kaum sichtbare Schmutz der nach der Abwartung eines Typhuskranken trotz sorgfältiger Reinigung der Pflegerin unter dem Fingernagel zurückbleibt, kann genügen, wenn letztere mit diesem Finger in ihren Mund geräth, die Typhusbakterien in ihren Darm zu überführen. Und wenn sich auf diese Weise schon zeigt, wie schwierig es ist, sich vor Ansteckungsstoffen zu schützen, so ist es noch viel schwie-

riger, zu verhüten, daß ein geeigneter Nährboden sich im Körper bildet. Gewiß wird man sich zu Cholerazeiten hüten vor
Darmleiden, vor Diarrhoe, man wird sich hüten, mit einem
kranken Rachen in die Nähe eines Diphtheritiskranken zu gehen,
aber man glaube nur nicht, daß damit der Vorsicht Genüge
geschehen ist. Wie jene Lebewesen von mikroskopischer Beschaffenheit sind, so brauchen auch die Eingangspforten für sie
in den Körper nur mikroskopisch zu sein, nur mikroskopisch klein
der Boden, der für ihre Ernährung geeignet ist.

Es ist nothwendig, daß die Pflegerin die verschiedenen
Krankheiten einigermaßen kennen lernt, was am besten gelingt,
wenn man die Krankheiten nach Form und Art der Ansteckung
gruppirt.

Eine solche Gruppe für sich bilden Unterleibstyphus,
Cholera, Ruhr. Jede dieser drei Krankheiten verläuft im
Darm, wo die eingewanderten Bakterien ihren Nährboden
suchen, und von wo aus sie den Kampf mit dem ganzen Organismus aufnehmen. Vom Darm werden sie mit dem Koth nach
außen befördert, wo es dem einen oder anderen unter ihnen gelingt, den Desinfektionsmaßregeln zu entwischen und weiter zu leben.

Wie ich vorher kurz erwähnte, gedeihen sie im Wasser
recht gut, ja sie leben im Staube der Luft, im Erdreich in
unveränderter und unverkürzter Weise weiter. Es ist nicht
gerade nothwendig, Flußwasser zu trinken, um sich zu infiziren;
man kann die Ansteckung sich mit dem gewöhnlichen Brunnen-
wasser holen. Vom Erdreich gehen die Bakterien in das
Grundwasser über und kommen von da in das Brunnen-
wasser. Ja, ein mit Koth besudeltes Wäschestück, das bei
Seite gelegt wird und trocknet, giebt, bis es endlich zum
Waschen kommt, in Staubform zahllose Mengen von Bakterien
der Luft ab, und wie will man sich schützen, diese einzuathmen
oder hie und da mit den Speisen in den Magen oder Darm
zu bringen?

Ist ein Mensch mit **Typhus** inficirt, so vergehen einige
Tage, bis die Krankheit zum Ausbruch kommt. Der Betreffende
fühlt sich matt, abgeschlagen, appetitlos, schläft schlecht, klagt
über Kopfschmerz und merkt endlich durch einen Schüttelfrost,
daß er krank ist. Dieser Schüttelfrost fehlt übrigens auch gar

nicht selten, und auch ohne ihn kommt das Krankheitsgefühl über den Menschen, das dann vom Verdacht zur deutlich nachweisbaren Wirklichkeit wird, wenn er seine Temperatur bestimmt, die häufig zwischen 39 und 40° C. beträgt. Die nun fortgeführte Beobachtung ergiebt folgendes: das Allgemeinbefinden des Patienten in Bezug auf Kopfweh, Appetitlosigkeit, Mattigkeit 2c. verschlimmert sich. Der Kopfschmerz geht allmählich in völlige Besinnungslosigkeit über. Es tritt bisweilen ein Zustand fortwährenden Träumens ein, der Patient liegt im Bett wie im tiefsten Schlafe, rührt sich nicht und bleibt in der einmal angenommenen Lage beständig liegen, trotz trockener Lippen läßt er kein Durstgefühl merken, und ebensowenig bezeugt er Lust, etwas zu genießen: er ist schlaftrunken und völlig theilnahmslos. Bisweilen aber auch ist der Patient in beständiger Bewegung, mit unruhigen Augen blickt er ängstlich um sich, die Gesichtsmuskeln zucken, der Mund wird wie zum Sprechen bewegt, er spricht wohl auch, aber nur undeutliches, verworrenes Zeug, die Hände zupfen an der Bettdecke, machen Greif- und Abwehrbewegungen; der ganze Körper ist von Unruhe erfüllt und wird hin und hergeworfen, ja, es kommt in diesem Zustande nicht selten dazu, daß der Patient sich erhebt, aus dem Bett steigt und in seinen Fieberdelirien das Zimmer verläßt und verfolgend oder sich verfolgt glaubend davoneilt. In diesem Zustande ist es vorgekommen, daß sich Patienten durch Erkältung noch andere schwere Krankheiten zugezogen, daß sie, statt durch Thüren, durchs Fenster gegangen und tödtliche Verletzungen davon getragen haben. Solche Kranke äußern auch kein Nahrungsbedürfniß. Diese Erregungszustände treten besonders des Abends auf, nehmen bis gegen Mitternacht zu und werden dann gegen Morgen geringer, bestehen aber in weniger heftiger Form auch am Tage. Es ist dies eine Periode der Krankheit, die gewöhnlich nur die ersten 8—14 Tage anhält. Während dieser Zeit ist die Zunge trocken, rauh, die Lippen sind borkig; auf der Haut am Oberbauch entdecken wir hier und da stecknadelkopfgroße, rothe Punkte. Die Haut selbst, die nur selten Schweiß zeigt, fühlt sich brennend heiß an, und die Temperatur schwankt, wie häufiges Messen ergiebt, während dieser Zeit nur wenig, sie hält sich beständig zwischen 39 und 40° C. oder zwischen noch höheren Graden. Entsprechend dieser hohen Körpertemperatur ist der Puls sehr häufig, wir zählen 100—120 und noch mehr Schläge in der Minute, und ebenso wird die Athmung fast fliegend, 30—40 Athemzüge in der Minute. Man hört, neben dem Bett stehend, reichliche schnurrende und pfeifende Athmungsgeräusche; die Stimme ist rauh und heiser. Der in geringer Menge entleerte Urin ist dunkelrothbraun, scharf riechend. Der Stuhlgang, der mehrfach am Tage erfolgt, bekommt die Beschaffenheit von dünner Erbssuppe. Nicht selten ist die Benommenheit der Patienten so groß, daß die Entleerungen unwillkürlich erfolgen. Sind in dieser Weise 8—14 Tage vergangen, so treten bei günstigem Verlauf gewisse Veränderungen in den erwähnten Erscheinungen auf. Die Temperaturen werden Morgens und Vormittags etwas niedriger, und ebenso wie sie immer mehr während der nächsten 1—2 Wochen des Morgens sinken, erreichen sie auch des Abends, wenn auch weniger schnell, nicht mehr die frühere Höhe, so daß beide Temperaturen allmählich „staffelförmig" absinkend, nun in der vierten Krankheitswoche nur noch zwischen 36,5 und 37 ⁰ C. schwanken. Wie die Temperatur so zur Norm zurückkehrt, so schwindet auch immer mehr die Benommenheit des Patienten, es tritt stundenweise ein ruhiger, erquickender Schlaf mit angenehmen Schweißen ein. Die Athmung ist langsam, normal. Nur die Pulsfrequenz behält immer noch die alte Beschaffenheit und kehrt sehr viel später zu dem Normalen zurück. Der Puls ist sehr veränderlich, d. h. er schwankt in Bezug auf Häufigkeit und Beschaffenheit mit jeder körperlichen und geistigen Bewegung.

Wie die oben geschilderten Funktionen der Sinnes-, Athmungs- und Kreislaufsorgane wieder zum gesunden Zustande zurückkehren, so ist dies auch bei demjenigen Apparat der Fall, der am meisten angegriffen war, bei dem Verdauungsapparat. Es stellt sich in dieser Periode der Rekonvaleszenz ein guter Appetit und regelmäßige Darmthätigkeit ein. Der Reihenfolge nach ist dies zuletzt zu erwarten, da, wie bereits oben erwähnt, der Darm ja der Hauptsitz der krankhaften Störungen war. Die völlige Genesung, d. h. die absolute Wiederherstellung der erkrankten Organe vollzieht sich in dieser Krankheit sehr langsam, und Rückfälle sind nicht selten.

Was aber noch besonders wesentlich bei der Schilderung des Verlaufs eines Typhus ist, das sind die hier auffallend zahlreichen Zwischenfälle und Miterkrankungen anderer Organe (Komplikationen). Da, wie es sich leicht denken läßt, bei einer so schweren Krankheit alle Organe in Mitleidenschaft gezogen sind, so liegt die Möglichkeit nahe, daß diese letzteren nun noch in eine Krankheit eigener Art verfallen. Was zunächst das Fieber in der ersten Periode anlangt, so kann dasselbe eine Höhe erreichen, welche unmittelbar für das Leben bedrohlich wird, es sind dies Temperaturen zwischen 40 bis 41° C. und darüber; mittelbar kann aber das Fieber, selbst wenn es nicht diese Höhe erreicht, lebensgefährlich werden durch die damit verbundene Benommenheit oder andererseits durch die übermäßige Erregung, wenn diese Zustände länger als die gewöhnliche Zeit andauern. Da die Patienten in dem benommenen, schlaftrunkenen Zustande wie in einer Betäubung liegen, Stuhlgang und Urin unwillkürlich entleeren, die normale Empfindung auf der Haut ꝛc. ganz verlieren, so kann es jetzt trotz großer Aufmerksamkeit und Vorsicht zum Aufliegen (Decubitus) kommen; die Patienten bemerken nicht, daß sie Flüssigkeit im Munde haben, sie schlucken sie nicht und dadurch kann diese dann in den Kehlkopf gerathen und zu heftigen Reizzuständen führen, oder die im Munde verbliebene Flüssigkeit geht in Fäulniß über und macht hier Geschwüre und Bläschen (wie die Schwämmchen bei kleinen Kindern). Diese Fäulniß setzt sich vom Munde und Rachen aus auf die Nachbarorgane, Ohrspeicheldrüse und Ohren, fort und führt so zu heftigen Entzündungen dieser Organe. Der Patient merkt auch nicht, daß sich, wie dies bei dem mit Typhus gewöhnlich verbundenen Luftröhrenkatarrh vorkommt, Schleim in der Luftröhre ansammelt, er hustet diesen nicht aus, und dieser Schleim füllt dann die kleineren und größeren Luftröhren derartig aus, daß es zu einer vollkommenen Lungenentzündung führen kann. Es können solche Schleimtheile auch im Kehlkopf haften bleiben und hier Geschwüre erzeugen, die den Kehlkopf derartig angreifen, daß er seinen Dienst zum Sprechen und Athmen versagt. In dem anderen durch hohes Fieber erzeugten Zustande heftigster Aufregung und beständiger Unruhe sind neben den soeben geschilderten Zuständen noch andere zu befürchten. Ab-

gesehen davon, daß der Patient mit allen ihm nur erreichbaren
größeren und kleineren Gegenständen, wenn sie nicht nieth- und
nagelfest sind, sich selbst und anderen großen Schaden bereiten
kann, werden seine Körperkräfte außerdem vom Fieber durch
die beständige Thätigkeit aller Muskeln (er ist, wie gesagt,
kaum im Bett zu halten) noch auf die Dauer derartig im An=
spruch genommen, daß dies schon den Tod durch Entkräftung
herbeiführen kann. Diese beständige Unruhe und Bewegung kann
aber auch direkt auf einzelne Organe, namentlich den Darm,
der am meisten im Typhus ergriffen ist, noch besonders schädlich
wirken, indem die hier gebildeten Geschwüre gestoßen oder gezerrt
werden, dadurch entweder die Darmwand zerrissen wird und nun
der Darminhalt in die Bauchhöhle tritt und Bauchfellentzündung
erzeugt oder der Patient an einer so entstandenen (Darm)blutung
sich innerlich verblutet. Wie groß die Gefahr ist, daß ein solcher
Zufall eintritt, geht schon daraus hervor, daß er selbst bei
größter Ruhe, wie sie bei der oben geschilderten Schlafsucht und
Benommenheit herrscht, auch sich einstellen kann. Das Zeichen,
daß sich solch ein Ereigniß zugetragen, ist ein sehr deutliches.
Der Patient, wenn er erregt war, wird plötzlich ruhiger, die
Haut, namentlich im Gesicht, wird blaß, fahl, sie ist mit kaltem
Schweiß bedeckt, sie fühlt sich, namentlich an Händen, Füßen
und im Gesicht kalt an, die Temperatur sinkt plötzlich um mehrere
Grade, der Kranke zeigt großes Durstgefühl, bisweilen tritt
sofort eine starke Entleerung flüssiger und geronnener Blut=
massen ein, jedenfalls bläht sich aber sehr bald der Leib trommel=
artig auf. Die Athmung wird noch häufiger als zuvor, der
Puls wird klein, kaum fühlbar. Es prägt sich in den Gesichts=
zügen eine deutliche Angst aus, der Patient wird ohnmächtig
und in den äußersten Fällen ist die Ohnmacht der Uebergang
zum Tode. Es ist dies, wie ich wohl einschalten möchte, ein
an und für sich seltenes Ereigniß, und wir sind in der Lage,
durch rechtzeitigen Eingriff den traurigen Ausgang in vielen
Fällen verhüten zu können. Bemerkenswerth ist ferner, daß bei
Typhuskranken auch recht heftiges Nasenbluten eintreten kann.
Die Patienten, die sich mit ihren Fingern sehr viel in der
Nase zu schaffen machen, bohren darin so heftig, bis es zu
einer Blutung kommt. Diese kann eine Zeit lang unbemerkt

bleiben, namentlich wenn der Patient die Rückenlage einnimmt. Das Blut läuft aus der Nase hinter in den Rachen und wird verschluckt. Auch diese Blutung kann zum Kollaps führen. — Wir begegnen auch unangenehmen Zufällen ab und zu noch bei Beginn der Rekonvaleszenz, wenn das Fieber schon im Abnehmen oder ganz geschwunden ist. Es tritt eine Anschwellung des Unterschenkels, auf oder beide Unterschenkel schwellen namentlich an den Knöchelgelenken mit teigiger Verdickung der Haut an.

Schließlich sehen wir, wenn wir die Krankheit bereits als völlig abgelaufen betrachten, sie noch einmal von neuem entstehen, und der Kranke muß sie in allen ihren Stadien noch einmal durchmachen. Solche sogenannte Recidive sind gerade hier nicht selten. Wie sich aus alledem ergiebt, erheischt die Pflege eines Typhuskranken die völlige Beherrschung aller Theile der Krankenpflege. Hier kann eine Pflegerin zeigen, was sie gelernt hat und was sie leisten kann. Neben der genauen Beobachtung des Verlaufes muß sie darauf gerüstet sein, in jedem Augenblick außergewöhnlichen Ereignissen in geeigneter Form entgegenzutreten. Hier ist in des Wortes vollster Bedeutung das Leben des Patienten in die Hand der Pflegerin gelegt. Hier wird aber auch die Pflegerin in dem Bewußtsein, stets ihrer Pflicht genügt zu haben, den schönsten Lohn ihrer Thätigkeit finden.

Die Pflege eines Typhuskranken beginnt damit, daß der Ansteckungsgefahr, wie sie in dieser Krankheit liegt, zunächst Rechnung getragen wird. Ein solcher Kranker muß von den übrigen Familienmitgliedern absolut getrennt werden. Man richte für ihn ein eigenes Krankenzimmer ein, in welchem mit Rücksicht auf die Schwere dieser Krankheit Alles fürsorglich beachtet sein muß. Bei den vielen und großen Anforderungen, welche man aber gerade bei dieser Krankheit an das Krankenzimmer zu stellen hat, bei der langen Dauer dieser Krankheit, bei der Gefahr der Ansteckung und bei der Nothwendigkeit größter Ruhe für den Kranken, ist dies eine sehr schwere Aufgabe. Besonderes Gewicht ist zunächst darauf zu legen, daß die Stuhlentleerungen in streng desinficirter Form entfernt oder aufbewahrt werden, wenn es für den Fall einer Besichtigung derselben durch den Arzt erforderlich erscheint. Die Stuhlentleerungen enthalten die Ansteckungsstoffe des Typhus, ihnen gebührt die oberste Aufmerksamkeit. Man macht sie am ehesten ungefährlich, indem man in das Stechbecken schon vor der Benutzung dreiprozentige Karbolsäurelösung gießt und nach der Entleerung mit ebensolcher Lösung in reichlicher Menge das gebrauchte Gefäß, nachdem sein Inhalt in das Kloset sorgfältig entleert worden ist, aufs peinlichste säubert. Was das Weitere bei der Pflege im Typhus anlangt, so ist nichts zu erwähnen, was ihr gerade bei dieser Krankheit besonders eigenthümlich wäre. Trotzdem soll es hier besprochen werden, um das Bild des Pflegedienstes, wie dieser in den meisten akuten Krankheiten geübt wird, zu vervollständigen.

Sobald die Krankheit sicher festgestellt ist, oder auch nur ein nennenswerther Verdachtsgrund für dieselbe vorliegt, darf der Patient nicht mehr das Bett verlassen. Der Kranke ist sauber zu waschen und von jetzt an täglich mindestens einmal mit reiner Wäsche zu versehen. Im Zimmer sind Waschgeräthe, vor allem dreiprozentige Karbolsäurelösung, bereit zu halten, damit den Anforderungen der Reinlichkeit für den Kranken, wie aber auch für die Pflegerin selbst, in jedem Augenblick genügt werden kann. So lange Stuhlgang und Urinentleerung vom Patienten gemeldet wird, ist dies leicht. Außer den sonst täglich, wie bei allen anderen Krankheiten vorzunehmenden Waschungen soll man hier aber der Umgebung des Afters am Patienten wie an der Wäsche besondere Aufmerksamkeit widmen, man reinige diese Körpertheile ganz energisch und entferne beschmutzte Wäsche sofort. Viel schwieriger ist diese Aufgabe zu erfüllen bei benommenen oder delirirenden Kranken. Diese lassen Koth und Urin unter sich gehen und bleiben im Schmutz liegen, ohne es zu melden. Bei solchen Kranken muß die Pflegerin sich häufig überzeugen, ob die Patienten trocken liegen, und nun trotz vermehrter Schwierigkeiten die Reinigung in ebenso peinlicher Form vornehmen, wie bei den Patienten, die bei voller Besinnung sind. Hier beachte man nicht allein die eben erwähnten Stellen, sondern auch namentlich die Hände des Patienten. Gar zu oft hat sich der besinnungslose Kranke dieselben stark verunreinigt, und ohne darauf zu achten, fährt er sich mit diesen schmutzigen, und was besonders schlimm ist, mit diesen Ansteckungsstoff tragenden Fingern in seinem traumhaften Zustande in den Mund, die Nase

oder die Augen. Die Hand muß sauber gewaschen, die Finger-
nägel müssen kurz gehalten, und jeder darunter befindliche
Schmutz sorgfältig entfernt werden. Dieselbe Aufmerksamkeit möge aber auch die Pflegerin an sich selbst üben. Ich
verweise ein für allemal hierbei auf die im allgemeinen Theile
gegebenen Vorschriften.

Die Temperatur soll in den fieberhaften Wochen drei-
stündlich bei Tag und Nacht gemessen werden. Temperaturen,
welche die gefahrdrohende Höhe von 40° und darüber erreichen,
sind sofort dem Arzt zu melden. Bei Temperaturen über 39° C.
ist zunächst eine Eisblase auf den Kopf zu legen, bei noch
höheren Temperaturen auch eine solche auf den Leib. Während
früher Bäder zur Abkühlung sehr viel in Gebrauch waren, werden
sie jetzt nur noch sehr selten angewandt. Die Temperatur eines
solchen Bades wird vom Arzt genau bestimmt, ebenso diejenige,
bis zu welcher das Bad abgekühlt werden soll (durch Zugießen
von kaltem Wasser), außerdem wird von demselben angeordnet,
wie lange das Bad dauern soll. Die Badewanne muß neben
dem Bett des Patienten stehen, so daß der letztere aus dem
Bett in die Wanne, ohne sich selbst zu bewegen, bequem hinein-
gehoben werden kann. Bei sehr tief benommenen und stark
delirirenden Kranken werden sehr oft Uebergießungen des Kopfes
und des Nackens im Bade verordnet. Auch hierfür hat sich die
Pflegerin genaue Anweisungen vom Arzte geben zu lassen, die
gewissenhaft zu befolgen sind. Fängt der Patient an, starkes
Kältegefühl im Bade zu äußern, wird er blau im Gesicht, an
Händen und Füßen, zittert er über den ganzen Körper, dann
ist ihm sofort, noch im Wasser, ein Eßlöffel starken Weins zu
reichen; er ist schleunigst aus dem Bade ins Bett zu heben und
ohne abgetrocknet zu werden, in ein Laken zu wickeln. Hier
wird dann nochmals Wein gereicht, auch, wenn er sich nicht
bald erwärmt, eine Wärmflasche an die Füße gelegt. Bekommt
dagegen dem Patienten das Bad nach Wunsch, so wird er
feucht auf das Laken gelegt, nicht weiter zugedeckt, und wenn
die Feuchtigkeit abgedunstet ist, mit reiner Leib- und Bettwäsche
versehen.

Wie schon bemerkt, ist man heute vom Gebrauch dieser
Bäder sehr zurückgekommen, man wendet vielmehr jetzt Ab-

waschungen an. Hierzu schiebt man vorsichtig unter den ganzen Körper des Kranken eine wasserdichte Unterlage mit einem Laken bedeckt. Mit einem großen Schwamme, der mit Essigwasser getränkt ist, bestreicht man dann mehrere Male den Rumpf und die Seiten des Patienten und läßt ihn, nachdem dies geschehen, wenige Minuten, am besten unbedeckt, liegen. Ist er so an der Luft getrocknet, dann zieht man die Unterlagen weg und bekleidet in der üblichen Form den Patienten. Es ist gut, eine halbe bis eine ganze Stunde nach dem Bade oder der Abwaschung die Körpertemperatur zu bestimmen, da bei starker Abkühlung die Eisblase weggelassen und eine Wärmflasche an die Füße gelegt, oder im entgegengesetzten Falle das Eis wie vorher angewandt wird.

Vor, während und nach dem Bade hat die Pflegerin sich auch mit dem Pulse sorgfältig zu beschäftigen. Ist derselbe klein, unregelmäßig, sehr häufig (120 und darüber in der Minute), so darf sie nur mit nochmals eingeholter Erlaubniß das Bad vornehmen, oder, falls der Puls diese Eigenschaften im Bade bekommt, ist der Patient sofort heraus zu heben und muß durch Wein und äußere Wärme stark angeregt werden. Der Puls eines Typhuskranken ist zur Zeit des hohen Fiebers immer sehr häufig, aber doch regelmäßig. Die Pflegerin thut gut, mindestens zweimal täglich auch ohne auf besondere äußere Erscheinungen hin, nach dem Pulse zu fühlen und ihn zu prüfen. Unregelmäßigkeiten in der Schlagfolge, allzu hohe Frequenz oder auch gar zu langsamer Schlag, namentlich wenn er mit Unregelmäßigkeit verbunden ist, sind gefahrdrohende Momente.

Wenn auch die Athmung bei stark Fiebernden eine sehr häufige ist, so muß man doch noch besonders darauf achten, ob sie durch Nebengeräusche, Schnurren, Pfeifen verdeckt ist, ob sie sehr beschwerlich, ob sie regelmäßig ist. Bei sehr heißer Haut, häufigem und gar unregelmäßigem Pulse und ungleichmäßigem, fliegendem, röchelndem Athmen lasse die Pflegerin sofort den Arzt benachrichtigen, bewege den Patienten so wenig als möglich, lege ihm ein Senfpapier auf die Brust, hebe höchstens den Kopf leicht an und fordere den Patienten auf, den Schleim, wenn esgeht, etwas abzuhusten. Ab und zu werde ein Eßlöffel guten Weines gereicht.

Die Aufmerksamkeit der Pflegerin wird sich übrigens bei Beobachtung der Athmung auch auf die Lage des Patienten zu richten haben. In ihrer Benommenheit und schlaftrunkenem Zustande gleiten die Kranken mit dem Kopf vom Kissen und bleiben zusammengekrümmt oft stundenlang ruhig liegen. Der Kopf sinkt zur Seite oder hintenüber, kurz, es entwickeln sich Lagen, die der Athmung geradezu schädlich sind. Die Pflegerin mache es sich zur Pflicht, außer den Patienten selbst auch die Lagerstätte genau zu beobachten.

Während des hochfieberhaften Stadiums kann man leichtere Decken wählen. Laken und Unterlage sollen immer glatt liegen; Kopf und Nacken sollen unterstützt, dabei aber nicht allzu hoch gebettet sein. Es wird ferner gut sein, wenn nicht absolute Ruhe bestimmt vorgeschrieben ist, den Patienten nach Stunden immer einmal seine Lage wechseln zu lassen, von der rechten auf die linke Seite, oder ihn ab und zu zum Abhusten aufzufordern, namentlich wenn man bemerkt, daß die Luftwege mit Schleim gefüllt sind, den der Patient nicht selbst empfindet.

In diesem Zustande schwerer Benommenheit nützt übrigens die Mahnung zum Husten häufig wenig oder gar nichts, man versuche dann durch lautes Anrufen den Patienten zur Besinnung zu bringen und huste selbst einmal recht stark. Häufig wird es gelingen, den Patienten zur Nachahmung zu bewegen. Nehmen die rasselnden und röchelnden Nebengeräusche aber zu, ist der Kranke auf keine Weise zum Husten zu bringen, wird die Athmung immer kürzer, oberflächlicher oder gar unregelmäßig und aussetzend, dann ist es hohe Zeit, den Arzt zu benachrichtigen. Die Wärterin reiche indessen starken Wein, aber mit Vorsicht, damit bei dem benommenen Patienten der Wein nicht in die Luftröhre gleitet, und lege im äußersten Nothfalle zunächst ein Senfpapier mitten auf die Brust.

Diese Erscheinungen der Athemnoth, die mit einer Erschwerung des Schluckens und Sprechens einhergehen, können auch von einer Entzündung im Kehlkopf herrühren. Hier wird eine Eiskravatte um den Hals des Patienten zu legen sein, und es werden sehr oft auf Anordnung des Arztes Eispillen geschluckt werden müssen. Wird die Athmung erschwerter, schnarchender, bilden sich Einziehungen in der Herzgrube und in den Zwischenrippenräumen, so kann die Nothwendigkeit des Luftröhrenschnittes entstehen. Dann ist schleunigst Meldung an den Arzt geboten.

In dieser Krankheit ist die Pflege der Haut eine wichtige Aufgabe, die ganz allein der Pflegerin obliegt. Die benommenen Patienten, namentlich wenn sie stets in schlafähnlichem Zustande sich befinden, bemerken nicht einen Druck, wie er von Falten im Hemde oder im Laken bewirkt wird; und wenn durch die Krankheit eine gewisse Abmagerung eintritt, werden die Stellen, wo die Knochen gleich unter der Haut liegen, sehr bald roth und es wird sich hier leicht der schon oft erwähnte Decubitus bilden.

In einzelnen Fällen schwitzen Typhuskranke ganz außerordentlich. Hier wird es nicht genügen, den Schweiß häufig abzuwischen, sondern namentlich in den Falten und Furchen der Haut den Schweiß sorgfältig auszutupfen und Puder hineinzustreuen. Hier ist auch noch einmal zu erwähnen, worauf schon oben hingewiesen worden ist, daß der Kranke von jeder Verunreinigung an sich selbst und an der Wäsche, wie sie bei der Stuhlentleerung vorkommen kann, befreit wird.

Wenn ich vorher mit Rücksicht auf die Ansteckungsgefahr die größte Sauberkeit an und um den Patienten anempfohlen habe, so ist dieselbe auch aus Rücksicht auf die direkte Pflege des Kranken dringend geboten. Hier kommt am meisten Mund- und Nasenhöhle in Betracht. Es kann nicht genügen, daß diese Höhlen gereinigt werden, sondern sie müssen auch in einem möglichst frischen, feuchten Zustand erhalten werden. Die Nase muß nicht allein der Sauberkeit wegen ab und zu ausgewischt werden, sondern um die Athmung zu erleichtern ist es gut, durch häufigere Einführung eines feuchten Wattebäuschchens die Schleimhaut hier stets frisch zu erhalten. Ebenso beim Munde; es ist gar nicht gesagt, daß der Patient häufig zu trinken bekommen soll, auch hier genügt es, auf die oben angegebene Weise Zunge, Gaumen, Zähne, Lippen nur recht oft anzufeuchten. Bei den so oft aufgesprungenen Lippen (Einrissen in der Schleimhaut derselben) wende man eine reine Borvaseline an, die aber nur ganz dünn aufgestrichen zu werden braucht.

Die Ernährung eines Typhuskranken, die an und für sich eine sehr einfache ist, verlangt ebenfalls eine besondere Be-

rückſichtigung. Während der fieberhaften Periode und dann
noch einige Tage hindurch beſteht die Ernährung ausſchließlich
in der Zufuhr von Flüſſigkeiten. Die Darreichung irgend welcher feſter Nahrung ſelbſt in aufgeweichtem Zuſtande iſt ſtreng
verpönt. Die Hauptbeſtandtheile der erlaubten Nahrung ſind
Milch, Bouillon, Wein und rohe, in dieſe Flüſſigkeiten hinein-
geſchlagene Eier. Die auf den Tag (d. h. 24 Stunden) zuzu-
führenden Mengen werden vom Arzt beſtimmt; man rechnet
gewöhnlich 2 Liter Milch, 2 Taſſen Bouillon, $^1/_8$ Liter Wein
und 2 Eier. Je nachdem es ſich um Diarrhoe oder Verſtopfung
handelt, iſt die Milch rein oder mit Haferſchleim oder Kakao
oder Thee gemiſcht, warm oder kalt zu reichen; ähnlich verhält es ſich mit der Bouillon; ebenſo richtet es ſich danach und
nach dem jeweiligen Kräftezuſtand des Patienten, ob Ungar-
wein, Xeres, Rothwein, Champagner ꝛc. gegeben werden ſoll.
Bei der Darreichung der Nahrung ſei ſich die Pflegerin ſtets
bewußt, daß ſie es mit einem mehr oder weniger beſinnungs-
loſen Patienten zu thun hat. Sie unterſtütze deshalb den Kopf,
der leicht aufgerichtet ſein muß, gebe mit einem Male dem
Patienten nur ſoviel in den Mund, wie er leicht hinunter-
ſchlucken kann, warte auch das Schlucken ab, bevor ſie weiter
reicht, und laſſe dem Patienten im Ganzen jedesmal nicht mehr
als eine kleine Taſſe voll zukommen. Nachdem der Kranke in
dieſer Weiſe gefüttert worden iſt, ſoll der Mund gut gereinigt
werden. Erbricht der Patient, ſo muß man genau beobachten,
wie groß die Menge des Erbrochenen iſt, da danach ermeſſen
werden kann, wieviel von dem Zugeführten im Körper zur Erhaltung des Patienten zurückgeblieben iſt. Bei einem Kranken,
der über ſein Hunger- und Durſtgefühl ſich nicht zu äußern
vermag, wie dies ja bei allen dieſen Patienten der Fall iſt,
ſind dergleichen Vorgänge beſonders genau zu beobachten.

    Für die Art der Ernährung iſt die Stuhlentleerung maß-
gebend. Nach tagelanger Stuhlverſtopfung tritt ohne jede
äußere Veranlaſſung ganz plötzlich Diarrhoe ein, entweder
in dünnflüſſiger, erbsſuppenartiger Beſchaffenheit oder theer-
artig, mit friſchem, hellrothem Blut oder mit geronnenen Blut-
maſſen gemiſcht. Die Entleerungen wiederholen ſich mehrere
Tage hintereinander je einmal oder in ſchnellſter Reihenfolge

alle Viertelstunden, oder, wie es namentlich bei den blutigen
Stühlen der Fall ist, in ununterbrochenem Strom. Namentlich im letzteren Falle, der bisweilen ganz unvorhergesehen und
ungeahnt eintritt und mit Lebensgefahr für den Patienten
verbunden ist, muß eine Pflegerin sofort einzuschreiten wissen.
Bis der Arzt, dem sie schleunigst von diesem Zufall Meldung zu
machen hat, herbeizuschaffen ist, vergeht Zeit, die nicht unbenutzt bleiben darf.

Das Erste wird sein, jede Ernährung, die etwa zu Diarrhoe
führen kann, sofort aufzugeben, und passende stopfende Getränke
zu reichen: Haferschleim, Reisschleim, schwachen, bittern Thee.
Gleichzeitig ist die Aufgabe, den durch den Blutverlust geschwächten Patienten, der bisweilen ohnmächtig wird, durch
erregende Getränke überhaupt am Leben zu erhalten. Man
gebe schweren Rothwein, Glühwein, ätherische Baldriantropfen.
Da die Blutung aus dem Darm kommt, wie ich Anfangs schon
erwähnt habe, ist sofort eine leicht gefüllte Eisblase auf den Leib
zu legen, vor Allem aber jede Bewegung des Patienten zu vermeiden. Jetzt ist es nicht möglich, das etwa für diese Zeit
gerade angesetzte Bad zu verabreichen, ja, jetzt muß man sich bei
der Reinigung des Patienten sogar darauf beschränken, sie nur
soweit auszuführen, wie es ohne Bewegung des Patienten möglich ist. Falls der Patient durch seine Fieberdelirien so erregt
ist, daß er nicht ruhig im Bett liegen bleibt, ist es ausnahmsweise erlaubt, ihm mit Tüchern die Oberschenkel zusammenzubinden und ihn mit Gewalt im Bett festzuhalten. Tritt ein
völliger Kräfteverfall ein, wird die Haut blaß, bläulich, die
Nase spitz, die Augen glanzlos, der Puls kaum fühlbar, die
Füße kalt, dann zögere man nicht, die oben genannten Erregungsmittel in größerer Menge zu reichen. Außer der Eisblase auf dem Bauche, lege man Wärmflaschen an die Füße
und erwärme durch Reiben die Beine und Arme, wie man
überhaupt durch dickere Decken über die Beine und den ganzen
Körper für die Erwärmung des Patienten Sorge zu tragen hat.
Dabei bleibt selbstverständlich die Eisblase auf dem Leibe, die
an einem Bügel leicht aufgehängt oder durch ein Handtuch um
den Leib gebunden ist, unausgesetzt liegen. Wird der Puls
wieder fühlbar, kehrt die Körperwärme zurück, dann ist die

augenblickliche Gefahr gehoben, immerhin bleibt das Gesetz bestehen, daß der Patient weder bewegt wird, noch sich selbst bewegen darf.

Wie und wann endlich die Ernährung eines Typhuskranken geändert werden darf, das hängt ganz von der Bestimmung des Arztes ab. Die Patienten werden oft, namentlich in der Zeit der Rekonvaleszenz, von großem Hunger geplagt und quälen dann ebenso ihre Pflegerin. Diese soll sich durch fal= sches Mitleid nicht verleiten lassen, diesen Bitten nachzugeben. Es wäre nicht das erste Mal, daß durch eine eingebrockte und ganz aufgeweichte Semmel die kaum erloschene Krankheit von neuem angefacht und der Patient dem Tode nahe gebracht wurde. Wie bezüglich der Beschaffenheit, so soll auch bezüglich der Menge genau die Vorschrift des Arztes innegehalten werden. Hastiges Trinken größerer Mengen Milch, Bouillon, Wein ꝛc. ist schädlich und ängstlich zu verhüten. Die Pflegerin beobachte genau, daß im Bereich des Kranken weder Speisen noch Getränke zufällig stehen bleiben. Die Kranken sind bisweilen unvorsichtig, fast möchte ich sagen kindisch genug, einen unbewachten Moment zu benutzen und sich diese Speisen ohne Erlaubniß anzueignen.

Was nun die Pflege in den einzelnen Zufällen oder Nach= krankheiten, die wir beim Typhus beobachten können, anlangt, so sind dies ja Krankheiten eigener Art, die demgemäß auch nicht hier, sondern an dem betreffenden Orte für sich Besprechung finden werden.

Eine Krankheit, die, wie der Typhus, nachweislich durch die Ausleerungen sich weiter fortpflanzt, ist **die Ruhr.** Dieselbe tritt gewöhnlich zur heißen Jahreszeit auf und verbreitet sich in sehr schneller Weise. Die Ruhr beginnt mit häufigen diar= rhoeischen Stühlen und heftigen Leibschmerzen; sie ist eine eigent= liche Krankheit des Darmes und zwar namentlich in seinen untersten Parthien. Während im Anfang bei jedem Drang zum Stuhlgang auch wirklich noch Kothmassen, wenn auch ganz dünnwässerig, entleert werden, bleibt im weiteren Verlauf der „Stuhlzwang" der beständige Reiz, auf dem Stechbecken zu sitzen, bestehen, und vermehrt sich sogar noch, ohne daß jedoch mehr als ein Theelöffel voll blutigen Schleims, mit einigen Schleimhautfetzen gemischt, herausbefördert wird. Selten nur wird bei dieser Krankheit Fieber beobachtet, vielmehr auffallend niedrige Körpertemperatur. Die gewöhnliche Dauer der Krankheit bei normalem Verlauf ist ca. 8 Tage. Der Kranke ist sofort ins Bett zu bringen und durch lauwarme Getränke, wie Gerstenschleim, Reisschleim, Haferschleim, Mandelmilch, Glühwein, grünen oder schwarzen Thee innerlich, und durch Wärmflaschen, warme Tücher und Decken äußerlich zu erwärmen. Bei heftigem Stuhlzwang, der, wie bereits erwähnt, gewöhnlich ohne Erfolg ist, suche die Pflegerin den Kranken zu überreden, möglichst ruhig zu liegen und lieber den Stuhlgang, wenn er nicht mehr zurückgehalten werden kann, in vorgelegte Watte gehen zu lassen, als immer wieder sich auf das Stechbecken zu setzen. Selbstverständlich hat die Pflegerin in diesem Falle durch Gummiunterlagen dafür gesorgt, daß keine Verunreinigung der Wäsche dabei vorkommen kann, wie sie ebenso selbstverständlich nach jeder Verunreinigung der vor den After gelegten Watte dieselbe sofort entfernt und am besten für Verbrennung derselben sorgt. Die Stuhlentleerungen sind sorgfältig zu desinficiren (siehe oben) und dürfen erst dann in das Kloset geschüttet werden. Es ist ganz auffallend, wie bei vielen dieser Kranken gutes Zureden hilft; sie überzeugen sich dann sehr bald, daß ihre Entleerungen seltener werden und bekommen dadurch die Sicherheit, länger ruhig zu liegen. Die weitere Behandlung, die sich zuweilen nur auf Eingießungen desinficirender und stopfender Flüssigkeiten in den Darm bezieht, hängt ganz von den Anordnungen des Arztes ab. Was die Isolirung der Ruhrkranken in den Familien anlangt, so ist dieselbe ganz besonders insofern nöthig, als man die Berührung des Stuhlgangs und der verunreinigten Wäsche streng zu vermeiden hat.

Die dritte und die heftigste derjenigen Krankheiten, die durch die Stuhlentleerung hauptsächlich weitere Verbreitung finden, ist die **Cholera.**

Hier sind neben den Stuhlentleerungen auch die erbrochenen Massen von größter Bedeutung für die Weiterverbreitung. Trotzdem auch diese Krankheit nicht von Person zu Person ansteckend ist, ist bei ihr die völlige Isolirung doch dringend geboten. Die für die Ansteckung so gefährlichen Massen kommen so häufig und so reichlich zu Tage, daß ihre Entfernung und völlige Desinfektion eine schwierige, kaum zu überwältigende wird, und sich hieraus sehr große Gefahren für die Umgebung bilden. Andererseits ist der Verlauf dieser Krankheit ein so überaus schneller, und die Pflege derselben bedarf so vieler energischer Thätigkeit, daß es fast als einziges Mittel sowohl gegen die Krankheit selbst, wie gegen ihre schnelle Verbreitung angesehen wird, die Kranken schleunigst aus der Familie ganz und gar zu entfernen und zur weiteren Pflege nach den zu diesem Zweck eingerichteten Spezialkrankenhäusern zu überführen. Hier treten die bekannten Desinfektionsmaßregeln, und Regeln der Pflege in Wirksamkeit, die vom Arzt angegeben und deren Ausführung von demselben genau und fürsorglich überwacht wird. Dessen ungeachtet muß aber die Pflegerin auch über das Wesen und den Verlauf, über die Behandlung und die nothwendigen Eingriffe bei dieser Krankheit genau unterrichtet sein, weil hier das rechtzeitige Erkennen der Krankheit und die Kenntniß der anzuwendenden Mittel von großer Bedeutung für den Kranken und seine Umgebung sind.

Die Cholera entwickelt sich nach ein bis zwei Tage langem Vorstadium, in welchem über Verdauungsbeschwerden, Appetitlosigkeit und Diarrhoe geklagt wird, in wenigen Stunden. Oft genügen zwei Stunden, um beim Patienten das ausgeprägte Bild der Krankheit hervorzurufen. Plötzlich steigern sich die genannten Beschwerden, es tritt unstillbares Erbrechen ein, die Stuhlgänge werden immer häufiger und führen zur Entleerung reiswasserähnlicher Massen, der Patient klagt über Leibschmerzen, Koliken, Ziehen in den Waden, große Angst, die Urinentleerung stockt gänzlich, und in wenigen Stunden tritt ein völliger Kräfteverfall (Collaps) ein. Der ganze Verlauf ist ein so schneller, daß es unbedingt nothwendig ist, daß die Pflegerin sich gleich zu helfen weiß, denn bis zum Erscheinen des Arztes zu warten, mag es auch noch so schnell erfolgen, kann bisweilen lebensgefährlich werden. Der Kranke, falls er noch nicht im Bett ist, muß sofort dahin gebracht werden; es muß gesorgt werden, daß er sich hier erwärmt. Dies geschieht durch heiße Decken und Tücher, durch Wärmflaschen, Kruken ꝛc., aber auch durch starkes Bürsten und Reiben der Arme und Beine. Außerdem werde dem Patienten heißer Thee, Kognak, Glühwein löffelweise gereicht, soweit dies nicht durch das unstillbare Erbrechen unmöglich gemacht ist. In letzterem Falle gebe man dem Patienten einen Theelöffel Kognak, in welchem kleine Eispillen sind. Man entferne jede nicht zur Hilfe etwa nothwendige Person aus der Umgebung des Patienten und bemühe sich, die Abgänge desselben zu desinficiren. Den ersten Stuhlgang wird man am besten in einer sauberen Flasche aufheben, um zur Feststellung der Diagnose dem Arzte Material zu einer bakteriologischen Untersuchung zu bieten, die weiteren Stuhlentleerungen und das Erbrochene müssen aber, wenn möglich, mit noch größerer Vorsicht wie beim Typhus desinficirt werden. Wie groß die Ansteckungsgefährlichkeit dieser Abgänge ist, geht daraus hervor, daß, wie schon erwähnt, ganze Wasserläufe, so groß wie die Spree, die Elbe, die Oder, durch die Abgänge eines einzigen cholerakranken Schiffers durchseucht werden. Doch bei all dieser großen Gefahr der Ansteckung ist die geringe Sterblichkeit der Aerzte und des Pflegepersonals ein Zeichen, daß man sich auch gut vor dieser Krankheit schützen kann. Mit diesen Schutzmaßregeln muß die Pflegerin genau vertraut sein, ebenso wie mit der Desinfektion. Zu Zeiten, wo die Cholera sich im Lande zeigt, und wenn die Fälle auch noch so vereinzelt und örtlich noch so weit entfernt sind, hüte man sich, weder Wasser noch Milch in ungekochtem Zustande zu trinken, man esse nicht allein kein ungeschältes, sondern überhaupt kein rohes Obst; man vermeide Alles, was die regelmäßige Verdauung irgendwie stören kann. Die Cholera als Krankheit des Darmes findet im Verdauungsapparat, wenn derselbe irgendwo angegriffen oder geschädigt, und wenn es auch noch so wenig ist, dann leicht ihre Eingangspforte in den Körper. Aber nicht allein Speisen und Getränke können Störungen im Magen und Darm hervorrufen, es können dies auch Unregelmäßigkeiten in der Lebensweise thun; darum esse und trinke man auch ganz regelmäßig, so daß weder Hunger noch Durst zu Störungen (Schwäche ꝛc.) Veranlassung geben. Weiterhin widme man seinem äußeren Körper gebührende Aufmerksamkeit. Die Hände, die sich mit dem Kranken beschäftigt haben, führe man nicht an seinen eigenen Körper, nicht an das Auge, in die Nase, ohne sie vorher mit Seife und heißem Wasser gewaschen und in eine Sublimatlösung (1 : 1000) getaucht zu haben. Man esse nie im

Krankenzimmer. In letzterem trage die Pflegerin eine große Leinwandschürze, in die sie sich ganz einhüllen kann, und die mit Aermeln versehen ist; diese Schürze wird, sowie das Krankenzimmer verlassen wird, abgelegt.

Die große Ansteckungsgefahr dieser Krankheit hat ganz besondere polizeiliche Maßnahmen veranlaßt, wonach im Allgemeinen Cholerakranke überhaupt nicht in der Familie verpflegt werden dürfen, sondern sogar schon bei Verdacht auf diese Erkrankung in eigens dazu eingerichtete Krankenhäuser gebracht werden müssen. Nach der Ueberführung des Patienten in diese Anstalt ist die Wohnung vorschriftsmäßig zu desinficiren, und die Pflegerin hat ihrer eigenen Desinfektion die größte Aufmerksamkeit zu widmen. Dasselbe ist zu beachten, wenn ein Cholerakranker im Privathause verstorben ist.

Bei der nun zu besprechenden Gruppe von ansteckenden Krankheiten entwickelt sich die Ansteckung von Person zu Person, d. h. es ist noch nicht festgestellt, ob ein bestimmtes Lebewesen vom Kranken auf den Gesunden durch die mit der Athmung oder Nahrung eingeführten Stoffe als Ansteckungsvermittler übertragen werden kann; es ist nur beobachtet, daß Gesunde durch Berührung dieses Kranken, ja schon durch Aufenthalt in ihrer Nähe von derselben Krankheit befallen werden. Was dieser Gruppe von Krankheiten — Pocken, Flecktyphus, Scharlach, Masern, Rötheln — außerdem eigenthümlich ist, besteht darin, daß sie sich zunächst durch Veränderungen der Haut bemerklich machen.

Man hat daran gedacht, daß von den Ausscheidungen der Haut, dem Schweiß, oder von dem Inhalt der Bläschen, die sich bei einigen dieser Krankheiten auf der Haut bilden, die Ansteckung ausgeht. Dies ist zwar noch nicht erwiesen, aber immerhin als möglich anzusehen. Es ist auch von Einzelnen behauptet worden, daß diese Kranken einen eigenthümlichen Geruch verbreiten, und da ähnlich wie auf der äußeren Haut sich die Krankheit auch auf den Schleimhäuten der Nase, des Mundes, des Rachens 2c. abspielt, so ist es ja möglich, daß die Ausathmungsluft Ansteckungsstoffe enthält und damit die ganze Zimmerluft inficirt.

Eine weitere Eigenthümlichkeit dieser Krankheitsgruppe ist

es, daß sie den Menschen gewöhnlich nur einmal befällt, so daß das Ueberstehen einer solchen Krankheit mit wenigen Ausnahmen die Wiederkehr derselben ausschließt. Da nun Masern, Rötheln, Scharlach gewöhnlich im Kindesalter auftreten (sie führen daher auch den Namen Kinderkrankheiten), so kommen sie beim Erwachsenen höchst selten zur Beobachtung.

Als nothwendige Vorsichtsmaßregel ergiebt sich nun, daß auch diese Kranken streng isolirt werden, und daß namentlich der Verkehr zwischen Gesunden und Kranken sorgfältigst vermieden wird. Für die schwereren unter diesen Krankheiten: Pocken und Flecktyphus, bestehen bezüglich der Absperrung sehr strenge polizeiliche Vorschriften, wonach die Entfernung aus der Familie und die Überführung in ein Spezialkrankenhaus angeordnet ist. In großen Städten bieten die allgemeinen Krankenhäuser auch Gelegenheit zur Aufnahme der an Scharlach, Masern und Rötheln Erkrankten, die bei unseren sozialen Zuständen häufig in Anspruch genommen werden muß. Die nothwendige Isolirung ist in der Familie, namentlich wenn sie mit Kindern, aber nicht mit Mitteln gesegnet ist, nicht durchführbar, und in kurzer Zeit ist aus dem einen Kranken die Erkrankung des ganzen Hausstandes entstanden. Die Beobachtung, die ich vorher erwähnte, daß Menschen, die einmal eine derartige Krankheit überstanden, vor der Wiederkehr derselben geschützt sind, wird gar nicht selten zur Ursache, daß die Isolirung nicht mit der nöthigen Sorgfalt durchgeführt wird. Giebt es doch ganz vernünftige und liebevolle Eltern, die ihre gesunden Kinder geradezu in nahe Berührung mit den Masernkranken bringen, „damit die gesunden nun gleich auch die Sache durchmachen, dann sind sie ja fürs Leben sicher." Dagegen muß mit großem Eifer angekämpft werden. Zunächst hat Niemand das Recht, auch nicht die Eltern über ihre Kinder, einen gesunden Menschen krank zu machen; außerdem ist der Verlauf einer Krankheit nie zu berechnen. Wenn dieser bei dem unnöthiger Weise der Ansteckung ausgesetzten Kinde ein besonders schwerer ist, wenn er gar zum Tode führt, wie will und kann dann der sein Gewissen beruhigen, der die Veranlassung zur Krankheit gegeben hat. Die gewissenhafte Pflegerin wird die Isolirung aller dieser Kranken so streng

durchführen, daß sie sogar auch für sich außerhalb des Krankenzimmers ein Zusammentreffen mit Gesunden, bevor sie sich nicht
nach allen Regeln desinfizirt hat, vermeidet. Gerade die indirekte Übertragung ist hier noch besonders zu verhüten.
Die Schulvorschrift, wonach ein Kind aus einer Familie, in
welcher ein Fall von Masern oder Scharlach 2c. vorliegt, nicht
die Schule besuchen darf, ist demgemäß nicht allein berechtigt,
sondern auch wohl zu beachten. Die Mutter, die ihr krankes
Kind, und wenn auch nur einmal und auf kurze Zeit, besucht,
und dann zu den gesunden Kindern geht, überträgt auf sie die
Ansteckung, und diese wird dann weiter in die Schule getragen. Kann der Kranke nicht aus dem Hause gebracht werden,
so werden die gesunden Kinder, wenn es sich um die sogenannten
Kinderkrankheiten handelt, wenigstens aus der Familie entfernt.
Das muß als Regel gelten.

Die **Pocken** entstehen nach einer ca. 14 Tage vorher-
gegangenen Ansteckung; sie beginnen mit hohem Fieber, bisweilen Schüttelfrost. Dieses Fieber dauert mehrere Tage, und
dann entwickeln sich kleine Bläschen mit gelblichem (eitrigem)
Inhalt und rother Umgebung, zuerst im Gesicht, dann am
vordern Rumpf und allmählich den ganzen Körper bedeckend.
Aber nicht allein auf der äußern Haut, sondern auch auf der
Schleimhaut des Mundes, Rachens und der Nase entstehen solche
Bläschen (Pocken). Nach vier bis acht Tagen platzen die
Pocken, der darin befindliche Eiter, der nicht selten mit Blut
gemischt ist, bildet dann eine gelbbraune, bisweilen schwarze
Borke (schwarze Pocken), die nach einigen Tagen abfällt und
schließlich eine Narbe hinterläßt. Sind die Bläschen sehr zahlreich, und stehen sie dann sehr dicht nebeneinander, so fließt,
wenn sie platzen, ihr Inhalt zusammen und bildet dann einen
großen, krustenartigen Überzug, der z. B. die Nase ganz verschließt, und wenn er in der Nähe der Augen ist, die Lider
ganz verklebt, so daß der Kranke durch die Nase nicht athmen
und die Augen nicht öffnen kann. Man glaubt, daß zunächst
in dem Eiter der Bläschen resp. Pocken der Ansteckungsstoff vorhanden sei. Es ist daher sorgfältigst zu vermeiden, daß dieser
Eiter irgendwo mit einer verletzten Hautstelle eines Gesunden
in Berührung kommt, oder daß er den Kleidern anhaftet und so etwa

unvorsichtiger Weise weiter getragen wird. Das Fieber läßt allmählich nach, trotzdem aber fühlen sich die Kranken, bei denen sich nun
auch noch ein leicht hervorquellender Schweiß mit dem Pocken-
inhalt vermischt, höchst unbehaglich. Die Haut am ganzen
Körper brennt und juckt, sie wissen nicht, wie sie liegen sollen,
denn auch der Rücken ist mit Pocken bedeckt; da sie durch die
verklebte Nase keine Luft bekommen und daher durch den
Mund athmen müssen, in diesem aber Pocken vorhanden sind,
klagen sie über große Trockenheit im Munde, auf der Zunge,
im Halse, über heftige Schmerzen beim Schlucken, so daß sie
das ihnen zur Kühlung gebotene Getränk kaum zu sich nehmen
können. Dabei verbreiten sie einen unangenehmen Geruch, der
von dem Schweiß und den Eiterborken herrührt. Durch Zersetzung
dieser fauligen Massen können geradezu Geschwüre auf der Haut
entstehen. Die ganze Haut ist entzündet, das Gesicht beispielsweise so gedunsen, roth, durch die Borken und Blasen so ent-
stellt, daß ein solcher Patient gar nicht wiederzuerkennen ist. —
Die Pflege eines solchen Kranken besteht hauptsächlich darin,
ihm während der Fieberzeit reichlich Erfrischungen zu reichen:
man läßt ihn kleine Eisstückchen schlucken, giebt ihm theelöffel-
weise kühlende Getränke. Vor Allem aber wende man der
Haut seine Aufmerksamkeit zu. Das Lager muß glatt sein, es
dürfen keine Falten im Laken geduldet werden, die Bettwäsche
muß frisch und sauber sein; die Spannung der Haut suche man durch
Salben (Borvaselin) zu mildern. Mit einem Wattebäuschchen,
das mit warmer Borsäurelösung (2prozentig) getränkt ist, er-
weiche man die Borken, namentlich diejenigen, welche Mund
und Augen verkleben. Auch die Borken in den Nasenlöchern
suche man durch Aufweichen zu entfernen. In derselben Weise
wird man namentlich bei fetten Personen alle Hautfalten behandeln, bei Frauen die Geschlechtstheile 2c.

Die Pocken sind durch ihre leichte Ansteckungsfähigkeit
und durch die Schwere der Krankheit selbst früher zu weit
verbreiteten, sehr gefährlichen Seuchen ausgeartet. Daß sich
diese Verhältnisse heute so geändert haben, daß Pocken überhaupt nur noch höchst selten bei uns vorkommen und an
ihrer Schwere sehr viel eingebüßt haben, verdanken wir dem
allgemeinen Impfzwang. Am Ende des vorigen Jahr-

hunderts kam nämlich der englische Arzt Jenner auf den Gedanken, die Pockenkrankheit beim Menschen künstlich zu erzeugen. Er hatte beobachtet, daß Menschen, welche durch das Melken von pockenkranken Kühen selbst in leichter Form pockenkrank geworden waren, bei Pockenepidemien alsdann von der Seuche verschont blieben. Er „impfte“ nun das Pockengift der Kühe (Kuhlymphe) Menschen ein und sicherte diese so vor der Ansteckung mit den schweren Pocken. Danach ist im ganzen Deutschen Reiche die strenge Verordnung, daß alle Kinder im ersten und im zwölften Lebensjahre geimpft werden müssen. Ebenso werden alle Soldaten bei ihrem Eintritt in die Truppe, die Passagiere auf großen Transportschiffen bei Beginn ihrer Reise geimpft, um bei dem gedrängten Zusammenleben in Kasernen und Schiffen den Ausbruch einer Pockenerkrankung zu verhüten. Aus demselben Grunde ist es auch dringend geboten, daß alle Mitglieder einer Familie, falls in derselben ein Fall von Pockenerkrankung vorgekommen ist, sich ebenfalls sofort impfen lassen.

Die **Windpocken** befallen fast ausschließlich Kinder und gehen mit geringem Fieber, das während der ersten zwei Tage beim Ausbruch der Krankheit besteht, einher. Zuerst am Rumpf, dann im Gesicht, finden sich kleine Pöckchen mit wasserklarem Inhalt, die schnell eintrocknen und wenn sie nicht gerade aufgekratzt werden, nicht einmal eine Narbe hinterlassen. Freilich treten auch diese Pocken auf der Schleimhaut des Rachens und des Kehlkopfs auf und können dadurch einige Tage starken Hustenreiz verursachen, zeigen sich auch in der Nähe der Lidspalte, der Nasenlöcher und Mundwinkel, und können so zu unangenehmen Verklebungen führen, aber mit Einfetten (Vaselin) und Aufweichen kann man in ein bis zwei Tagen daraus entstehende Beschwerden aufheben. Die Patienten brauchen nur wenige Tage das Bett zu hüten, Isolirung und Desinfektion ist nothwendig.

Der **Flecktyphus** hat mit dem Unterleibstyphus nichts gemein. Daß beide Krankheiten Typhus heißen, führt bisweilen zu unangenehmen Verwechslungen, daher soll man nie unterlassen, beide Krankheiten mit ihrem vollen Namen zu bezeichnen. Der Flecktyphus ist eine sehr seltene Krankheit, die meist nur bei Zeiten von Kriegs- und Hungersnoth und beim Mangel jeglicher körperlichen Pflege entsteht, sich dann aber sehr schnell ausbreitet. Ist eine solche Seuche ausgebrochen, dann ist ihr schwer Einhalt zu thun, da bei dieser Krankheit die Ansteckungsgefahr eine außerordentlich große ist. Als Beweis für diese Anschauung diene, daß wenn Aerzte und Pflegepersonal in ihrem Beruf von einer Ansteckung befallen werden, es am meisten Flecktyphus ist, der sie heimsucht. Isolirung und Desinfektion sind hier auf das allergewissenhafteste durchzuführen. Gewöhnlich erfolgt sofortige Überführung in das Krankenhaus. Der Flecktyphus zeigt, nachdem nur drei bis vier Tage allgemeiner Mattigkeit vorangegangen sind, sehr hohes Fieber, das ohne Schwankungen zwei Wochen und länger anhält; damit verbunden ist tiefe Benommenheit, heftige Delirien, kurz alle Zeichen einer sehr schweren Allgemeinerkrankung. Gleich in den ersten Tagen zeigen sich dunkelrothe Flecken von der Größe eines Stecknadelkopfs und größer, die auf Fingerdruck nicht verschwinden. Diese Flecke, die sich zuerst am Oberbauch zeigen, breiten sich sehr schnell über den ganzen Körper (Extremitäten und Gesicht) aus und verschwinden erst zur Zeit, wenn das Fieber aufhört. An den ziemlich schnell eintretenden Fieberabfall schließt sich dann die Rekonvalescenz an. Die Pflege muß in dieser Krankheit, die nach jeder Richtung als eine besonders schwere anzusehen ist, eine ganz besonders aufmerksame sein, namentlich sind zwei Punkte zu beachten: Ernährung des Patienten und Desinfektion. Die Ernährung muß in der Zufuhr stärkender und erfrischender Flüssigkeiten bestehen. Bei der Desinfektion sind, wie im Allgemeinen, die Anordnungen gegen Ansteckung und Verschleppung, so hier im Speziellen die auf Isolirung und Hautpflege des Patienten sich beziehenden zu berücksichtigen.

Scharlach oder Scharlachfieber ist eine Krankheit des Kindesalters. Seine große Ansteckungsfähigkeit zeigt sich darin, daß wir immer noch, wenn auch selten, Epidemieen dieser Krankheit auftreten sehen. Die Übertragung und Ansteckung vollzieht sich namentlich leicht in der Periode des Ausschlags und der Abschuppung. Man nimmt an, daß in der ersteren die starke Ausdünstung des Patienten und die Absonderung

aus dem Halse, in der letzteren die kleinen und größeren Haut=
stückchen, die losgelöst vom Körper schließlich in Staubform sich
der Zimmerluft beimengen, die Übertragungen bewirken. —
Auf dem Wege der Athmung direkt, und indirekt durch die
Kleidung vollzieht sich sodann die Ansteckung. Daher ist gute
Lüftung des Krankenzimmers, Reinlichkeit der Kleidung der
Pflegerin und strengste Isolirung geboten. Es ist aus dem Ge=
sagten verständlich, daß man z. B. auch eine Übertragung durch
Briefe, Zeitungen, Bücher ꝛc. gerade bei dieser Krankheit zu
befürchten hat. Im Vorstadium des Scharlachs, das vier bis
zehn Tage andauern kann, zeigt sich nur wenig oder gar nichts
Auffallendes. Mit Erbrechen, Schmerz im Halse, Schüttelfrost
und hohem Fieber setzt dann die Krankheit schnell ein. Gleich am
ersten Tage zeigen sich kleinere und größere rothe Flecke am
Halse, dann an der Brust und in kaum 24 Stunden am ganzen
Körper. Diese fließen dann zu einer gleichmäßigen Röthung zu=
sammen, eine Röthung, die auf Fingerdruck verschwindet, sofort
aber wiederkehrt und mit einer Schwellung und starken Empfind=
lichkeit der Haut verbunden ist. Im Gesicht zeigt sich diese Röthe
namentlich auf der Stirn und beiderseits der Nase (Schmetterlings=
flügelartig). Die Zunge ist himbeerartig, roth, trocken; der Rachen,
die Mandeln, der weiche Gaumen sind stark roth verfärbt, und
nicht selten stellt sich hier ein weißlichgrauer Belag ein und
derartige Schwellung, daß namentlich das Schlucken sehr er=
schwert ist. In dieser ca. eine halbe Woche bestehenden Periode
pflegt das Fieber zwischen 39 und 40 Grad Celsius wenig zu
schwanken, die Patienten klagen über Kopfweh, neigen zu
Delirien. Dann nimmt das Fieber allmählich ab, die Röthe
verschwindet, der Rachen wird wieder normal, und es stellt sich
in der zweiten Woche ein völliges Zurückgehen der Krankheits=
erscheinungen ein. Die Patienten, wenn sie nicht gerade durch
das vorangegangene recht hohe Fieber allzu sehr geschwächt sind,
machen den Eindruck, als wären sie auf dem schnellsten Wege
völliger Genesung. Doch sehr bald, selbst ohne jede nachweis=
bare Veranlassung, stellen sich Nachkrankheiten ein; Drüsen=
vereiterung, Ohrenlaufen, Nierenentzündung und Wassersucht ꝛc.
Aber selbst, wenn diese nicht eintreten, mahnt doch die nun nach
10 bis 14 tägigem Krankheitsverlauf auftretende Abschuppung

daran, daß die Krankheit noch nicht vorüber iſt. Es löſt ſich an der Fußſohle, zwiſchen den Zehen, in der Hohlhand, an den Fingern und dann allmählich am ganzen Körper die Haut ſchuppenartig ab, ja ſchließlich ſtoßen ſich große Fetzen, die man förmlich abziehen kann, los, und der Patient iſt nun mit einer neuen Hautdecke bekleidet. Es ſoll übrigens nicht unerwähnt bleiben, daß das Stadium der Röthung der Haut bisweilen ſo abgekürzt verlaufen kann, daß es gar nicht bemerkt wird und ſich höchſtens eine leichte Halsaffektion zeigt, die mit geringer Störung des Allgemeinbefindens ein bis zwei Tage lang einhergeht. Auch darauf wird man erſt aufmerkſam, wenn die Patienten fieberhaft erkranken, Veränderungen in der Nierenfunktion, Waſſerſucht zeigen und dabei durch eine Hautabſchuppung der Verdacht rege wird, ob wir es nicht mit der Nachkrankheit nach Scharlach zu thun haben. Die Beſtätigung dieſes Verdachts findet ſich dann leicht, wenn andere Mitglieder der Familie oder der nächſten Umgebung des Patienten mit offenkundigem Scharlach regulär erkranken.

Die Pflege der Scharlachkranken, die im Allgemeinen von derjenigen eines andern Fieberhaften nicht abweicht, erheiſcht nur eine beſondere Aufmerkſamkeit für die Zeit vor und während der Schälperiode. Trotz des vorzüglichen Wohlbefindens des Kranken iſt er doch noch während dieſer Zeit als Kranker zu betrachten. Es entſpinnt ſich oft ein förmlicher Kampf zwiſchen dem Patienten und ſeinen Familienmitgliedern einerſeits und dem Arzt und der Pflegerin andererſeits. Der Kranke will ſeine Freiheit haben, und die Gegenpartei kann ſie ihm noch nicht gewähren, bis leider allzu häufig die täglich vorzunehmenden Urinunterſuchungen bald dem Kranken die Überzeugung verſchaffen, daß ſeine Geſundheit nur eine ſcheinbare iſt. Bei genauer Unterſuchung des Harns finden ſich Spuren von Eiweis, die, wenn hier nicht die geeigneten Maßregeln getroffen werden, ſich bald mehren, und ſehr bald mit Harnverhaltung, Waſſerſucht den deutlichen Beweis einer Nierenerkrankung, der häufigſten Komplikation des Scharlachs, geben.

In dem entzündlichen Stadium, wo die Haut ſo ſchmerzhaft iſt, ſo peinigend juckt, daß der Patient kaum Ruhe finden kann, die ihm noch außerdem durch Fieber gestört ist, kann die Pflegerin durch Einfetten der Haut mit Borvaselin, durch Pudern manche Erleichterung schaffen. Bisweilen, selbstverständlich aber nur auf Anordnung des Arztes, werden kühle Waschungen und sogar Bäder anzuwenden sein. Man spare auch nicht mit reiner Wäsche, die den Patienten sehr erfrischt.

Die **Masern** treten gewöhnlich ca. acht Tage nach erfolgter Ansteckung auf. Sie beginnen mit Husten, Schnupfen, grötheten, empfindlichen Augen und einem leicht fieberhaften Zustande. Dieser geht nach drei bis vier Tagen unter beträchtlicher Steigerung der Körpertemperatur in das Stadium des Ausschlags über. Zuerst im Gesicht und dann innerhalb 24 Stunden über den ganzen Körper verbreitet, zeigen sich kleine, hirsekornbis linsengroße, hellrothe, über der Haut erhabene Knötchen. Diese Knötchen können so zahlreich sein, daß sie ganz dicht nebeneinander zu stehen kommen, dann zeigt sich die ganze Haut angeschwollen. Da ebenso wie die Haut, auch die Schleimhaut des Mundes, Rachens, der Luftröhre und Nase verändert ist, so steigert sich auch der Hustenreiz; der Husten klingt rauh, bellend und ist sehr quälend; der Patient athmet wegen der Verengerung der Nase und des Rachens häufig und beschwerlich. Ebenso ist die Schleimhaut der Augen geschwollen, und letztere sind so empfindlich, daß sie auch den geringsten Lichtschein kaum vertragen können. Jetzt nimmt das Fieber schnell ab, in drei bis fünf Tagen ist die Haut blaß und abgeschwollen, sie schuppt höchstens noch einige Tage „kleienförmig".

Bei dieser Krankheit, die im Allgemeinen einen kurzen, nicht gefährlichen Verlauf hat, werden die strengen Vorsichtsmaßregeln gegen Ansteckung leider sehr häufig außer Acht gelassen. Von der Ansicht ausgehend, daß ja doch alle Kinder die Masern bekommen müssen, trennt man das kranke Kind nicht von den Gesunden. Abgesehen davon, daß an manchem Orte sogar polizeiliche Vorschriften die Isolirung erheischen, kommt bei den Masern aber auch noch in Betracht, daß sie gar nicht selten wiederholt dasselbe Kind befallen können, so daß also, wenn die Eltern schon nicht die Krankheit selbst fürchten, doch das manchen Eltern viel wichtigere Ereigniß eintreten kann, daß ihr Kind zweimal auf Wochen die Schule versäumen muß. Die Pflegerin halte auf strenge Isolirung und Desinfektion.

Nachkrankheiten oder andere Störungen besonderer Art werden bei Masern selten beobachtet. Die Pflege bezieht sich hauptsächlich darauf, die Trockenheit im Halse und Munde durch kühlende Getränke zu mildern und vor Allem der oft recht quälenden Lichtscheu Rechnung zu tragen. Das leider noch so sehr beliebte Verhängen der Fenster mit dicken, das Licht nicht durchlassenden Tüchern mag ja dem Auge ganz wohlthun, ist aber gewöhnlich mit dem Nachtheil verbunden, daß dabei das Oeffnen der Fenster und die damit zu bewirkende nothwendige Lüftung des Zimmers ganz außer Acht gelassen wird. Viel rathsamer erscheint es, einen Wandschirm zwischen das Bett und das Fenster zu stellen, so daß die Fenster beliebig geöffnet werden können. Man vernachlässige auch nicht, den Patienten davor zu schützen, daß er, der im Dunkeln liegt, nicht durch das Oeffnen der Thür einem plötzlichen Lichtreiz ausgesetzt wird. Am besten ist es, bei starker Lichtscheu kühlende Kompressen auf die Augen zu legen.

Die **Rötheln** sind eine den Masern sehr ähnliche Krankheit, nur daß hier alle Erscheinungen der letzteren in viel geringerem Maße auftreten.

Zu einer weiteren Gruppe ordnen wir dann folgende drei Krankheiten zusammen: Keuchhusten, Diphtherie und Tuberkulose. Das Gemeinsame dieser drei beruht darauf, daß der Ansteckungsstoff bei ihnen durch die Athmungsorgane nach außen befördert, von Gesunden wiederum eingeathmet und dann bei diesen zum Krankheitserreger werden kann.

Der **Keuchhusten** hat ein Vorstadium von ca. 14 Tagen. Er zeigt sich als ein mehrfach am Tage auftretender Hustenreiz, der zu mehreren kurzen Hustenstößen führt, im übrigen aber in den Zwischenpausen keinerlei Erscheinungen bei dem Befallenen bietet. Der Husten wird dann allmählich ganz eigenthümlich; nicht allein, daß er häufiger auftritt, auch sogar während der Nacht mitten im Schlaf die Patienten weckt, sondern er wird so heftig, daß der Patient kaum Zeit zum Athemholen behält. Während eines solchen Anfalls holt der Patient mit einem lauten, keuchenden, giemenden Geräusch

Athem, welches das deutlichste Zeichen ist, daß wir es nun wirklich mit Keuchhusten zu thun haben. Ein solcher Anfall, der
die Erkrankten völlig athemlos macht, läßt sie blauroth im Gesicht werden; die Augen quellen hervor und füllen sich mit
Thränen, mit dem ganzen Körper wird nach Luft gerungen,
die Kranken suchen nach einem festen Stützpunkt, an dem sie sich
halten können, und nach großer Mühe und Anstrengung gelingt
es ihnen, etwas dünnflüssigen Schleim auszuhusten. Haben sie
kurz vorher gegessen, so wird bei dem starken Husten und
Würgen sehr leicht der ganze Mageninhalt erbrochen. Auf der
Höhe dieses Stadiums, das bisweilen zwei bis drei Monate
andauert, kommt es bis zu 20—30 Anfällen in 24 Stunden,
das Gesicht ist dann ganz gedunsen; die Augen sind roth unterlaufen, d. h. das Weiße in den Augen ist roth durch Blut, das
aus den geplatzten Adern am Augapfel ausgetreten ist; unter
den Augen sind wulstige Anschwellungen; es entwickelt sich ein
heftiger Luftröhrenkatarrh, und wegen Mangels an Schlaf, der
durch die Anfälle gestört ist, und wegen Mangels an Ernährung,
da alle Speisen ausgebrochen werden, kommen die Befallenen
in hohem Grade von Kräften. Allmählich lassen dann die Anfälle
an Stärke und Häufigkeit nach, um schließlich ganz zu verschwinden.

Die Aufgabe der Pflegerin ist, die an Keuchhusten Erkrankten,
soweit es sich um Kinder handelt (Erwachsene werden sich selbst
nach den nothwendigen Vorschriften richten), möglichst zu
isoliren. Man schicke solche Kinder nicht in die Schule oder
auf Spielplätze, und man leite sie an, beim Husten oder Brechen
sich der Spuckgläser zu bedienen. Sind die Kinder zu klein, so
muß dafür Sorge getragen werden, daß das Ausgehustete oder
Erbrochene sofort entfernt wird. Wäsche rc., die davon
verunreinigt ist, lege man in desinficirende Flüssigkeit, verunreinigten Fußboden (Dielen) desinficire man ebenfalls in be-
kannter Weise. Man bemühe sich ferner, den Kranken, sowie
der Anfall kommt, eine gute Stütze zu gewähren; vor Allem
halte man ihnen den Kopf während des Brechens und suche
ihnen Ruhe einzuflößen. Eine sehr beliebte Behandlung ist, die
Zimmer reichlich mit Karbol zu schwängern. Da solchen
Patienten überhaupt frische, reine Luft sehr nützlich ist, so halte

man so lange als möglich die Fenster geöffnet, aber ebenso, wie man selbstverständlich dabei die Zimmertemperatur beobachten muß, so sorge man auch, daß trotzdem im Zimmer ein starker Karbolgeruch herrsche.

Die **Diphtheritis**, früher vielfach als brandige Bräune bezeichnet, befällt vorzugsweise das jugendliche Kindesalter, verschont vor ihr ist aber der Mensch in keiner Periode seines Lebens. Sie tritt ziemlich unvorbereitet auf. Nach kaum 24 Stunden langem allgemeinen Unbehagen, Frösteln, Kopfschmerz, Fiebergefühl stellen sich leichte Schlingbeschwerden ein, ja bisweilen fehlen diese letzteren sogar noch, wenn sich schon bei Untersuchung der Mundhöhle der verhängnißvolle „Belag" im Rachen zeigt. Eine fürsorgliche Mutter sieht ja heutzutage sogleich, sowie sie merkt, daß ihr Kind nicht recht wohl ist, in den Hals, und thut sie es nicht, so thut es der hinzugerufene Arzt. Hier sieht man denn an den Mandeln, an den Gaumenbögen oder an der hinteren Rachenwand, bisweilen recht versteckt, stecknadelkopfgroße, runde oder auch ganz unregelmäßig geformte weiße Stellen, die über die Schleimhaut hervorragen oder in dieselbe eingelagert sind. Die übrige Schleimhaut ist geröthet, meist ziemlich trocken. Im Verlauf der nächsten 24 Stunden fließen diese weißen Stellen zusammen, sie bekommen jetzt mehr ein trübes, graues Aussehen, sie erstrecken sich in größerer Ausdehnung namentlich nach hinten in den Rachen, gehen von hier hinauf in die Nase und hinab in den Kehlkopf, die Stimme wird rauh, heiser. Doch auch die Zungen-, die Kiefer- und Wangenschleimhaut, wie die der Lippen zeigt solche Stellen. In den nächsten Tagen entwickelt sich dann ein höchst übelriechender Ausfluß aus Mund und Nase, die Drüsen am Halse schwellen beträchtlich an, der Hals bekommt einen Umfang, der den des Kopfes fast erreicht, die Schwellung, Entzündung und die Beläge im Munde und in der Nase werden so arg, ebenso diejenigen im Rachen und Kehlkopf, daß das Schlucken und Athmen im höchsten Grade erschwert ist; das Gesicht wird blaß, blauweiß, die Haut kalt; das Ringen nach Luft zeigt sich am ganzen Körper, die Augen quellen hervor, es bilden sich bei jeder Einathmung tiefe Einziehungen in der Magengrube; die Kranken werfen sich unruhig hin und her; die Körpertemperatur sinkt bisweilen tief unter die Norm, der Puls wird so häufig, daß er nicht mehr gezählt werden kann, und dieses ganze traurige Bild, das sich in vier bis fünf Tagen entwickelt hat, führt zum Tode.

Doch, trotzdem die Krankheit so schnell verläuft, und trotzdem sie mit so zerstörender Gewalt auftritt, sind wir im Stande, ihr recht energisch entgegentreten und bisweilen einen siegreichen Kampf gegen sie aufnehmen zu können. Der Verlauf gestaltet sich in den sogenannten günstigen Fällen dann folgendermaßen. Nachdem sich die Beläge an den Rachenorganen gezeigt haben, behält die Schleimhaut immer noch ihre feuchte Beschaffenheit; es bildet sich eine scharfe Grenze zwischen Belag und Schleimhaut. Der erstere lockert sich, und nach 12—24 Stunden löst er sich und fällt ab. Haben sich schon häutige Beläge gebildet, so lockern diese sich ebenfalls je nach ihrer Größe in längerer Zeit und bilden zunächst ein welliges, flatterndes Band, durch jeden Athemzug hin und herbewegt, und stoßen sich schließlich ebenfalls ab. Je nach der Schwere der Krankheit vollzieht sich dieser Prozeß schneller oder langsamer, er kann sich bisweilen so schnell abspielen, daß das begleitende Fieber, die Veränderungen am Pulse und an der Athmung unbemerkt bleiben, sich höchstens mehrere kleine Stüppchen im Rachen verstreut zeigen, aber dann nach einiger Zeit, wenn die noch zu erwähnenden Nachkrankheiten auftreten, wird es klar, daß jene schnell vorübergegangene Affektion Diphtherie war.

Andererseits giebt es eine Krankheit, die ganz ähnlich der Diphtheritis verläuft, sich aber gerade durch das Fehlen der Folgezustände von ihr unterscheidet, das ist die sogenannte Scharlachdiphtherie. Wenn wir demnach die Erfahrung machen, daß die richtige Erkenntniß der Diphtheritis sich bisweilen erst aus ihren Nachkrankheiten ergiebt, so drängt sich uns noch mehr die Pflicht auf, jeden Fall von Halsaffektion von vornherein mit der allergrößten Vorsicht in Beziehung auf Isolirung und Desinfektion zu behandeln.

Bezüglich der Nachkrankheiten stehen hier im Vordergrunde die Muskellähmungen am weichen Gaumen und Rachen, an den Extremitäten, am Auge. Es stellt sich dann eine näselnde Sprache ein, die Patienten können schwer schlucken, namentlich beim Trinken kommt ihnen die Flüssigkeit wieder zur Nase heraus. Wenn sie das Bett verlassen, so können sie kaum gehen, sie schleppen das eine Bein nach, über welches sie fast ganz die Gewalt verloren haben (Lähmung der Beinmuskeln). Die Lähmung der Augenmuskeln zeigt sich in einem sehr deutlichen Schielen oder in der Unfähigkeit, das Augenlid der einen Seite aufzuheben. Daß außer diesen Erscheinungen noch große allgemeine Schwäche, eine schwere Kehlkopfaffektion oder Lungenaffektion für Monate, ja bisweilen für das ganze Leben zurückbleiben kann, leuchtet ein, wenn man sich das Bild der schwer verlaufenden Form der Krankheit vergegenwärtigt.

Die ärztliche Behandlung dieser Krankheit verlangt eine aufmerksame Unterstützung seitens der Pflegerin: hier können Versäumnisse sich schwer rächen, Minuten der Verspätung lebensgefährlich werden. Die Pflegerin muß es zunächst verstehen, in den Hals zu sehen, dort zu pinseln, den Mund zu reinigen, den Inhalationsapparat zu bedienen, in die Nase zu spritzen 2c. Es müssen alle diese Verrichtungen möglichst ohne Belästigung des Patienten vollbracht werden. Hier wird die Pflegerin ihre Geschicklichkeit bethätigen können, in geeigneter Form mit kleinen Kindern umzugehen, denn da, wie es ja doch selbstverständlich ist, diphtherische Kranke völlig isolirt werden müssen und es sich hier meist um ganz kleine Kinder handelt, die noch dazu oft sehr verwöhnt sind, wird die Pflegerin meist vor die Aufgabe gestellt, mit diesen, fern von der bisherigen Umgebung, fertig zu werden. Alle Eingriffe, das Pinseln und Einspritzen 2c. sollen, wie gesagt, ohne große Störung des Patienten vorgenommen, jede Erregung soll vermieden werden, denn die Diphtheritis wirkt so schwächend auf den ganzen Körper, daß eine Aufregung, ein heftiges Sträuben, das mit großen Anstrengungen verbunden ist, leicht einen plötzlichen Tod hervorrufen kann. Außer der Körpertemperatur ist in dieser Krankheit dann noch besonders Puls und Athmung genau zu beachten. Der Puls wird bald überaus häufig, ohne daß dies der Temperatur entspricht, er wird unregelmäßig, d. h. nach vier bis fünf regelmäßigen fallen ein oder zwei Schläge ganz aus. Dies tritt namentlich dann ein, wenn die Athmung sehr erschwert wird. Diese letztere zu beobachten, ist in der Diphtheritis nicht schwer, denn wir können sie nicht allein wie gewöhnlich mit dem Auge und mit der Hand verfolgen, sondern noch viel mehr mit dem Ohr. Ist nämlich die Krankheit mit einer Verengerung des Rachens und des Kehlkopfes, vielleicht auch gar schon der Luftröhre verbunden, dann ist das Athmen so erschwert und so angestrengt, daß man das ziehende Geräusch weithin hört. Ist es erst soweit gekommen, dann sieht man auch die schon früher erwähnten Einziehungen in der Magengrube, in den Zwischenrippenräumen, und dann zögere die Pflegerin nicht, sofort den Arzt herbeizurufen. Jetzt tritt die Aufgabe, dem Patienten unter jeder Bedingung Luft zu schaffen, in den Vordergrund, und in dem „Luftröhrenschnitt" (Tracheotomie) ist die Möglichkeit gegeben, dieser Aufgabe zu genügen.

Die Tracheotomie ist eine von den wenigen Operationen, die jeder Arzt zu jeder Zeit, bei Tage und bei Nacht zu vollziehen in die Lage kommen kann und bei der eine verständige Assistenz sehr wichtig ist. Was über Vorbereitung zu Operationen im Allgemeinen gilt (s. das betreffende Kapitel), ist selbstverständlich auch hier giltig. Der Zweck der Operation ist, die Hindernisse zu beseitigen, welche durch die Beläge geschaffen sind, die, wie bereits gesagt, in Form von mehr oder weniger fest anhaftenden Häuten, Kehlkopf und Luftröhre und ihre größeren Verästelungen verengen oder ganz verschließen. Wenn vom Munde oder Rachen aus die Entfernung jener Häute nicht möglich ist, wird vom Arzt ein Einschnitt in die Luftröhre unterhalb des Kehlkopfes gemacht. Sind die Häute (diphtheritische Membranen) überhaupt bis zu dieser Einschnittsstelle von oben aus noch nicht herabgewandert, ist die Athemnoth nur durch Beläge und Anschwellung der über dem Kehlkopf liegenden Theile bedingt, so wird nach vollzogenem Luftröhrenschnitt der Patient durch diese Oeffnung leicht und bequem athmen. Sind die Häute aber schon tiefer hinunter gelangt, so ist durch die Operation die Möglichkeit gegeben, durch die Schnittöffnung diese Häute herauszuziehen oder durch den Patienten heraushusten zu lassen. Der Erfolg der Operation ist gewöhnlich im ersten Augenblick ein überraschend günstiger, namentlich wenn die Verengerungen nur oberhalb der Schnittöffnung liegen. Es handelt sich dann darum, dem Patienten diese erleichterte Athmung so lange zu erhalten, bis die Verhältnisse, welche die Operation bedingt haben, aufgehoben sind, d. h. bis die Verengerungen oberhalb des Einschnitts auf dem Wege der Heilung geschwunden ist. Zu diesem Zwecke wird eine silberne, fast halbkreisförmige Röhre (Kanüle, s. Abb. 28) durch die Schnittwunde nach unten in die Luftröhre hineingeschoben und die Athmung durch diese geleitet. Jetzt haben die darüberliegenden Luftwege Ruhe, der Patient kräftigt sich, athmet leicht durch die eingelegte Röhre und ist im Stande, den Schleim und die sich allmählich ab= stoßenden Membranen auszuhusten. Sind die diphtheritischen Häute aber unterhalb des Einschnitts in der Luftröhre, so kann es geschehen, daß die eingelegte Röhre verstopft oder auch nur verengt wird. Um für diesen Fall Rath zu schaffen, ist in die

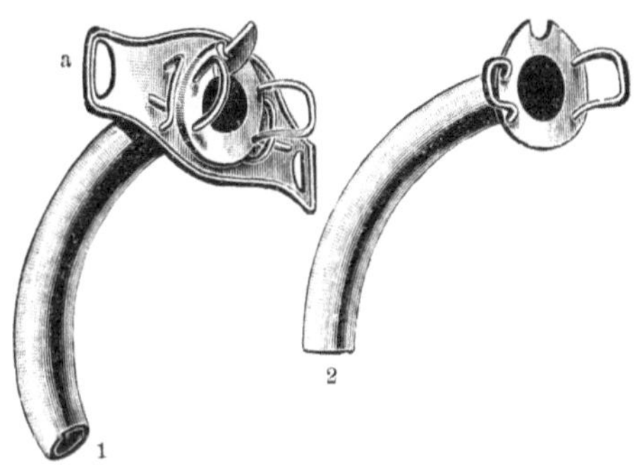

Abb. 28. Kehlkopfkanüle. 1 äußere, 2 innere, a Schild.

Kanüle eine zweite, genau der äußeren angepaßte „innere“ Kanüle eingelegt, die, ohne daß die äußere verschoben wird, aus der letzteren herausgezogen werden kann. Droht eine solche Ver= stopfung oder ist sie schon eingetreten, so zieht die Pflegerin die innere Kanüle heraus, reinigt sie sorgfältig und legt sie wieder ein. Es kann aber auch der Fall eintreten, daß die Membranen so groß sind, daß sie in die Kanüle überhaupt nicht hineingehen; die Pflegerin merkt es daran, daß beim Husten plötzlich vollkommenste Athemnoth eintritt, die sich zwar bei der Einathmung um ein weniges giebt, bei der Ausathmung aber immer wiederkehrt; sie hört, wie etwas unter der Kanüle hin und her flattert. Dann ist die sofortige Anwesenheit des

Arztes nothwendig, da die Kanüle entfernt werden muß und mit geeigneten Instrumenten diese großen Membranen aus der Luftröhre herausgeholt werden müssen.

Für solche und ähnliche Zwischenfälle muß die Pflegerin jederzeit bei der Behandlung Tracheotomirter wohl gerüstet sein. Dazu ist vorerst nöthig, daß im Krankenzimmer alle Instrumente, die plötzlich nothwendig werden können, zum sofortigen Gebrauch bereit liegen: zwei scharfe Häkchen, ein elastischer Katheter, außerdem ein fingerbreites, leinenes Band, Tupfer, Borsalbe, Scheere, Pincette, desinficirende Flüssigkeiten. Wenn der Arzt den Operirten auch nicht eher verlassen wird, als bis alles Nothwendige für den Patienten geschehen und eine gewisse Sicherheit für den ruhigen Verlauf der nächsten Stunden gegeben ist, so bedarf der Kranke doch noch einer sehr genauen Beobachtung durch die Pflegerin. Sie soll beständig ihr Augenmerk darauf richten, daß die Athmung des Patienten eine ruhige und ungestörte ist — daß bei den unvermeidlichen Hustenstößen die Kanüle nicht verschoben wird — daß die mit dem Husten verbundene Schleimentleerung ungehindert von Statten geht. Es braucht sich nur das Band, welches die Kanüle festhält, zu lockern, und diese fliegt beim nächsten heftigen Hustenstoß aus der Wunde heraus; oder durch eine Lageveränderung des Patienten wird die Kanüle nach der einen oder andern Seite gezogen und dadurch für den weitern Verlauf der Krankheit eine nicht wieder gut zu machende Störung hervorgerufen. Mit einem Schlage kann sich das Bild der Athmung so ändern, daß die Zeit, in welcher der Arzt herbeigeholt werden kann, schon von der Pflegerin ausgenutzt werden muß, wenn nicht der Patient bleibenden Schaden nehmen oder unter den Augen der Pflegerin den Tod finden soll. Die Pflegerin muß also wissen, wie sie die Kanüle einführt, wie diese richtig liegt. Die ersten 24 Stunden nach der Operation stößt die Einführung auf vielerlei Schwierigkeiten, es wird daher zunächst die Aufgabe der Pflegerin sein, auf alle mögliche Weise zu verhindern, daß ein solcher Zwischenfall eintrete: sie kontrollire das Band recht oft; bei Bewegungen des Patienten, bei Hustenanfällen, ja auch beim Trinken suche sie stets die Kanüle in richtiger Lage zu halten. Die richtige Lage ist aber die, daß das Schild überall aufliegt, daß die Oeffnung der Kanüle gerade nach vorn sieht und genau in der Mittellinie des Halses liegt. Ist trotz alledem aber die Kanüle herausgeglitten und gleich der erste Versuch, dieselbe wieder einzuführen, mißlungen, so werde zuerst der Arzt herbeigerufen, indeß aber versuche die Pflegerin, ob sie nicht mit einem elastischen Katheter in die Luftröhre vorsichtig einbringen kann, und wenn auch dieses nicht gelingen will, wenigstens in die äußere Wunde den Katheter einzuführen oder auch mit zwei stumpfen Haken die Wunde offen zu erhalten. Die selbständige Einführung der Kanüle ist oft recht schwierig. Es kann dies nur praktisch bei häufiger Pflege Tracheotomirter gelernt werden.

Sind erst 24 Stunden nach der Operation vergangen, dann hat sich schon ein Kanal für die Kanüle gebildet, in den dieselbe, wenn sie nur nicht mit roher Gewalt, sondern mit leichter Hand vorgeschoben wird, ganz von selbst hineingleitet. Sollte trotzdem der Einführung irgend welche Schwierigkeit sich entgegenstellen, so schiebe die Pflegerin erst den weichen Katheter ein und dann über diesen die metallene Kanüle. Bisweilen sind die diphtherischen Massen förmliche Ausgüsse der Luftröhren, und wenn sie selbst schon gelockert sind, ist doch der Patient noch nicht im Stande, sie in ihrem ganzen Zusammenhange auszuhusten. Man sieht dann bei jedem heftigen Hustenstoß an der äußeren Kanülenöffnung eine große Membran erscheinen, bei der darauffolgenden Einathmung wird sie aber wieder in die Kanüle hineingezogen. In solchem Falle versuche die Pflegerin das äußere Ende fest zu fassen und durch einen leichten Zug herauszuziehen. Es folgt dann bisweilen eine fingerlange und noch längere, stark verästelte Membran und der bis dahin vorhandene Hustenreiz und die Athemnoth sind wie mit einem Zauberschlage verschwunden.

In der Pflege der Diphtheriekranken spielt aber neben der genauen Kenntniß dessen, was zur Tracheotomie gehört, auch die ganze Reihe der Isolirungs-, Desinfektions- und Ernährungs-Vorschriften eine große Rolle, auf die näher einzugehen, um Wiederholungen zu vermeiden, nicht nothwendig erscheint.

Die **Tuberkulose**, meist als Lungenschwindsucht bezeichnet, ist die am meisten verbreitete und die meisten Todesfälle bewirkende Krankheit. Sie ist nicht im gewöhnlichen Sinne zu den bisher besprochenen Krankheiten zu rechnen, da sie nur sehr selten — in der Form der galoppirenden Schwindsucht — einen akuten Verlauf nimmt; andererseits ist sie aber, da sie das ausgeprägteste Bild einer ansteckenden Krankheit bietet, bei diesen mit zu besprechen und doch auch in dem Sinne akut zu nennen, als sie sich gewöhnlich schnell entwickelt, dann freilich eine längere oder kürzere Zeit still steht, aber durch sogenannte akute Nachschübe ihren weiteren Verlauf nimmt. Das ansteckende Element sind kleine Lebewesen (Tuberkelbacillen) im Auswurf (Sputum). Wird der Auswurf, der bei dieser Krankheit in sehr großer Menge entsteht, nicht schnell und gründlich unschädlich gemacht, wird ihm namentlich Gelegenheit gegeben, zu trocknen und sich dann staubförmig der Luft beizumischen, so kann er leicht eingeathmet werden und nistet sich dann bei einigermaßen günstigem Nährboden in erschreckender Weise schnell ein. Wir sehen auf diese Weise ganze Familien allmählich hinsiechen und aussterben. Ganz besonders bemerkenswerth ist übrigens hierbei, daß dieser Auswurf nicht allein in dem fieberhaften Stadium der Krankheit diese Gefahren in sich birgt, sondern auch ganz ebenso in der fieberlosen Zeit, wo der Patient sich so gern der Hoffnung hingiebt, daß er ganz gesund ist, und daß nun der Auswurf, der dann nur in sehr geringer Menge producirt wird, gar nicht mehr gefährlich sei. Wenn schon wiederholt darauf aufmerksam gemacht wurde, daß der Auswurf nur in Spuckgläsern (am besten den Dettweiler'schen Gläsern) und nie in Taschentüchern oder in mit Sand gefüllten Spucknäpfen aufgefangen werden soll, so gilt dies am meisten bei dieser Krankheit. Worauf ich aber hier noch besonders hinweisen möchte, ist, daß häufig Männer, die an dieser Krankheit leiden, um ihrem Gesicht ein besseres Aussehen zu geben, wenn die Backen eingefallen und die Magerkeit sich dort so offenkundig zeigt, den Bart recht lang wachsen lassen. In den Haaren des Schnurrbartes bleibt aber der zähe Auswurf dann lange haften, klebt fest, mischt sich beim Trinken mit der Flüssigkeit im Gefäß oder geht, wenn der Bart gebürstet wird, durch das Bürsten staubförmig in die Luft über. Man suche den Kranken über diese Unzuträglich= keiten aufzuklären und beeinflusse ihn, den Bart abzuschneiden oder ganz besonders sorgfältig zu reinigen. Aber selbst, wenn der Kranke sich eifrig bemüht, den Auswurf richtig aufzufangen, fliegt doch bei einem kräftigen Hustenstoß leicht ein Klümpchen daneben auf den Teppich, den Polsterstuhl ꝛc. Es ist daher auch geboten, für den Gebrauch dieser Patienten nur Möbel zu wählen, die leicht und gründlich mehrere Mal täglich des= inficirt werden können. Teppiche, wollene Gardinen, Polster= möbel suche man ganz zu vermeiden. Man bemühe sich durch häufiges feuchtes Abwaschen alle Tische, Geräthschaften, die Wände und den Fußboden stets staubfrei zu erhalten. Da in schweren Fällen von allgemeiner Tuberkulose auch im Urin und im Koth die ansteckenden Lebewesen sich aufhalten, so achte man auch darauf, durch häufigen Wäschewechsel etwa beschmutzte Wäschestücke sofort zu entfernen und diese bald zu desinficiren.

Aber auch auf sich selbst achte eine vorsichtige Pflegerin, um sich vor Anstecknng zu schützen und nicht zum Träger der Ansteckung Anderer zu werden. Sie erreicht dies ja schon zum Theil, indem sie den Kranken in der vorgeschriebenen Weise des= inficirt, sie trägt aber auch sehr viel zu ihrem eigenen Schutz bei, indem sie ihre eigene Kleidung, ihren Körper, speciell Ge= sicht und Hände, an denen sehr leicht entgegengeschleudertes Sputum haften bleiben kann, sehr sauber hält, und indem sie schließlich jeden freien Augenblick dazu benutzt, sich in frischer Luft aufzuhalten und so ihren eignen Lungen möglichst viel von dieser Luft zuzuführen. Bei der jetzt sehr vielfach geübten Freiluftbehandlung der Tuberkulose wird der Pflegerin übrigens reichlich Gelegenheit geboten, sich nach dieser Richtung genug zu thun. Daß schließlich auf ganz besonders gute körperliche Pflege bei diesen Kranken zu achten ist, um dadurch die Weiterver= breitung beim Patienten oder die Ansteckung beim Gesunden zu bekämpfen, ergiebt sich von selbst. Neben dem Aufenthalt in freier Luft ist die diätetische Methode, d. h. eine reichliche Er= nährung des Kranken noch das einzige Mittel, den Tuberkulösen zu heilen, soweit man von Heilung bei dieser Krankheit sprechen kann.

Wie schon angedeutet, ist die Tuberkulose nicht eine Krank=

heit, die sich nur an einem bestimmten Organ festsetzt, sondern sie ist eine allgemeine Erkrankung des Körpers, die gewöhnlich in den Lungen zum Ausbruch kommt, dies aber ebenso auch am Kehlkopf, an den Hirnhäuten, am Darm, an den Gelenkenden der Knochen und im Mark derselben — kurz, an jedem Körpertheil thun kann. Bei der galoppirenden Schwindsucht handelt es sich um einen überaus schnellen Verlauf der Tuberkulose, der in wenigen Wochen entstehen und zum Tode führen kann.

Unter den Entstehungsursachen dieser Krankheit beim Menschen möchte ich vor Allem eine erwähnen, weil dieselbe noch gar zu häufig nicht die gebührende Beachtung findet. Es ist nämlich erwiesen, daß die Tuberkulose eine sehr häufige Krankheit beim Rindvieh ist. Abgesehen davon, daß ungekochte Milch — die frisch von der Kuh kommende Milch — wie man sich leicht überzeugen kann, eine Unmasse höchst unappetitlicher Beimischungen enthalten kann und oft genug enthält, kann diese Milch auch sehr leicht der Träger des Ansteckungsstoffes vom Thier auf den Menschen werden. Erst durch das Kochen werden die Tuberkelbacillen getödtet. — Die früher so sehr beliebten Kuren der Brustkranken im Kuhstall sind eher gefährlich als nützlich, selbst wenn der Kuhstall noch so gut ventilirt sein sollte, ja, sie sind sogar schädlich, schon weil sie zum Genuß ungekochter Milch verleiten. — Wenn ich in Vorstehendem auf die vielen Gefahren der Ansteckung der Tuberkulose aufmerksam gemacht habe, so möchte ich doch gern noch ein Wort der Beschwichtigung auch hinzufügen. Gerade weil wir bei dieser Krankheit so genau den Weg der Ansteckung kennen, wissen wir auch, wie wir uns vor dieser zu schützen haben. Das braucht nun aber nicht in der Weise zu geschehen, daß wir den Verkehr mit einem Schwindsüchtigen wie den mit einem Aussätzigen oder mit einem Verbrecher meiden und abwehren. Wir werden im Gegentheil, um jenen Kranken das Krankheitsgefühl nicht noch schwerer zu machen, als es ihnen an und für sich ist, unter taktvoller Berücksichtigung der Ansteckungsgefahr, sie ungestört in der Gesellschaft leben lassen und durch freundliches, liebevolles Entgegenkommen ihnen Trost und Beruhigung in ihrem Leide gewähren.

Eine weitere Gruppe eigenartiger Ansteckungskrankheiten sind dann die Wundrofe (Rothlauf) und die Syphilis, die das Gemeinsame haben, daß sie nur durch die verletzte Haut ihren Eingang in den Körper finden.

Die **Wundrofe** gehört zu den Krankheiten, die lebensgefährlich werden können und dann bisweilen in wenigen Tagen zum Tode führen. Da, wo die Ansteckung ihre Eingangspforte gefunden hat, — es ist dies gewöhnlich eine kleine, wenig bemerkte Hautverletzung, — beginnt nach wenigen Stunden eine tiefdunkle Röthe sich einzustellen, die wie das Bild einer Flamme in die umgebenden Hautparthien hineinflackert und schließlich immer weiter wandert und sich über den ganzen Körper hinweg ausdehnen kann. Dabei nimmt die Wunde, durch welche die Ansteckung erfolgt ist, eine schmutziggraue Farbe, ein häßliches Aussehen an. Die rothen Hautparthien sind stark geschwollen; bei der Gesichtsrose sind die Augen, die Nase, der Mund ganz verquollen. Mit dem jedesmaligen Abblassen der Haut nimmt das Fieber ab, um mit dem Rothwerden neuer Parthien gleich wieder zuzunehmen.

Von besonderer Bedeutung ist es, die an Wundrofe Erkrankten sofort zu isoliren: alle Verbandstoffe, die an ihrem Körper waren, sind sofort zu verbrennen. Die Pflegerin selbst hüte sich vor Uebertragung auf sich selbst und auf fremde Personen.

Dieselben Vorsichtsmaßregeln gelten auch bei der Pflege der **Syphilitischen**. Hier lasse man sich nicht täuschen durch das scheinbare völlige Wohlbefinden der Patienten, die zeitweise den Eindruck ganz Gesunder machen können. Die Ansteckungsmöglichkeit ist in diesem Stadium ganz dieselbe wie zur Zeit der offenkundigen Erkrankung. Wenn schon die Reinlichkeit überhaupt es nothwendig erscheinen läßt, jedem Kranken ein eigenes Eßgeschirr, eigene Trinkgefäße zu geben, so beachte man diese Vorschrift besonders genau bei den ansteckenden Krankheiten und noch ganz besonders bei den Syphilitischen. Zum Unterschied der beiden hier zusammengestellten Krankheiten wäre noch zu erwähnen, daß, während die Wundrofe eine sehr verschieden lange Dauer haben kann — Tage und Wochen — die Syphilis mehr den Charakter einer chronischen Krankheit

hat, die nach jahrelangen Perioden scheinbar völligen Wohlbefindens plötzlich wieder auftritt und zwar gar nicht selten in
immer schwererer Form.

Soviel Aufmerksamkeit auch der Pflege und dem Wesen
der ansteckenden Krankheiten zu widmen nothwendig erscheint,
so bezieht sich dies, wie ich noch einmal betonen möchte, doch
nur auf die mit ihnen verbundene Ansteckungsgefahr; im
Uebrigen ist die Pflege dieselbe, wie bei jeder andern inneren
Krankheit, ob sie sich auf ein bestimmtes Organ beschränkt oder
akuter oder chronischer Art ist. Hier setzt sich die Pflege aus
alledem zusammen, was in dem Kapitel Krankenbeobachtung
und Krankenbehandlung schon erwähnt worden ist.

Und wenn wir trotzdem die Aufmerksamkeit noch speziell
auf gewisse Arten chronischer Krankheiten richten, so geschieht
dies aus mannigfachen, aus dem Folgenden leicht ersichtlichen
Gründen.

Die Pflege chronisch Kranker ist an und für sich eine sehr
schwere, schon in Bezug auf die Gemüthsverfassung derselben. Ein
von einer akuten Krankheit Befallener wird, wenn er einsichtig
ist, in Momenten des höchsten Uebelbefindens und der größten
Gefahr doch immer noch von der Hoffnung gehoben, daß sein
Leiden sich bessern kann und bessern wird; daß er in abseh-
barer Zeit völlig genesen kann. Dieser Hoffnungsstrahl, so schwach er
auch manchmal nur sein mag, hilft ihm aber über manche sehr
schwere Stunde hinweg. Ganz anders bei dem chronisch Kranken,
der in seinen heftigen Schmerzensanfällen sich höchstens damit
trösten kann, daß ja auch wieder eine Periode geringerer Schmerzen oder gänzlichen Freiseins von Schmerzen kommen wird; der
aber selbst in diesen letzteren Perioden kaum zu einem wahren,
ruhigen Lebensgenuß kommen kann, weil ihm ja doch wieder
die schweren schmerzhaften Anfälle drohen. Er, der nicht
weiß, ob er überhaupt je wieder gesunden wird; ob nicht
der Tod, die sehnlichst herbeigewünschte Erlösung, ihn noch
wer weiß wie lange warten läßt. Die Behandlung dieser
Patienten ist in Rücksicht auf diese seelische Beschaffenheit eine
sehr schwierige. Hier handelt es sich darum, dem Einen durch
Theilnahme, indem man ihm zugiebt, daß sein Leiden ganz außerordentlich heftig sei, dem Andern durch Trost, indem man ihn

auf bessere Tage verweist, ein wahrer Helfer zu sein. Hier handelt es sich darum, was noch eine ganz besonders zu erwähnende Schwierigkeit ist, dem Charakter des Menschen im weitesten Maaße Rechnung zu tragen. Neid und Mißgunst, Kleinlichkeit und Kleinmüthigkeit, Muthlosigkeit und Ungeduld, alle diese bösen Eigenschaften, die durch Erziehung und Bildung im Menschen zurückgedrängt sein können, sie treten hier bisweilen mit krasser Rücksichtslosigkeit in den Vordergrund. Derartige Kranke quälen sich und ihre Umgebung und nicht am wenigsten die Pflegerin, „sie ist ja dazu da, sie wird dafür bezahlt, ihre Pflicht ist es, alle diese Nörgeleien über sich ergehen zu lassen." Wer seinen Beruf aus innerem Drange mit Herz und Gemüth erfaßt hat, wer gehoben wird von dem Gedanken, daß er dem Kranken helfen will — und diese Kranken, die keine Rettung mehr erhoffen können, sind ja die Unglücklichsten — wird alledem Rechnung tragen und sich immer wieder mit Geduld wappnen. Ja, er muß es sogar über sich gewinnen, selbst jenen Kranken wehrend entgegenzutreten, die die Verzweiflung gepackt hat, die selbstthätig ihren Leiden ein Ende machen wollen, die sich eigenmächtig den Tod geben wollen. Doch die Pflege dieser Unglücklichsten der Unglücklichen bietet manches erhebende Moment, bietet manchen Lohn. Wie manche schwere Stunde kann eine geschickte Pflegerin durch thätiges, sachgemäßes Eingreifen erleichtern; wie kann sie dadurch Schlimmeres verhüten und damit gar nicht selten dauernden Nutzen schaffen.

Wir haben besonders zwei Gruppen chronischer Krankheiten dabei im Auge, die eine, die in beständig gleicher Schwere, ohne die Unterbrechung einer stillen, ruhigen Periode, und die andere, die in der Abwechslung von schweren und weniger schweren, von „Anfällen und anfallsfreien" Stadien sich durch Monate und Jahre hinzieht.

Als ein Beispiel für Krankheiten der ersteren Art sind die Nervenkrankheiten zu nennen.

Die **Nervenkranken** bedürfen einer ständigen Beaufsichtigung, sie bedürfen dieser in ihrem hülflosen Zustande während der Krämpfe, oder beim eventuell nothwendigen Gebrauch eines gelähmten Gliedes, sie bedürfen dieser, um Andere und ihre eigene Person vor sich selbst zu schützen. Die Pflegerin wird durch die Angaben eines Krampfkranken häufig ohne sein eigenes Wissen auf den Eintritt eines Krampfanfalls aufmerksam gemacht. Der Kranke weiß bisweilen nur von den Vorboten, einem eigenthümlichen ziehenden Gefühl im Arm, im Bein — vom Anfall selbst, bei dem er die Besinnung verliert, weiß er gar nichts, er erwacht aus demselben, wie aus einem sehr schweren, unerquickenden Schlafe. Aus einer wohl erklärlichen Schonung erzählt man diesen Kranken nichts von ihren Anfällen und läßt sie gewöhnlich in Unwissenheit darüber — das ist aber nur möglich, wenn sie unter beständiger sachverständiger Beaufsichtigung gehalten werden können. Diese wird aus den eben geschilderten Momenten das Herannahen des Anfalls erkennen und Sorge tragen, daß der Kranke schleunigst aus dem Bereich von Gegenständen kommt, an denen er sich seine vom Krampf geschüttelten Extremitäten, seinen Kopf ꝛc. verletzen könnte; sie wird ihn von beengenden Kleidern befreien und wird auch die Umgebung des Kranken zu entfernen suchen, um ihr diesen erschreckenden Anblick zu ersparen. Nicht unerwähnt möchte hier eine im Publikum weit verbreitete, sehr thörichte Ansicht bleiben, daß einem Krampfkranken, dessen Hand fest um den nach innen gezogenen Daumen geschlossen ist, dieser letztere nach außen gezogen werden müsse. Die Pflegerin benutze die kostbare Zeit, die sie auf diese unnöthige Bemühung verwendet, viel eher dazu, den ganzen Körper sicher zu lagern und alles das zu thun, was ihr soeben anempfohlen, wozu sie Ruhe und Kaltblütigkeit und körperliche Kraft genug gebraucht.

Die Pflege der Gelähmten erfordert ebenfalls eine ständige Beaufsichtigung und Hilfsbereitschaft. Bei einer totalen Lähmung eines Armes oder eines Beines ist nicht allein die Fähigkeit, dieses Glied zu bewegen, geschwunden, sondern dieses ist auch meist völlig gefühllos geworden, so daß der Kranke von der Anwesenheit dieses Gliedes an seinem Körper kein Bewußtsein hat; er weiß nicht, wenn er es nicht sieht, ob dieses Glied sich in einer natürlichen Lage zum ganzen Körper befindet oder nicht; er kann mit seinem schweren Körper in eine so widernatürliche Lage zu seinem Arm, zu seinem Bein gerathen, daß Arm und Bein eher verrenkt oder zerbrochen werden, ehe er es durch Schmerz oder sonstwie bemerkt. Dies zu verhüten, ist die Aufgabe der Pflege. Da sich dann aber weiter an diese Krankheiten, die Krämpfe und Lähmungen, geistige Störungen anzureihen pflegen — der Uebergang ist kaum merklich — so muß jede Pflegerin auch in der Abwartung dieser Krankheiten bewandert sein.

Pflege der Geisteskranken. Die Störungen der Gehirnthätigkeit pflegen sich zumeist in gewissen Eigenthümlichkeiten, in fixen Ideen, in Veränderung des Charakters der Patienten zu zeigen; sie sind anfangs noch nicht besonders auffällig, beziehen sich auch nur auf einen oder wenige Punkte der bisherigen Lebensanschauungen oder Gewohnheiten. Da aber Belehrung und wiederholte Versuche, die Patienten von dem Verkehrten ihrer Anschauung, ihres Handelns und Denkens zu überzeugen, vergeblich sind, ist es das Beste, davon Abstand zu nehmen und in diesem einen Punkte dem Patienten möglichst wenig Widerspruch entgegenzusetzen. Man hüte sich jedoch, diese Nachgiebigkeit dem Patienten gegenüber weiter auszudehen, als es nöthig ist, man könnte dadurch sehr leicht das Vertrauen dieser an und für sich schon höchst argwöhnischen Kranken ganz und gar verscherzen. In ruhiger, gleichmäßiger Art behandele man einen solchen Kranken, wie er es im Verkehr in seinen gesunden Tagen gewohnt war, denn diese Gewohnheiten bleiben ihm sehr lange Zeit auch noch in seiner Krankheit getreu; man lasse sich höchstens dazu bestimmen, sein eigenes Benehmen auf den einen bestimmten krankhaften Ideengang bis zu einer gewissen Grenze anzupassen. Diese Grenze ist gegeben mit dem Eintritt von Gefahren für das Leben des Patienten selbst oder seiner Umgebung. Da man aber in dem unberechenbaren Gedankenspiel dieser Kranken jeden Augenblick solcher Gefahren sich gewärtig halten muß, darf ein solcher Kranker keinen Augenblick sich selbst überlassen werden. Es kann dies nicht energisch genug anempfohlen werden, da derartige Patienten mit einer gewissen Verschmitztheit und raffinirten Ueberlegung ganz unglaubliche Dinge ersinnen, mit langer Hand vorbereiten und schließlich zur Ausführung bringen. Wie scheinbar ruhig lebt ein Familienmitglied im Hause, geht sogar seinem Berufe in gewohnter Weise nach, nur eine gewisse Eigenthümlichkeit, sich stets tieftraurigen Gedanken hinzugeben, stets Mißtrauen in seine eigene Kraft, in die erprobte Zuverlässigkeit seiner Verwandten und Freunde zu setzen, mit ängstlichem Blick in die doch völlig gesicherte Zukunft zu sehen, hat ihn seinem Arzt auffällig gemacht. Dieser hat die genaue Bewachung des als krank Erkannten, nur scheinbar noch Gesunden, angeordnet. Und plötzlich findet man den Kranken einem Selbstmorde erlegen, zu dem er sich auf die raffinirteste Weise, die scheinbar ganz in Widerspruch zu seiner sonstigen Lebensführung steht, die Mittel zu verschaffen wußte. Oder wir sehen einen Mann, der bisher in ruhigster und solidester Weise für sich und die Seinen gesorgt, sich in gewagte Spekulationen einlassen, ganz erfüllt von der Größe seiner Kraft, die ihn vor keiner Schwierigkeit zurückschrecken läßt, ja ihn im Gegentheil sogar dazu treibt, unüberwindliche Schwierigkeiten aufzusuchen, ohne zu bedenken, daß er dabei materiell zu Grunde gehen muß. Er sieht im Geiste alle diese Fährlichkeiten spielend besiegt und baut darauf schon wieder in unaufhaltbar eiligem Fluge neue Pläne, die ihm auch schon wieder erledigt erscheinen, bevor sie ein gesunder Sinn überhaupt nur zu fassen vermöchte. Der Pfleger achte wohl darauf, daß er nicht plötzlich von einem Tobsuchtsanfall seines Patienten überrascht werde, selbst, wenn auch trotz der Mahnung des Arztes die Umgebung des Kranken sich noch so sehr wehrt, den Kranken als solchen zu behandeln, die ihm gewidmete Aufmerksamkeit für ganz und gar überflüssig hält und sogar hier und da durchkreuzt. Da es den Anschauungen der modernen Medizin durchaus widerspricht, gegen Kranke irgend welcher Art, am allerwenigsten aber gegen Geisteskranke Gewalt zu gebrauchen, so ist es nothwendig, daß sich das Pflegepersonal für solche Fälle von Tobsucht ganz besonders die gegebenen Vorschriften einprägt. Die erste Aufgabe ist bei einem solchen Anfall, aber auch schon, wenn er nur einzutreten droht, alle nicht nieth- und nagelfesten Gegenstände, und mag ihre Fortbewegung auch noch so schwierig erscheinen, aus dem Bereich des Kranken zu entfernen. Man soll nicht glauben, daß ein Stuhl, ein Tisch zu groß und schwer sei, als daß ihn der Kranke nicht bewegen könnte. In seiner Raserei entwickelt ein solcher Patient bisweilen unglaubliche Kräfte, zerbricht und zerschmettert die schwersten Gegenstände. Nächstdem verschließt man die Fenster sorgfältig und verstelle sie,

soweit es möglich ist, durch Bretter, die selbstverständlich fest-
genagelt sein müssen, damit der Patient verhindert wird, sich
durch die Fenster hinauszustürzen. Abgesehen davon, daß man alle
beweglichen Gegenstände, herausstehende Nägel aus den Wänden
entfernt und die Fenster verbarrikadirt hat, achte man auch darauf,
daß man als Aufenthaltsraum überhaupt ein Zimmer ohne Pfeiler
und Vorsprünge wähle, da auch an diesen die Patienten sich
sehr leicht verletzen können. Hat man dann noch das Zimmer
mit Stroh dick belegt oder Strohsäcke und Matratzen herbeigeschafft, um bei einem eventuellen Fall auf den Boden Verletzungen zu verhüten und dem Patienten selbst Alles abgenommen,
womit er sich Schaden zufügen kann: Streichholzbüchsen,
Taschenmesser, Schlüssel, Uhrkette 2c., so ist es am besten, das
Zimmer zu verlassen, da allein gelassen der Kranke sich am
ehesten beruhigt. Es ist aber dringend nothwendig, auch dann
noch den Kranken nicht unbeobachtet zu lassen, nur bediene man sich
zu dieser Beobachtung nicht des Schlüssellochs, da auf dieses der
Argwohn des Kranken sich stets zunächst richtet und er eine
Beobachtung auf diesem Wege auf das schlaueste zu hinter-
treiben bemüht ist. Um diese aber doch zu ermöglichen, ist
es gerathen, ein Loch vorsichtig in den Thürpfosten zu bohren
und von da aus das Krankenzimmer zu übersehen.

Hat sich der Patient endlich beruhigt, dann ist er gewöhnlich so ermattet, daß man ihm die nöthigen für diesen Moment
vorgeschriebenen Arzneien, eine Morphium-Einspritzung oder
Aehnliches beibringen kann. Es kann auch die Nothwendigkeit
jetzt vorliegen, ihn in einen andern, besser geeigneten Raum in
der Wohnung oder in eine Anstalt zu überführen, man suche
das zu ermöglichen, aber immer ohne den Kranken zu erregen.
Mit Ruhe, vor Allem, indem man in vorsichtiger Weise auf
seinen Gedankenkreis eingeht, läßt sich das unschwer bewirken.
Derartige Kranke sind von den sie beschäftigenden Ideen so in
Anspruch genommen, daß sie Speise und Trank ganz vergessen,
oder sie verweigern dieselben aus Argwohn, daß sie vergiftet
sein könnten. Es ist daher nothwendig, auch der Ernährung
dieser Kranken die nöthige Aufmerksamkeit zu widmen, um im
Nothfall sie zwangsweise durchzuführen. Andererseits wird man
auch darauf zu achten haben, daß sie nicht die widernatürlichsten

und unverdaulichsten Dinge im Glauben, daß es wirkliche Speisen sein, genießen.

Von der Pflege in chronischen Krankheiten, die mit Anfällen und anfallsfreien Perioden einhergehen, ist dann noch Folgendes zu erwähnen:

Die **Asthmakranken** zu pflegen, stellt mancherlei Ansprüche an die Pflegerin, zu denen sie durch ihre allgemeine Vorbildung wohl genügend ausgebildet ist und für welche sie auch vom Arzt in jedem Einzelfalle gewiß stets mit besonderen Instruktionen versehen wird. Die Pflegerin soll sich bei diesen Kranken vor Allem stets vergegenwärtigen, daß sie es mit Menschen zu thun hat, die sich zeitweise im Zustande der höchsten Athemnoth, des unerträglichsten Luftmangels, der Gefahr zu ersticken, befinden. Die Umgebung wünscht keinen Augenblick vorübergehen zu lassen, ohne dem Patienten irgend eine Erleichterung zu schaffen — und doch giebt es leider gar nicht so viele Mittel in dieser Art zu helfen. Da heißt es denn vor Allem, durch eigene Ruhe auch dem Patienten und seiner Umgebung Ruhe einzuflößen. Die anzuwendenden Mittel sind entweder Räucherungen, Inhalationen, innere Arzneien, je nach der Vorschrift des Arztes, dann aber auch eine Reihe von Handgriffen, die z. Th. der Moment der Pflegerin eingeben muß, um den Patienten zu unterstützen. Solche Kranke halten es nur selten im Bett aus, sie wollen sitzen, am liebsten auf einem Stuhl. Man suche dann dem Patienten zu willfahren, indem man ihn auf einen möglichst niedrigen Stuhl mit Seitenlehnen setzt, am Unterkörper gut bedeckt und ihm unter die Füße eine hohe Fußbank schiebt. Tücher um den Hals, Kragen, ja selbst den einfachen Verschluß des Hemdes am Halse mag der Kranke nicht leiden, dahingegen ist er sehr dankbar, wenn man ihm einen Stützpunkt für seine Hände, und, wenn der Anfall lange dauert, auch für den Kopf gewähren kann. Der Kopf pflegt gewöhnlich nach vorn überzusinken, wenn der Anfall sich ausgetobt hat und der Patient etwas Ruhe und Schlaf gewinnt. Dadurch wird aber das Athmen wieder erschwert und der Patient schrickt wegen Luftmangels auf. Am liebsten sitzen daher solche Kranke vor einem Tisch, auf welchen man ihnen ein Kissen gelegt hat; um dieses Kissen legen sie dann, wie zu einer

Umarmung, die beiden Arme und auf diese den Kopf; so sind Kopf und Arm gestützt, eine Stellung, in welcher ich Patienten Stunden lang, die ganze Nacht hindurch habe zubringen sehen. Bei der Behandlung dieser Krankheit in ihren freien Perioden kommen verschiedene Methoden in Betracht, namentlich mechanische, die der Arzt einer verständigen Pflegerin bisweilen überlassen kann. Es handelt sich dabei hauptsächlich um die sogenannte Lungengymnastik, eine vorschriftsmäßige und wohlüberlegte Trennung der Athmung in Ein- und Ausathmung.

Dem Asthma ähnliche Zustände treten aber auch bei Krankheiten anderer Art sehr häufig auf, bei welcher eine Entfernung aus dem Bett, ein Aufsitzen 2c. nicht allein nicht erlaubt, sondern auch nicht möglich ist. Ich möchte dabei auf die **Krankheiten des Herzens** vor Allem hinweisen, bei welchen Athmungsbeschwerden beobachtet werden. Wenn es schon sehr viele Menschen giebt, die mit ihrem kranken Herzen ihrem Beruf und der gewohnten Thätigkeit nachgehen und nur zeitweilig an ihr krankes Organ erinnert werden, und in solchen Momenten der Ohnmacht, der Athemnoth, des Schwindels einer schnellen und sachgemäßen Hülfe, bis ein Arzt herbeigerufen werden kann, im höchsten Grade bedürfen, so tritt die Nothwendigkeit einer geeigneten Pflege aber geradezu in den Vordergrund bei denjenigen Herzkranken, bei welchen sich, wie dies mit der Zeit fast immer sich einstellt, noch Krankheitserscheinungen anderer Art hinzugesellen. Von den hierbei zu nennenden Lähmungen nach Schlaganfällen war bereits die Rede, worauf aber noch hinzuweisen wäre, das sind die schweren Fälle von Herzasthma und die Wassersucht. Die ersteren, soweit sie den Patienten, während er noch seinem Berufe nachgeht, befallen, müssen genau so behandelt werden, wie die auf der vorigen Seite erwähnten Anfälle von Asthma.

Soweit es sich aber um die Pflege eines solchen Kranken handelt, der das Bett nicht verlassen darf und kann, so ist zunächst die Zufuhr frischer Luft nothwendig und die Darreichung von stark erregenden Getränken. Man öffne die Fenster, man entferne jede die Athmung hemmende Kleidung, reiche die stets in Bereitschaft zu haltende ätherische Baldriantinktur (25 bis 30 Tropfen), oder einige Löffel starken schwarzen Kaffee, Thee.

Man lege ein Senfpflaster oder Senfpapier auf die Herzgegend oder lasse den Patienten auf einige Minuten beide Hände in möglichst warmes Wasser tauchen. Bei alledem vergesse man nicht, dem Kranken, dem der Schweiß in Strömen ausbricht, diesen häufig abzutrocknen, um eine allzustarke Abkühlung durch Verdunstung des Schweißes an der Körperoberfläche zu verhüten. Alles in allem genommen, sei sich die Pflegerin wohl bewußt, daß ein solcher Anfall den Uebergang zum Tode bilden kann und lasse zu allererst den Arzt herbeirufen.

Die Pflege in der Wassersucht trägt deswegen so große Schwierigkeiten in sich, weil wir es dabei mit Kranken zu thun haben, die nicht allein wegen der bedeutenden Anschwellung ihres Körpers sich nicht bewegen können, also so gut wie die Gelähmten jederzeit der Hülfe bedürfen, sondern weil sie auch wegen der aus gleicher Ursache bedingten Zunahme ihres Körpergewichts von einer Pflegerin allein überhaupt nicht bewegt werden können. Das Körpergewicht kann bis auf das Doppelte des normalen zunehmen und sich so die absolute Unmöglichkeit herausstellen, einen solchen Kranken zu heben, zu legen 2c. Er kann nicht sitzen, da dies durch die Anschwellung der äußern Haut am Rumpf wie an den Beinen unmöglich ist. Er kann die Beine nicht nach unten hängen lassen, da sie sonst bis zum Platzen der Haut anschwellen. Er kann aber auch nicht liegen, da er wegen Ansammlung von Flüssigkeit in der Bauch- und Brusthöhle namentlich die Lungen nicht ausdehnen kann und von der unerträglichsten Athemnoth gequält wird. Man versuche durch Stellkissen dem Oberkörper eine leicht erhöhte, sanft gegen den Kopf ansteigende Lage zu geben, dem dann gern auf die Brust herabsinkenden Kopf und den damit verbundenen Störungen begegne man dadurch, daß man den Kopf leicht seitlich lagere und dort in einer dem Patienten angenehmen Lage durch Kissen unterstütze. Durch feste Vorlagen, Rollen und Bänke gebe man dem Kranken dann noch eine Stütze, gegen die er sich mit den Füßen anstemmen kann, um nicht bei dieser Stellung vom Stellkissen herunterzurutschen. Man achte nun ferner darauf, daß sich nirgends Falten oder Leisten in dem Lager bilden, denn bei der mit Flüssigkeit ganz durchtränkten Haut wird diese leicht den Falten und Leisten entsprechende Furchen und Einschnitte bekommen und neben diesen desto mehr hervortretende Anschwellungen. Daraus können dann völlige Beutel, die schließlich platzen und Einschnürungen, die zu Brand der Umgebung führen, entstehen. Die natürlichen Falten in der Haut, die bei solchen Geschwollenen sich bedeutend vergrößern und vermehren, wie wir dies am Halse, zwischen den Fingern und Zehen, in der Schenkelbeuge und namentlich bei Frauen unter den Brüsten und am Unterleib finden, sind besonders sauber zu halten, was man dadurch bewirken kann, daß man sie vor jeder Flüssigkeit, namentlich Schweiß schützt, sie sorgfältig mit Watte trocknet und mit Puder oder Borvaselin weiter behandelt. Sollte der Patient durch Jucken in der Haut belästigt werden, so suche man durch Aufstreuen (nicht Reiben) von Puder ihm Erleichterung zu verschaffen; jedenfalls verhindere man, daß der Patient kratzt, da dabei sehr leicht Verletzungen der Haut bewirkt werden können, die, so klein sie auch erscheinen mögen, doch ein Aussickern der unter und in der Haut angesammelten Flüssigkeit zulassen und, wenn es auch nur tropfenweise möglich sein mag, dadurch leicht die Ursache zu Infektionen werden können.

Wenn bei solchen Kranken auch die Absonderung von Urin und Koth gewöhnlich eine sehr geringe ist, so ist dieselbe doch mit größter Vorsicht zu überwachen. Da die Geschlechtstheile bei Männern wie Frauen in Folge ihrer Lage bisweilen schon im Beginn der Krankheit ganz unförmlich anschwellen und dadurch die Harnröhrenöffnung in den geschwollenen Theilen fast ganz verschwindet, so wird der Urin nicht strahlenförmig nach Außen entleert, sondern (auch schon seiner geringen Menge wegen) nur tropfenweise, und die letzten Tropfen bleiben in jenen geschwollenen Parthien zurück, ätzen die Haut und werden sehr leicht die Ursachen zu nicht unbedeutenden Geschwüren. Dasselbe kann auch eintreten bei Entleerung sehr dünnflüssiger Stühle, wobei die Oberhaut der Gegend um den After sehr leicht geschädigt wird. Man wird die After- wie die Harnröhrenöffnung freizulegen und von hier an alle umgebenden Theile mit Watte zu trocknen und mit Puder oder Salbe zu bedecken haben. Sollten leichte Einrisse in der Haut oder wunde Stellen auf derselben sich dennoch zeigen, so ist selbstverständlich dem Arzt sofort darüber zu berichten. Die genaue Beobachtung des Pulses und des Urins ist in dem Verlauf der Wassersucht, die durch eine Störung im Blutkreislauf vom Herzen oder von der Niere aus hervorgerufen wird, von größter Bedeutung.

Trotzdem der Arzt selbst seine Beobachtung hierauf koncentrirt, so muß er sich doch auf die Kenntnisse und Zuverlässigkeit der Pflegerin verlassen können, da ausschlaggebende Veränderungen in der Pflege mit Blitzesschnelle sich hier als nothwendig erweisen können.

Bei der Pflege der **Verdauungskrankheiten** — soweit sie einen chronischen Verlauf haben — ist die Aufgabe der Ernährung eine besonders beachtenswerthe: sei es, daß eine gewisse Art von Speisen ganz zu vermeiden ist, wie z. B. bei der Zuckerkrankheit; sei es, daß die Darreichung der Speisen ganz besonders an Art, Zeit und Menge gebunden ist, wie beim chronischen Magenkatarrh; sei es, daß dem Stuhlgang bezüglich Beschaffenheit und Häufigkeit besondere Aufmerksamkeit zu schenken ist wie bei Darmkatarrhen.

Hier spielt die Ernährung des Patienten eine ebenso große Rolle und verlangt eine ebenso genaue Befolgung, wie das Eingeben von Arzneien und die Anwendung von Arzneimitteln. Der Küchenzettel wird daher vom Arzte genau bestimmt, und wenn dies nicht von Tag zu Tag geschieht, so ist es doch die Pflicht der Pflegerin, bei Bestimmung der Krankenkost jederzeit sich im Rahmen des Erlaubten zu halten. Es geschieht dies am besten in der Weise, daß sie Art und Form der Speisen am Tage vor der Darreichung bestimmt, damit sie rechtzeitig herbeigeschafft werden können und dann an jedem Morgen die Zeit, wann die einzelnen Gerichte gegeben werden sollen, der Küche und sich genau notirt. Es ist dann ein wohlüberlegter Plan fertig, und an jedem Abende kann durch Vergleich des Verzehrten mit dem Dargereichten festgestellt werden, wie weit der Vorschrift genügt ist.

Im Einzelnen hat sich bei der Zuckerkrankheit die Diät genau im Schema der ärztlichen Verordnungen zu bewegen. Eine besondere Beachtung ist hier der Menge der dargereichten Speisen und Getränke zu widmen. Bei dieser Krankheit kann, da der Appetit ein sehr starker ist und das Quantum vom Arzt nicht genau festgestellt werden kann, bisweilen so viel vom Patienten verzehrt werden, daß eine genaue Angabe für den Heilplan des Arztes von großer Bedeutung ist.

Beim Magenkatarrh ist auf die Zubereitung der Speisen genaue Aufmerksamkeit zu richten. Die Suppen dürfen nicht zu dick oder zu dünn sein; das Fleisch darf nicht ausgekocht und zäh, es muß vielmehr saftig und weich sein. Die Gemüse und Mittelgerichte erheischen die sorgfältigste Zubereitung: es dürfen in einem Erbsenbrei nicht noch die Hülsen, im Kartoffelbrei Kartoffelstücke zu finden sein. Bei Kompots wähle man die einfache Zubereitung des Schmorens (Kochens) und besorge das Nachsüßen in den Grenzen, wie sie von der Säure der Früchte bestimmt sind. Die eingelegten, stark überzuckerten Früchte, bei denen die Schalen vielleicht gar nicht einmal entfernt sind, sind entschieden zu vermeiden. Die Pflegerin lasse sich genau auch darüber Vorschriften geben, wie sie die Getränke dem Patienten reichen darf, d. h. wieviel während des Essens, und wieviel, ohne daß etwas dazu gegessen wird. Daß es hier von besonderer Bedeutung ist, die bestimmte Zeit für die Darreichung der Speisen innezuhalten, bedarf wohl kaum der Erwähnung. Es ist von größter Bedeutung, ob der Kranke oft und wenig oder selten und stark essen soll. Das Quantum kann in beiden Fällen pro Tag berechnet das Gleiche sein, trotzdem wirkt es in der einen Art günstig, in der andern ungünstig.

Beim Darmkatarrh spielen die Getränke eine hervorragende Rolle. Die Wirkung der Diät, ob sie stopfend oder abführend sein soll, wird am meisten von den Getränken beeinflußt. Namentlich in der Anwendung der Abführmittel sei die Pflegerin vorsichtig. Man kann hier durchaus nicht nach Belieben verfahren, denn Ricinusöl hat eine durchaus verschiedene Wirkung von der des Rhabarbers, und Bitterwasser wirkt ganz anders wie eine Eingießung. Ebenso ist es ein großer Unterschied, ob jemand ein Glas Glühwein oder eine Tasse schwarzen Kaffee als Stopfmittel gebraucht. Diese Mittel heißen Volks- resp. Hausmittel, nicht weil man sie nach dem Gutdünken des Volkes verabreichen darf, sondern weil sie im Haus zubereitet werden können und im Volke sehr im Gebrauch sind.

Wenn ich von den Verdauungskrankheiten nur diese drei hier erwähnt habe, so ist damit, wie ich wohl nicht zu bemerken brauche, das ganze Gebiet keineswegs erledigt, aber es ist damit eine Richtschnur gegeben, nach welcher man sich in den schwereren oder leichteren Krankheitsformen richten kann.

b. Hülfeleistung bei chirurgisch Kranken.

Zu den chirurgisch Kranken rechnen wir diejenigen:

1) bei welchen es sich um Heilung einer Wunde handelt, die entweder durch eine Verletzung oder zum Zweck der Entfernung kranker Körpertheile geschaffen ist,

2) bei welchen nur durch direkte Handgriffe die normale Beschaffenheit des Körpers nach gewissen Veränderungen, die äußerlich sichtbar sind, wieder herbeigeführt werden kann (bei Knochenbrüchen, Verrenkungen, Verkrümmungen).

Demgemäß kann man auch unterscheiden nach blutigen und unblutigen oder nach offenen und geschlossenen Verletzungen.

Die Pflege und die Hülfeleistung bei diesen Kranken unterscheidet sich im Allgemeinen wenig von derjenigen der innerlich Kranken, denn wenn man z. B. von einer speziellen chirurgischen Reinlichkeit spricht, so ist dies eigentlich nichts anderes, als was wir bei der Besprechung der Pflege ansteckender Krankheiten schon erwähnt haben; es treten aber doch gewisse Anforderungen, welche hier gerade an die geistige und körperliche Fähigkeit der Pflegerin gestellt werden, ganz besonders die Kenntniß von Instrumenten, die Leistung von Handgriffen 2c., so in den Vordergrund, daß man diesem Kapitel eine spezielle und eingehende Behandlung wohl zuwenden muß.

Aus Rücksicht auf die großen Ansprüche, welche die moderne Chirurgie an Instrumente, Apparate, Verbandstoffe, Assistenz stellt und zu stellen verpflichtet ist, da sie nur mit ihnen die großen Erfolge erreichen kann, die sie vor den größten Operationen nicht zurückschrecken läßt, ist die chirurgische Thätigkeit eigentlich ganz und gar in das Krankenhaus verlegt, viel mehr als dies bei den innerlich Kranken der Fall ist. Entschieden muß auch die Pflegerin erst alles das im Krankenhause gesehen, geübt und kennen gelernt haben, was die Pflege chirurgisch Kranker erheischt. Der Operateur wird gewiß nur selten mit der zu seiner Assistenz ausgesuchten Pflegerin wechseln — wie er aber nicht immer und überall in der Lage sein wird, nur im Krankenhause zu operiren, so wird er auch nicht überall die gewohnte Assistenz zur Verfügung haben, und es ist daher ein dringendes Bedürfniß, daß eine Pflegerin auch auf diesem Gebiet besonders ausgebildet und erfahren ist.

Es ist schon zu wiederholten Malen darauf aufmerksam gemacht worden, daß in der Luft, die uns umgiebt, eine Unmasse von allerkleinsten Lebewesen sich befindet, welche Krankheiten auf unseren Körper übertragen können, um so eher dann, wenn der Körper nicht widerstandsfähig ist, oder wenn besondere Stellen durch Verwundung oder Verletzung geschaffen werden, die eine Eingangspforte für diese Wesen bilden können. Jede chirurgische Operation geht nothgedrungen mit einer direkten Verletzung des Körpers einher, die äußere Haut wird durch einen Schnitt verletzt, und vor allem wird daher darauf zu achten sein, daß zu der vorhandenen Krankheit, welche durch die Operation geheilt werden soll, nicht bei dieser letzteren noch neue Fährlichkeiten durch Ansteckung hinzugefügt werden. Daraus ergiebt sich, weshalb man in der Chirurgie so ganz besonderen Werth auf die Reinlichkeit legt. Diese bezieht sich hier nicht allein auf die Pflegerin und auf den Kranken, sondern auch auf alle die Instrumente, Apparate, kurz auf Alles, was in irgend welche Beziehung zum Kranken tritt.

Wir müssen an dieser Stelle uns mit zwei Fremdwörtern bekannt machen, die in der chirurgischen Thätigkeit eine große Rolle spielen: antiseptisch und aseptisch. Wir haben zwei gute deutsche Wörter dafür: keimtödtend und keimfrei. Da die ersteren aber sich völlig Bürgerrecht im ärztlichen Sprachschatz erworben haben, müssen sie auch der Pflegerin gebräuchlich und verständlich sein. Wir bezeichnen damit die beiden für die chirurgische Reinlichkeit maßgebenden Verfahren. Bei dem einen, dem keimtödtenden, kommt es, wie es schon im Worte liegt, darauf an, die Keime, die mikroskopischen Lebewesen, die am Kranken resp. in seiner Wunde, oder an der nächsten Umgebung derselben, selbst an der scheinbar gesunden sich befinden, und die, wie gesagt, neue Ansteckungsstoffe in den kranken Organismus überführen können, zu vernichten, — bei dem anderen Verfahren wird das Hauptgewicht darauf gelegt, daß nach vorangegangener sorgfältigster Reinigung der Wunde mit durchaus keimfreien Flüssigkeiten und Stoffen, auch während der weiteren Behandlung nur ebensolche keimfreie Stoffe mit der Wunde in Berührung kommen. Auf diese Weise wird ebenfalls jede Ansteckung vermieden, aber auch die Berührung der Wunde mit keimtödtenden Stoffen überflüssig. Um diesen Zustand, namentlich daß Instrumente, Apparate, Verbandstoffe 2c. vollkommen keimfrei sind, zu erreichen, sterilisirt man dieselben. Das heißt, man setzt sie einem strömenden Wasserdampf von 100° C. aus, wobei alle ansteckenden Stoffe, die an ihnen haften, getödtet werden. Es kann also in eine Wunde durch diese Instrumente ein Ansteckungskeim nicht hineingebracht werden.

Die Benutzung und Bedienung der Apparate, die zur Sterilisation der Instrumente und Verbandstoffe in verschiedenster Form angegeben sind, zu erlernen, ist nur im Krankenhause möglich. Es sind dies Kessel von verschiedener Größe, sogenannte Sterilisationsöfen, in welchen Instrumente, Verbandstoffe, Wäschestücke, kurz Alles, was mit dem Patienten in Berührung kommen könnte, vor der Operation einem strömenden Wasserdampf von 100° C. $\frac{1}{2}$—1 Stunde lang ausgesetzt wird. Zur Sterilisation ist dies das sicherste Verfahren, wohl aber kann man auch in anderer Weise, wenn auch nur zum Nothbehelfe, die genannten Dinge zum Gebrauch bei Operationen geeignet machen, z. B. durch Auskochen oder durch Waschen mit desinficirenden Flüssigkeiten.

Die Reinigungsproceduren beginnt die Pflegerin zunächst an sich selbst. Nachdem sie am besten ein warmes Bad genommen und sich mit frischer Kleidung versehen, darf sie sich erst dem Kranken nahen. Aber erst ein Vollbad zu nehmen und sich mit frischer Kleidung zu versehen, ist aus vielen Gründen nicht jedesmal möglich. Es wird daher genügen, daß die Pflegerin über ihre gewöhnlichen Kleider, die ja doch schon immer in sauberem Zustande sein müssen, einen frisch gewaschenen, sterilisirten, leinenen Ueberwurf zieht, der sie vom Halse bis zur Fußsohle ganz umhüllt. Es bleiben dabei nur die Arme frei, indem die Aermel der Kleidung unter dem Ueberwurf, der höchstens den Oberarm noch bedecken darf, nicht hervorragen dürfen. Nachdem die Pflegerin dann noch besonders ihrer Frisur Aufmerksamkeit geschenkt, indem sie ihr Haar überall glatt und fest gelegt hat, bei störrischem Haar mag sie sich eines Netzes hierzu bedienen, nimmt sie die Reinigung ihrer Hände vor. Sie entfernt mit einem Nagelreiniger den Schmutz, der sich unter den kurz gehaltenen Fingernägeln und am unteren und seitlichen Rande derselben etwa angesammelt hat und badet Hände und Vorderarme genau drei Minuten lang in heißem Wasser. Es folgt dann ein gründliches Einseifen mit flüssiger Kaliseife und energisches Bürsten mit einer unter Sublimatwasser aufbewahrten harten Nagelbürste. Die Hände werden dann noch auf zwei Minuten in Sublimatlösung, wenn nicht eine andere Lösung vom Arzte vorgeschrieben ist, eingetaucht, und die Vorderarme werden mit derselben Flüssigkeit reichlich bespült. Ein Abtrocknen findet nicht statt, sondern mit diesen feuchten Armen und Händen geht die Pflegerin nun an den Kranken, um diesen zu reinigen.

Wenn es möglich ist, in jedem Falle ist aber die Erlaubniß des Arztes dazu nothwendig, wird der Patient vor der Operation ein Vollbad bekommen. Handelt es sich um eine Verwundung oder Operation an einer oder mehreren Extremitäten, so kann man noch besondere Bäder dieser einzelnen Körpertheile vornehmen. Ebenso wird man, wenn es gerathen erscheint, auch Ausspülungen und Reinigungen des Darmes, der Scheide, des Mundes, der Ohren oder der Nase manchen chirurgischen Eingriffen vorauszuschicken haben.

Hierüber, wie über speziell für die zur Operation oder bei einem Wundverbande vorzunehmende Reinigung der betreffenden Körperstellen, hat sich die Pflegerin genaue Anweisung des Arztes einzuholen. Im Allgemeinen erstreckt sich die Reinigung des Patienten nicht nur auf das eigentliche Operationsgebiet, sondern noch möglichst weit darüber hinaus; so ist bei einer Operation am Bauch nicht allein die Bauchhaut, sondern die Falten an den Schenkelbeugen, die äußeren

Geschlechtstheile und bei Frauen die Scheide, die Falten um den After herum und dieser selbst mit in das Bereich der Reinigung zu ziehen. Bei behaarten Körperstellen sind die Haare sorgfältigst zu rasieren. Man spare vor allem an Wasser nicht; man achte aber auch darauf, dem Patienten nicht Schmerzen zu bereiten, indem man ihn in brüsker Weise hin- und herwirft; man vermeide überhaupt allzu energische Bewegungen, da man dadurch die Verwundung vergrößern, eventuelle Eiteransammlungen an noch unbetheiligte Stellen bringen, und namentlich innere, entzündete Organe in noch schwerere Krankheitszustände versetzen kann. Demgemäß ist die Reinigung mit Seife und Wasser, so heiß es der Patient verträgt, mittelst Bürsten oder Wattebäuschen vorzunehmen, je nachdem man fester oder sanfter vorgehen muß. Nach 3—5 Minuten lang fortgesetzter Reinigung in dieser Weise wird die so geseifte Stelle mit warmem Wasser reichlich abgespült und mit sterilisirten Watte- oder Mullbäuschchen, die vorher in Aether getaucht sind, abgerieben. Jetzt erfolgt nochmals eine Abspülung mit einer desinficirenden Lösung (Sublimat) und die Operation kann beginnen, soweit es sich um den Kranken selbst handelt. Es müssen aber auch noch alle mit dem Patienten in Berührung kommenden Dinge: Instrumente, Apparate, Flüssigkeiten ꝛc. in geeigneter Weise vorbereitet sein.

Nach der großen Mannigfaltigkeit der Operationen ist auch die Mannigfaltigkeit der Instrumente eine ganz außerordentliche. Man wird die Instrumente am besten zunächst nach zwei Gruppen ordnen, solche zum Fassen und Halten und solche zum Trennen.

Zur ersten Gruppe gehören die Pincetten (glatte und mit Haken versehene Schieberpincetten), Zangen (Kornzange, Hakenzange, Klemmzange) und die Haken (stumpfe, scharfe, einfache, doppelte). (S. Abb. 29.)

Zur zweiten Gruppe gehören die Messer (spitze, geknöpfte, gerade, sichelförmige), Scheren (spitze, stumpfe, auf der Fläche gebogen; Hohl- und Gipsscheren), Meißel (gerade, hohle) mit dem dazu gehörigen Hammer, Sägen (Stich- und Kettensägen). Zu den trennenden Instrumenten im weiteren Sinne gehören dann noch die Trokarts, kurze Röhren, in welchen genau ein-

gepaßt ein Stilet sich befindet, das zur Durchbohrung der
Haut und zur Einführung der Röhren in Körperhöhlen dient,
aus welchen Flüssigkeit abgezapft werden soll. Hierher gehört
dann noch der scharfe Löffel. (S. Abb. 30.) Außerdem muß
noch ein Instrument erwähnt werden, das die kranken Theile
von den gesunden durch Abbrennen trennt: der von Paquelin
angegebene Thermokanter, kurzweg Paquelin genannt.

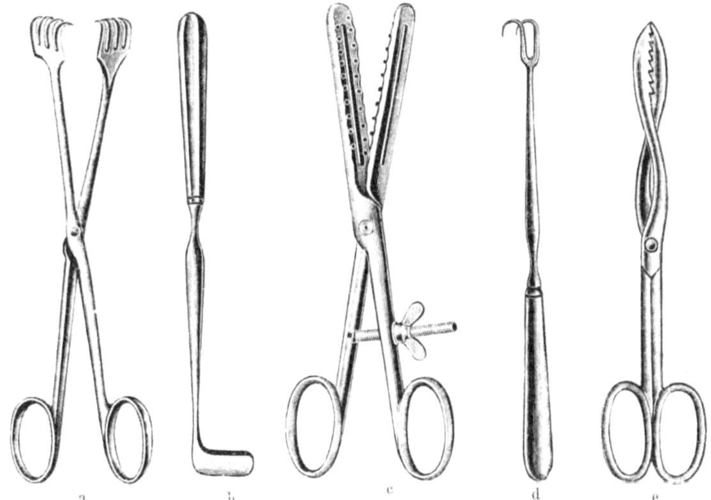

Abb. 29. Instrumente zum Fassen und Halten.
a Hakenzange. b Stumpfer Haken. c und e Klemmzangen. d Doppelter scharfer Haken.

Mit diesen kurzen Angaben sind aber nur, wie ich noch
einmal betonen möchte, die Namen der großen Gruppen der
Instrumente genannt. Fast jeder Operateur hat in dieser
oder jener Beziehung eigene Instrumente angegeben, deren er
sich selbstverständlich am liebsten bedient. Es verhält sich dies
genau so, wie mit den Vorschriften der zur Reinigung anzuwendenden Flüssigkeiten und wie mit dem Gebrauch gewisser
Apparate, die der Operateur in der oder jener Abänderung am
meisten bevorzugt. Dahingehende Anordnungen empfängt die
Pflegerin gewöhnlich bei den Vorbereitungen zur Operation.

Das Alles muß aber vorher schon auf einer chirurgischen
Abtheilung praktisch erlernt sein; in folgendem kann nur ein

Anhalt geboten werden, das praktisch Erlernte sich ab und zu
wieder ins Gedächtniß zurückzurufen.

Zur Reinigung der Pflegerin, der Kranken, der Instrumente ist sogenannte antiseptische Flüssigkeit nothwendig,
d. h. eine Lösung von Stoffen, welche die Fäulnißerreger tödtet.
Hierher gehört die bekannte Karbolsäurelösung, die Sublimatlösung und eine Reihe anderer Lösungen, deren Darstellung der
Pflegerin geläufig sein muß, da wir nicht immer in der Lage
sind, sie in den großen Mengen, in welchen sie gebraucht

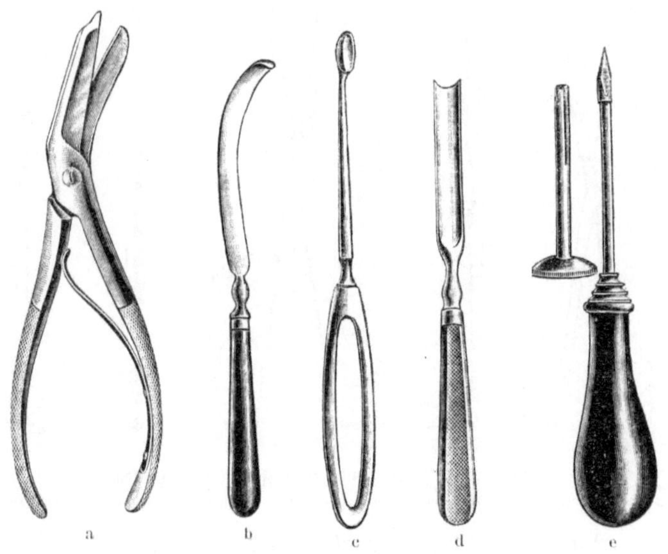

Abb. 30.   Instrumente zum Trennen.
a Schere. b Messer. c Scharfer Löffel. d Meißel. e Trokart.

werden, schon aus Rücksicht auf den Preis, aus der Apotheke
zu beziehen. Die Pflegerin muß es daher verstehen, eine zuver-
lässige verdünnte Lösung aus koncentrirter herzustellen. Letztere
wird aber selbstverständlich aus der Apotheke bezogen. Da
die meisten hier in Betracht kommenden Lösungen, selbst wenn
sie verdünnt sind, giftig oder ätzend wirken können, sollen sie
nie nach Gutdünken bereitet werden, sondern genau nach Anweisung des Arztes. Sind Meßgefäße nicht zur Hand, so

findet man doch in jedem Haushalt ein geaichtes Trinkgefäß, ein Seidel, eine Flasche oder Aehnliches, dessen Inhalt genau bekannt ist.

Eine 1%ige Karbolsäurelösung stelle man sich aus der aus der Apotheke bezogenen 10- oder 20%igen Lösung her, indem man beispielsweise zu einem Wasserglas einer 10%igen Lösung zehn Wassergläser abgekochtes Wasser zusetzt. Man hat auf diese Weise die 10%ige Lösung zehn mal dünner gemacht, d. h. sie um das zehnfache verdünnt, und somit aus der 10%igen Lösung eine 1%ige gemacht.

In derselben Weise bereitet man Sublimatlösung, die höchstens in einer Stärke von 1:1000 in Gebrauch kommen darf. Eine andere, jetzt allgemein geübte Darstellung dieser Lösung besteht darin, daß man Sublimattabletten, wie man sie aus der Apotheke beziehen kann, und die genau 0,1 Sublimat enthalten, in einem Liter Wasser auflöst. Bei beiden genannten Lösungen sei man sich stets der schweren giftigen Eigenschaften dieser Mittel bewußt und lasse sich nicht von der bisweilen nothwendigen Eile, mit welcher sie hergestellt werden müssen, abhalten, die größte Sorgfalt zu ihrer Darstellung zu verwenden. Man achte ferner darauf, daß der Name und die Stärke jeder Lösung deutlich auf der Flasche angegeben ist.

Bei den anderen Lösungen, wie z. B. Lysol-, Borsäure-, übermangansaures Kali-, essigsaure Thonerde-, Bleiwasser-Lösung 2c. wird sich die Pflegerin ebenfalls genau nach den Bestimmungen des Arztes zu richten haben, doch sind hier die Vergiftungsgefahren wie andere Schädigungen nicht so sehr zu fürchten, wie bei den vorhergenannten.

Von den einzelnen Lösungen ist dann noch besonders zu bemerken, daß Sublimat die Instrumente leicht verdirbt und daß dieses ebenso wie Karbol wegen seines Giftgehaltes nicht zur Ausspülung innerer Körperhöhlen benutzt werden darf. Eine Lösung von übermangansaurem Kali, so dünn sie auch sein mag, färbt die Haut und die Wäsche, entfernt aber am besten üblen Geruch von Wunden 2c. Es giebt ferner eine nicht geringe Zahl von Menschen, deren Haut z. B. durch die Karbolsäure, selbst in der allerschwächsten Lösung, andere, deren Haut durch Sublimatlösung in höchst unangenehmer Weise angegriffen wird. In diesem Falle muß von der Anwendung dieser Lösungen ganz und gar Abstand genommen werden.

Außer der Beobachtung der bisher erwähnten Maßnahmen, die sich auf die chirurgische Behandlung beziehen, gehört hierher noch die Berücksichtigung des Ortes, wo die Operation vor sich geht. Derselbe kann in vielen Fällen durch die Nothwendigkeit gegeben sein, z. B. bei Unglücksfällen, im Kriege, wo auf dem Platz, auf welchem die Verletzung oder Verwundung geschehen, zunächst auch die erste Hülfeleistung vor sich gehen muß. Hier, wo Gefahr im Verzuge ist, kann man sich mit der Wahl eines Operationsplatzes nicht aufhalten.

Anders liegt es, wenn der nothwendige Eingriff wohl vorbereitet werden kann, wie dies im gewöhnlichen Leben doch am häufigsten der Fall ist. Hier handelt es sich nicht um ein Krankenzimmer von der gewöhnlichen Beschaffenheit, wie dies oben geschildert wurde, sondern um ein **Operationszimmer.** Der Einrichtung desselben dient als Vorbild, in gewisser Beziehung, der Operationssaal eines Krankenhauses; doch wird man immer dabei bedenken, daß es sich im vorliegenden Falle nur um die Vorkehrungen zu einer bestimmten Operation handelt. Am meisten maßgebend für die Wahl und Ausstattung dieses Raumes im Privathause sind die persönlichen Anschauungen des Operateurs und die gegebenen räumlichen und ökonomischen Verhältnisse. Man wähle zunächst das größte und hellste Zimmer der Wohnung. Namentlich auf letztere Eigenschaft lege man großes Gewicht. Da auch häufig des Nachts eine Operation nothwendig werden kann, so sorge man auch in diesem Falle für reichlichste Beleuchtung. Die Verwendung von Gas ist dabei so viel wie möglich zu vermeiden. Denn abgesehen davon, daß durch dieses viel Wärme erzeugt, auch die Zimmerluft besonders schnell verdorben wird, ist bei Anwendung von Chloroform das Leuchtgas geradezu lebensgefährlich für den Patienten. Man sorge daher durch Aufstellen von zahlreichen Kerzen und Lampen für genügend Licht. Die Leuchtkraft dieser Lichte und Lampen kann man durch Metallteller und Spiegel, die das Licht vielfach zurückwerfen, noch besonders erhöhen und vermehren. Man sorge ferner dafür, daß durch diese Beleuchtungsgegenstände nicht gerade die Schatten auf das Operationsfeld fallen. Zu diesem Zwecke gebe man gute, nicht tropfende Kerzen sicheren Personen in die Hand mit der Belehrung, daß sie stets das Licht so halten, daß das Operationsgebiet hell beleuchtet ist. Diese Helfer sollen nur auf dieses ihr Augenmerk richten; es müssen dazu Menschen gewählt werden, die schon wiederholt Operationen beigewohnt haben, da es sonst vorkommen kann, daß sie beim Anblick von Blut 2c. ohnmächtig werden, und so nicht allein die Lichtquelle für den Operateur verloren geht, sondern auch gar noch Hülfe für diese Ohnmächtigen in Anspruch genommen wird. Das Operationszimmer muß aber auch groß sein; denn abgesehen davon, daß in diesem Zimmer während der Operation mehrere Menschen durch ihre anstrengende Arbeit die Luft schnell verbrauchen und verderben, geschieht dies noch viel schneller bei der ziemlich hohen Temperatur, die aus Rücksicht auf den Patienten, der oft lange Zeit fast ganz entblößt liegt, in diesem Raume herrschen muß. Wenn es die Zeit erlaubt, lüfte man daher ein solches Zimmer 24 Stunden lang vor seiner Benutzung. Zu Beginn der Operation muß es mindestens 15 Grad R. haben.

Da ferner viel Flüssigkeit zu Waschungen des Kranken, des Arztes, der Gehülfen, der Instrumente 2c. nothwendig ist, dabei aber aus naheliegenden Gründen nicht verhindert werden kann, daß der Fußboden stark durchnäßt wird, entferne man Teppiche und Decken, die auf dem Boden liegen. Man thut am besten, statt dieser ein großes Stück Linoleum auf den Fußboden zu legen, da namentlich, wenn letzterer aus Holz besteht, die zum Theil ätzende Flüssigkeit oder auch das vom Patienten herabfließende Blut bleibende Flecke im Holz zurücklassen kann. Was die wollenen Vorhänge, Polsterstoffe 2c. anbelangt, so verweise ich auf das Kapitel Krankenzimmer.

Zur Ausrüstung des Operationszimmers gehört außerdem eine reichliche Anzahl von Waschbecken und Eimern, erstere zur Aufnahme von heißem und kaltem Waschwasser und Desinfektionsflüssigkeiten, letztere um verbrauchte Flüssigkeiten, verbrauchte Verbandsstoffe, Blut 2c. aufnehmen zu können, andererseits auch, um größere Mengen reinen Wassers in ihnen vorräthig zu halten. Daß zum Waschen auch immer noch Seife und Handtücher gehören, vergesse man als das Nächstliegende nicht. Die Waschschüsseln stehen am besten auf Stühlen an der Wand und an jedem Stuhl sei ein Papier befestigt, auf welchem mit großen Buchstaben aufgeschrieben ist, welche Flüssigkeit in dem betreffenden Waschbecken sich befindet. Verbandstoffe, Binden, Instrumente 2c., die der Operateur eventuell vorher zur Operation gesandt hat, bleiben in den betreffenden Kästen oder Verpackungen, bis weiter über sie bestimmt wird. Man halte ferner einige kleine leere Teller oder Schüsseln bereit, um das vom Patienten während der Narkose Erbrochene, um Eiter, der später untersucht werden soll, oder um die durch die Operation entfernten Körpertheile aufzufangen und aufzubewahren. Leibwäsche und Bettwäsche sei in reichlichem Maaße vorhanden.

Eine gewisse Geschicklichkeit erheischt die Vorbereitung des Operationstisches, da es sich empfiehlt, weder in einem Bett noch auf einem Sopha eine Operation auszuführen. Abgesehen davon, daß die betreffenden Möbelstücke nicht reinlich (aseptisch) genug hergestellt werden können, daß sie auch sicherlich einen bleibenden Schaden zurückbehalten würden, ist auch ein Operiren in gebückter Stellung, wie es hierbei in den meisten Fällen nothwendig wäre, für Arzt und Assistenten auf die Dauer unmöglich. Man suche daher einen passenden Tisch, der am besten schmal (75 cm) und lang (2 m) ist, und der auf vier festen Beinen steht. Ist ein solcher Tisch nicht vorhanden, so nehme man zwei kleine Tische, die in ihrer Breite und Länge den obigen Maaßen entsprechen und verschnüre sie oder nagle sie ganz fest zusammen. Auf dem Tische befestige man dann eine große Gummiunterlage. Matratzen oder sonstige Polsterunterlagen sind zu vermeiden. Mit zusammengerollten Decken, die mit Gummituch überzogen werden, kann man dann noch Unterlagen herstellen für solche Körpertheile, die besonders erhöht liegen sollen; ebenso kann man durch Aufbinden eines Stuhles am Kopfende dem Patienten mehr eine sitzende Lage geben oder durch Unterstellen von Ziegelsteinen unter die Tischbeine am Fußende dieses letztere erhöhen. Man kann auf diese Weise auch Querbetten mit erhöhter Beckenlage 2c. herstellen, kurz, mit Umsicht und Geschicklichkeit jede für die betreffende Operation nothwendige Lage und Stellung schaffen.

Es ist ferner gut, wenn im Operationszimmer auch schon wohl vorbereitet das Bett sich befindet, in welches der Patient nach der Operation gebracht werden soll, damit die nöthige Umlagerung vom Operationstisch auf eine Tragbahre und von dieser in das Bett verhütet wird. Dieses letztere, das zur Aufnahme bereit im Operationszimmer stehen oder schnell herbeigebracht werden kann, muß nicht nur mit reiner Wäsche versehen und wohl durchwärmt, sondern auch mit allen den Vorrichtungen versehen sein, die eine bequeme Lage des Patienten bedingen. Man wird ja, wenn der Operirte im Bett liegt, noch mancherlei zu ändern haben, um den kranken resp. operirten Theil passend zu lagern, um hier eine Beugung, dort eine Streckung zu bewirken 2c. 2c., aber wenigstens vorgesehen muß dies Alles schon sein, damit, wie gesagt, der Patient nach bestandener Operation so schnell als möglich zur Ruhe kommt. (S. Abb. 31.)

Hiermit wäre dann Alles geleistet, was, wenn ich so sagen darf, hinter dem Rücken des Patienten, ohne sein Wissen und Zuthun, für die Operation nothwendig geschehen und vorbereitet sein muß. Denn selbst die Reinigung des Kranken, die ich vorher besprochen, gehört auch zu diesen Zurüstungen, die man vornehmen kann, ohne den Patienten dabei merken zu lassen, daß dies nur eine Vorbereitung zur Operation ist. Aehnlich wie diese Maßnahmen sind auch diejenigen auszuführen, die sich auf seine Diät beziehen. Immer abgesehen von ganz speziellen Vorschriften, die für diese oder jene Operation vom Operateur gegeben werden, ist besonders darauf zu achten, daß, wenn eine Chloroformnarkose nöthig ist, vorher nur leicht verdauliche Speisen in geringster Menge gereicht werden. Ob diese eine feste oder flüssige Form, eine stopfende oder abführende Wirkung haben sollen, ist, wie gesagt, nur von der Vorschrift des Arztes abhängig.

Wenn ich schon an anderer Stelle die Pflegerin auf die Ruhe und Gleichmäßigkeit in ihren Aeußerungen dem Patienten gegenüber aufmerksam gemacht habe, so geschieht dies mit besonderer Betonung für die Zeit vor der Operation. Wenn die Pflegerin sich stets ruhig und gemessen verhält, dann wird es auch nicht auffallen, wenn sie zu einer Zeit, wo die

Operation nahe bevorsteht, sich bemüht, besonders ruhig zu erscheinen.　Dann wird der Patient gar nicht ahnen, daß die

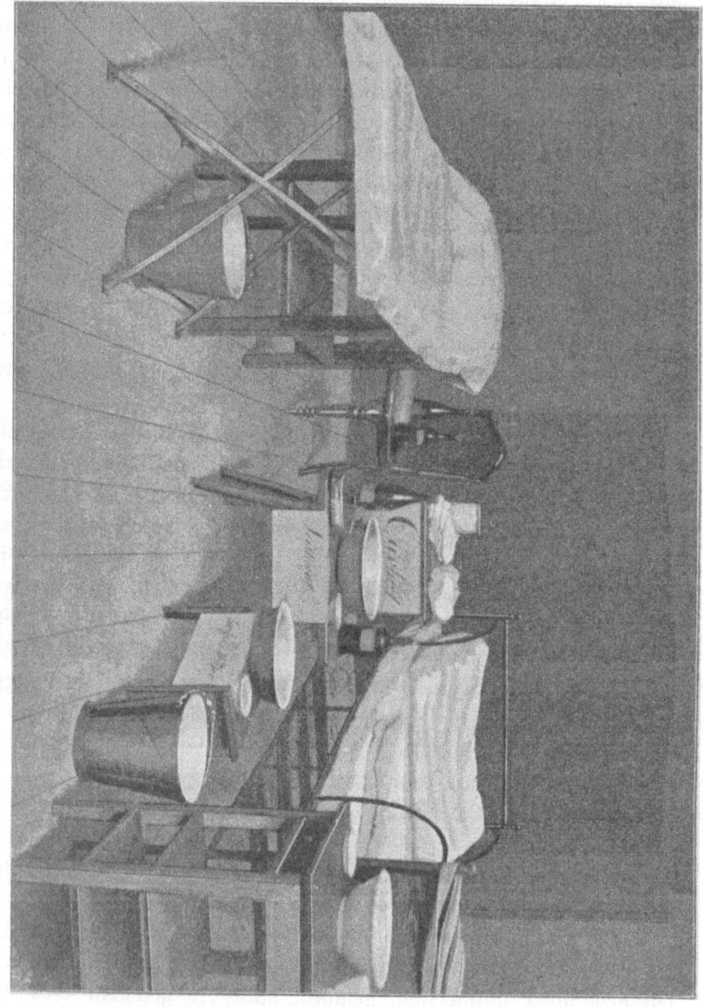

Abb. 31.　Improvisiertes Operationszimmer.

Zeit der Operation gekommen ist und keinerlei Fragen stellen, deren von der Situation gegebene unwahre Beantwortung die Pflegerin im Vertrauen des Patienten herabsetzen müßte.

Die Pflegerin glaube nicht, daß sie durch Erzählung, wie dieser oder jener Patient eine ähnliche Operation glücklich überstanden, oder gar durch eine genaue Beschreibung der Operation das geängstigte Gemüth des Kranken beruhige; sie stelle sich ganz in den Dienst des Arztes, zu dessen Person sie das Vertrauen des Patienten stärke und kräftige. Kommt nun die zur Operation festgesetzte Zeit heran, sind alle die nothwendigen, bereits geschilderten Vorkehrungen getroffen, so wird die Narkose eingeleitet. In diesem Moment, wo dem Patienten seine Lage manchmal ganz besonders erschreckend und beängstigend ist, ist Ruhe und Muth zuzusprechen ganz besonders nothwendig; beides wird leicht zerstört und geraubt, wenn der Patient die vielen Vorbereitungen im Operationszimmer, die vielen Instrumente, Messer ꝛc. liegen sieht. Daher wird der Kranke gewöhnlich in seinem Bett, außerhalb des Operationszimmers narkotisirt, oder, wenn dies nicht möglich ist, werden jedenfalls die Instrumente verdeckt und möglichst seinem Blick entzogen.

Die **Narkose** wird in nicht seltenen Fällen der Pflegerin anvertraut, namentlich wenn der Operateur nur über geringe Assistenz verfügt. Unter Narkose versteht man die Betäubung des Patienten, die bei jeder größeren Operation nothwendig ist, und die gewöhnlich dadurch bewirkt wird, daß man den zu Operirenden Chloroform oder Aether einathmen läßt. Es ist dies ein nicht ungefährliches Verfahren, das nie ohne Erlaubniß und Anwesenheit des Arztes vorgenommen werden darf. Es ist auch ein ziemlich schwieriges Verfahren, das nicht aus Büchern, sondern nur durch reichliche praktische Erfahrung erlernt werden kann. Der Uebergang von der Narkose in den Tod ist ein Zufall, der ja bei richtigem Verfahren und voller Aufmerksamkeit nur höchst selten vorkommt, aber die Pflegerin sei sich stets dieser Möglichkeit und der daraus entspringenden Verantwortung bewußt. Wie schon erwähnt, soll der Patient mindestens vier Stunden vor der Narkose keine feste Nahrung zu sich genommen haben; er liege bis auf das Hemd entkleidet und mit sauberen Tüchern bedeckt, in horizontaler, bequemer Lage im Bett. Die Pflegerin halte außer der Flasche mit Chloroform und der Maske einen Mundspiegel, um den Mund gewaltsam zu öffnen, eine Kornzange, um die Zunge zu fassen und herauszuziehen und ein Eiterbecken bereit. Es werde dann der Mund genau untersucht und etwaige Speisereste, Kautabak, Gebisse oder was sonst im Munde sich finden sollte, entfernt; erst dann lege die Pflegerin dem Kranken die Maske auf. Diese letztere darf nie so fest liegen, daß nicht auch frische Luft noch nebenbei von dem Patienten geathmet werden könnte. Man fordere darauf den Kranken zu regelmäßigem, tiefen Athmen auf, oder, was für ihn noch leichter ist, man lasse ihn mit lauter Stimme zählen. Jetzt beginne man mit dem Aufgießen des Chloroforms, Tropfen für Tropfen. Allmählich wird die Sprache des Patienten lallend, er geräth in ein starkes Erregungsstadium, in welchem er nur schwer zu bändigen ist, währenddessen die weitere Verabreichung des Chloroforms aber nicht unterbrochen werden darf. Bald folgt diesem Stadium aber dasjenige der Ruhe und der vollen Betäubung. Jetzt beachte man genau die Athmung, indem man mit den Augen die Bewegung des Brustkorbes verfolgt, den Puls, den man mit der einen freien Hand beständig fühlt und vor Allem die Gesichtsfarbe. Wird die letztere fahl oder dunkelblauroth und stocken Athmung oder Puls, so ist dies mit lauter Stimme kurz dem Operateur zu melden. Die Maske ist zu entfernen, und mit einem vorher eingeübten Griff schiebe die Pflegerin den Unterkiefer nach vorn und mit ihm die nach hinten gerutschte Zunge — oder sie öffne mit dem Mundspiegel den krampfhaft geschlossenen Mund und ziehe mit der Zange die Zunge heraus, kurz sie bewirke aufs schnellste, daß frische Luft durch den Mund der Lunge zuströme. Dieser Zwischenfall kann sich schon gleich bei Beginn der Betäubung ereignen, jedenfalls darf Chloroform nur dann weiter gereicht werden, wenn der Operateur es angeordnet.

Der Patient ist vollkommen narkotisirt, wenn man seine Arme oder Beine heben kann und dieselben willenlos liegen bleiben oder herunterfallen, wenn er gegen leises Kneifen in die Haut keine Abwehrbewegungen macht und wenn bei Berührung des Augapfels die Lider nicht zusammengedrückt werden. In diesem Stadium wird die weitere Verabreichung von Chloroform unterbrochen, nicht aber die genaue Beobachtung der Athmung und des Pulses. Bei der geringsten willkürlichen

Bewegung des Patienten wird sofort wieder Chloroform gereicht. Die Chloroformflasche sei so eingerichtet, daß das
Chloroform nur tropfenweise entleert werden kann.

Tritt während der Narkose Erbrechen ein, so werde der
Kopf des Patienten sofort zur Seite gedreht, damit das Erbrochene schnell aus dem Munde in das bereit gehaltene Eiterbecken abfließen kann. Sollten übrigens die vorher empfohlenen
Handgriffe nicht schnell genug zur Wiederbelebung führen, so
werden die bei dem Kapitel „Künstliche Athmung“ angegebenen
Maßregeln erforderlich.

Die Narkose durch Aether wird in derselben Weise wie
diejenige durch Chloroform bewirkt, nur mit dem Unterschiede,
daß eine zugemessene Menge Aether in einen großen Gummisack
gegossen und daraus eingeathmet wird. Bei Aether wie bei
Chloroform achte man übrigens darauf, daß die Flüssigkeiten
nicht auf die Gesichtshaut, in die Augen oder sonstwo auf die
Schleimhaut kommen, da beide, Aether und Chloroform, stark
ätzen.

Nach der Narkose muß der Patient noch stundenlang
ununterbrochen beobachtet werden. Bei starker Brechneigung
reiche man ihm Eispillen, eßlöffelweise starken schwarzen Kaffee
und bei unstillbarem Erbrechen, nach eingeholter Erlaubniß vom
Arzt, eine Morphiumeinspritzung. Mit der Beschreibung der
Narkose sind wir aber bereits von der die Operation vorberei-
tenden Thätigkeit zu der dieselbe begleitenden übergegangen.

Die Hilfeleistung der Pflegerin während der Operation wird
aber häufiger als zur Narkotisirung zur Darreichung der nöthigen
Instrumente in Anspruch genommen. Abgesehen davon, daß
diese Thätigkeit eine genaue Kenntniß der Instrumente, ihrer Namen
und ihres Zweckes voraussetzt, ist für die Darreichung derselben
auch eine besondere Geschicklichkeit nothwendig. Man reiche ein
schneidendes oder stechendes Messer nie in der Weise, daß sich
der Operateur oder ein Assistent daran verletzen kann; d. h.
man reiche stets den Griff oder Stiel voran; man gebe ferner
das Gewünschte dem Operateur gleich an die Hand, damit
dieser nicht erst nöthig habe, seine Stellung zu ändern und zu
suchen, man verfolge den Gang der Operation aufs genaueste
und lasse sich durch nichts davon abziehen, damit es nicht vor-

komme, daß man den Wunsch des Operateurs nicht sofort höre oder falsch verstehe und gezwungen ist, durch Fragen zu stören und dadurch die Fortsetzung der Operation zu verzögern. Bei Ueberreichung der Instrumente hüte man sich, sie durch An= streifen an die Umgebung zu inficiren. Gleichgroße Aufmerk= samkeit gebührt dem Wegräumen der Instrumente; ohne den Operateur zu stören, entferne man, nachdem man sich überzeugt, daß sie nicht mehr gebraucht werden, Scheren, Schieber, Messer 2c. Es ist dies nicht allein wichtig, da diese Dinge häufig in so großer Menge, wie erforderlich ist, nicht vorhanden sind und daher durch schleunige Reinigung wieder gebrauchsfähig gemacht werden müssen, sondern auch deswegen, weil sie sehr leicht verlegt werden und so an einen Platz gerathen, wo sie den Patien= ten oder die bei der Operation Betheiligten beschädigen können. Ein scharfer Haken, ein Messer, das nicht mehr be= nutzt wird, werde sofort in die für gebrauchte Instrumente be= stimmte Schale gelegt, denn wie leicht könnte man sich selbst oder den Patienten damit verletzen. Tupfer, Verbandstoffe, die nicht mehr brauchbar sind, lasse man nicht auf dem Fußboden herumliegen, sondern bringe sie sofort an den für sie bestimm= ten Platz, da sie sonst leicht auf dem an und für sich schon feuchten und glatten Fußboden Veranlassung zum Stolpern und Fallen geben können, oder dadurch, daß sie an den Stiefeln festgetreten werden, verschleppt werden.

Ist zahlreiche Assistenz vorhanden, dann hat jeder Be= theiligte sein bestimmtes Thätigkeitsgebiet, und er thut gut, diesem seine ganze Aufmerksamkeit zuzuwenden und sich nicht um anderes zu kümmern. Bisweilen ist die Pflegerin aber die einzige Helferin, dann muß sie mit Umsicht hier und da angreifen, dann muß sie nicht allein das thun, was ihr direkt aufgetragen ist, dann hat sie auch ihr Augenmerk darauf zu richten, was außerhalb des ihr zugewiesenen Thätigkeits= bezirkes liegt, was überall vorgeht.

Während ich vorher ihr anempfohlen, lautlos ihre Thätig= keit zu verrichten, kann es doch kommen, daß sie nun den Ope= rateur durch eine kurze, deutliche Meldung auf irgend einen Zwischenfall, auf eine Veränderung am Patienten aufmerksam zu machen hat, ja sogar sich einen Vorschlag bezüglich Lagever=

änderung, Beleuchtung ꝛc. erlauben darf. Es kann sich ein Unterbindungsfaden lösen, ein Schieber abfallen, in einem versteckten Winkel der Operationsstelle eine Arterie spritzen — es kann der Vorrath an Schiebern zu Ende gehen — es kann ein Wechsel in der natürlichen Beleuchtung eintreten — kurz eine Reihe von Zufällen, die man nicht voraussehen konnte und die sich ganz und gar der Beobachtung des Operateurs entziehen. Da ist es Sache der Pflegerin, von selbst darauf aufmerksam zu machen.

Nachdem, wie gesagt, alles zur Operation Gehörige und während derselben um und an dem Patienten Gebrauchte entfernt ist, und nachdem der Patient gereinigt worden, erfolgt der Verband und die Lagerung desselben.

Der **Verband** dient verschiedenen Zwecken. Er soll zunächst die Heilung befördern und die ganze Heilungsperiode so schmerzfrei wie möglich gestalten. Was das erstere anlangt, so muß ein guter Verband den Zutritt von Schädlichkeiten aus der Umgebung des Kranken verhüten. Es wird dies dadurch erreicht, daß in eine Berührung mit der Operationsstelle nur völlig keimfreie oder keimtödtende Gegenstände kommen. Die Beschaffenheit des Verbandes hat sich ferner danach zu richten, daß durch ihn auch freier Abfluß von sich in der Wunde eventuell zersetzenden Stoffen ermöglicht ist. Es kann sich z. B. darum gehandelt haben, bei einem chirurgischen Eingriff faulige Stoffe aus dem Körper zu entfernen. Wenn der Operateur auch überzeugt ist, Alles in dieser Beziehung gethan zu haben, so wird er, um den weitgehendsten Ansprüchen gerecht zu werden, als Verbandmaterial in diesem Falle nur keimtödtende Stoffe wählen. Wenn eine solche Wunde eitert, so müssen Vorkehrungen getroffen sein, diesem Eiter Abfluß zu verschaffen. Die Bestimmung der Art des Verbandes ist ganz Sache des Arztes, die Pflegerin muß aber zum mindesten mit den einzelnen Gegenständen vertraut sein, die zum Verbande, sei er dieser oder jener Art, nothwendig sind. Zunächst gehört hierher eine weiche Umkleidung der operirten Stelle. Es liegt auf der Hand, daß empfindliche Körpertheile nicht mit steifen oder harten Gegenständen in Berührung kommen dürfen, die durch Druck große Schmerzen zu verursachen vermögen. Die Eigenschaft der Weichheit und der Schmiegsamkeit hat am meisten die Watte, am besten ist die entfettete. Man wählt sie daher gern dann, wenn sie mit einer Salbe bestrichen angewandt werden kann, da sie in trockenem Zustande sehr leicht mit der Wundfläche verklebt. Zur direkten Berührung mit der Wunde ist sehr geeignet die sogenannte Krüllgaze, eine Gaze (Mull), die in kleine Stücke, ungefähr von der Größe eines kleinen Oktavblattes geschnitten, locker, bauschartig zusammengedrückt ist. Diese Gazestückchen saugen leicht Flüssigkeit an und verkleben nicht, worin ihr ganz besonderer Vorzug besteht; sie werden mit Jodoform-, Karbol- oder Sublimat-Lösung getränkt, oder auch in Form von Säckchen oder Kissen mit Watte, Torfmoos oder ähnlichem gefüllt angewandt. Während dieses Material direkt auf die Wunde gelegt wird, sind dann andere noch vorhanden, welche in größerer Menge gebraucht, mehr zur Auspolsterung dienen. Diese werden über den der Wunde aufliegenden Verband gelegt, um die betreffende Stelle weich und fest zu lagern. In der Beachtung dieser festen Lagerung erfüllt man am besten den zweiten Zweck eines guten Verbandes, nämlich die möglichst schmerzfreie Heilung. Wenn nämlich im Allgemeinen der Operirte bequem liegen soll, so muß die Operationsstelle aber im Besondern noch fest und dadurch geschützt gelagert sein. Der Verband soll verhüten, daß Stoß oder Druck auf die kranke Stelle einwirken kann und daß bei einer Bewegung des Körpers die einzelnen Verbandstücke verschoben werden; es müssen diese daher zunächst durch Binden befestigt werden.

Binden sind zweifinger- bis handbreite Streifen aus Mull, Kambrik, Flanell, Leinwand ꝛc., die am besten aus dem ganzen Stück geschnitten sind. Binden dürfen nicht umsäumt sein und sollen keine Nähte haben, da der Saum sowohl wie die Naht drücken; sie sollen fest aufgewickelt sein, da sie dann auch fest angelegt werden können. Es ist gerathen, das Ende der Binde durch einen farbigen Strich zu zeichnen, damit man es beim Abnehmen leicht erkennt. Beim Anlegen der Binde, das sehr viel praktisch geübt sein will, hat man darauf zu achten, daß durch dieselbe nirgends ein Druck ausgeübt wird, nirgends eine Einschneidung entsteht, daß andererseits aber die Binde festliegt und sich nicht verschiebt; daß die Binde alles darunter liegende, sei es Körperoberfläche oder Verbandstücke genau deckt. Während des Anlegens der Binde darf die Lage des Patienten nicht geändert werden, noch viel weniger die kranke Körperstelle; es hat darauf nicht allein der Verbindende, sondern auch derjenige Gehülfe, dem das Halten des Patienten in einer bestimmten Lage anvertraut ist, streng zu achten. Besonderer Uebung bedarf es, Binden an Gelenken und kugelig geformten Körpertheilen anzulegen. Hier genügt es nicht, die Binde ihrem Lauf nach um den betreffenden Theil herumzulegen, man muß vielmehr durch Drehen und Wenden der Binde den geeigneten Lauf derselben bewirken Man muß statt der gewöhnlichen Zirkeltour, so nennt man das einmalige Herumführen einer Binde um einen Körpertheil, eine Hobeltour, eine Achtertour, eine Schlangentour, oder im Ganzen einen Strahlen= oder Kornährenverband anlegen. Es sind dies Fertigkeiten, welche die Pflegerin am besten sich aneignet, indem sie dieselben an Gesunden übt. Es läßt sich das nicht aus einer Beschreibung erlernen, es muß gesehen und wiederholentlich selbst gemacht sein.

Wie man beim Anlegen jeden Druck, so hat man beim Abnehmen jeden Zug zu vermeiden. Ist die Binde verklebt, so löst man sie durch Befeuchten mit einer lauwarmen, antiseptischen Flüssigkeit.

Wenn es sich darum handelt, z. B. Kälte oder Feuchtigkeit beständig auf die operirte Stelle einwirken zu lassen, oder wenn ein wiederholter Verbandwechsel nothwendig ist, dann wählt der Operateur gewöhnlich den weichen, mehr durchlässigen Verband, wie er in seinen Umrissen bisher geschildert worden ist. Anders ist es, wenn es auf eine Festhaltung der operirten Stelle in einer bestimmten Lage auf längere Zeit (einen Fixationsverband) ankommt, dann ordnet er je nach Gutdünken einen Gips= oder Stärkebindenverband an. Die Zahl der zu diesem Zwecke vorgeschlagenen Verbandmaterialien ist sehr groß; am gebräuchlichsten sind aber die beiden genannten; sie müssen daher einer Pflegerin entschieden geläufig sein.

Unter Stärkebinden versteht man Binden, die aus gestärkter Gaze hergestellt sind. Werden diese Binden, die locker aufgerollt sind, mit Wasser durchtränkt, so können sie sehr gut aufgelegt werden, sie schließen sich Ecken und Biegungen wie

Erhebungen genau an. Sobald diese Binden dann aber getrocknet sind, werden sie hart und fest und verhindern jede Lageveränderung. — Zu einem Gipsverband werden ebenfalls Gazebinden genommen, welche man erst aufrollen und dann, während des Zusammenrollens, möglichst dick mit Gips bestreuen muß. Der Gips dringt in die Maschen ein und bleibt hier fest haften. Wird eine solche Binde dann angefeuchtet, so bildet der eingestreute Gips eine breiartige Masse, welche auch die Binde durchtränkt, und wenn dann auf die angelegte Binde aufgelöster Gips noch besonders aufgestrichen wird, so erhält dieser Verband, wenn er eingetrocknet ist, eine brettähnliche Festigkeit. Wenn die Darstellung dieses Verbands hier mit wenigen Worten versucht worden ist, so soll man sich aber keineswegs die Herstellung desselben so leicht vorstellen. Es ist darauf zu achten, daß der Gips ganz trocken ist, daß er sich nicht bröcklig in Knoten, sondern in einem gleichmäßig dicken Brei löst, daß die Binden mit trocknem Gips durchweg belegt sind und daß der Verband, wenn er aufgelegt wird, überall eine gleich dicke Schicht bildet. Nicht selten werden, um dem Verband nach der einen oder andern Richtung hin noch besondere Widerstandskraft zu geben, Schienen aus Bandeisen, Schusterspahn oder Pappe eingegipst. Man bringt auch, wenn man sich die Möglichkeit verschaffen und erhalten will, den über der operirten Stelle befindlichen Verband zu beobachten, eine Oeffnung, ein Fenster im Gipsverband an. Zu diesem Zwecke schneidet man mit einem Messer ein Loch in den Gipsverband, selbstverständlich mit der nöthigen Vorsicht, um weder die darunter liegenden Verbandstücke noch etwa gar den darunter liegenden Körpertheil zu verletzen.

Ein Gipsverband kann Wochen hindurch liegen bleiben. Zu seiner Entfernung ist es am bequemsten, ihn mit Salzwasser zu durchtränken. Der Gips löst sich dann sehr schnell auf, wird weich; sollte jedoch Feuchtigkeit aus Rücksicht auf den Patienten zu vermeiden sein, so muß man durch zwei sägenartige Schnitte den Verband der Länge nach halbiren. Es giebt übrigens eigens für diesen Zweck hergestellte Sägen und Scheren (siehe Abb. 30ᵃ).

Während bei dem Operirten neben der Behandlung der Wunde der Verband als solcher besondere Beachtung verlangt,

handelt es sich bei der zweiten Reihe der chirurgisch Kranken, bei
welchen es auf Wiederherstellung gebrochener oder ver-
renkter oder gekrümmter Glieder ankommt, mehr um die
Anbringung richtiger und fester Verbände. Dabei ist zu unterscheiden, ob es sich um einen Nothverband oder ob es sich um
den regulären ersten Verband handelt. Hier beschäftigt uns
der letztere. An anderer Stelle werden wir auf den ersteren
näher eingehen. (Siehe Hülfe bei Unfällen und Lebensgefahr
Seite 263).

Die Hülfeleistung bei Anlegung des Verbandes erstreckt sich
nach zwei Richtungen: entweder hat man dabei den Verband
vorzubereiten oder den Patienten in einer bestimmten Lage
zu erhalten, während der Verband angelegt wird. Zur Vorbereitung ist nothwendig, daß genügende Gelegenheit und Mittel
zur Reinigung herbeigeschafft werden, außerdem das zum Verband nothwendige Material: Binden, Schienen, Polsterungsstoffe,
eventuell Gips und Gips- oder Stärkebinden. Es ist immerhin
auch gut, in Erwägung zu ziehen, ob der Patient noch chloroformirt werden muß, und ist alles dazu Erforderliche dann bereit zu halten und der Patient selbst darauf vorzubereiten.
Es giebt vielen Patienten eine gewisse Beruhigung, wenn sie
erfahren, daß, falls das Verbinden schmerzhaft sei, sie dazu betäubt werden.

Nachdem dieses Alles von der Pflegerin besorgt worden
ist, kann die zweite Aufgabe an sie herantreten, nämlich die,
beim Anlegen des Verbandes zu assistiren. Handelt es sich
dabei wirklich um Betäubung des Patienten, so hat sie diese
zu besorgen, oder es fällt ihr die andere Aufgabe zu, den verletzten Körper des Patienten während der ganzen Dauer des
Verbindens ganz genau in derselben Lage zu halten, die ihr
vom Arzte vorgeschrieben worden ist, eine Aufgabe, die bisweilen sehr große Ansprüche an die Körperkraft der Pflegerin
stellt. Sie soll sich bewußt sein, daß ein Nachlassen ihrerseits
einen bleibenden Schaden für den Patienten zur Folge haben
kann und soll daher lieber erklären, wenn sie sich zu schwach
fühlt, daß sie abgelöst werden muß, als daß sie aus falscher
Scham den Kranken schädigt.

Nachdem der Verband angelegt, ist, falls der Patient

chloroformirt war, die bereits beschriebene Nachperiode der Betäubung genau zu beobachten und das völlige Festwerden des
Verbandes abzuwarten. Es erfolgt dann die Lagerung des
Patienten, welche entweder im Bett erfolgen muß, oder je nach
der Körperstelle, die verbunden ist, auch außerhalb des Bettes
erfolgen kann.

Für die sachgemäße und bequeme Lagerung im Bett sind
eine Reihe von Apparaten angegeben und werden, man könnte
fast sagen, für jeden neuen Fall immer wieder neue angegeben.
Alle verfolgen namentlich zweierlei Zwecke, die verbundene Stelle
zu stützen oder in der Schwebe zu halten (siehe Abb. 32).

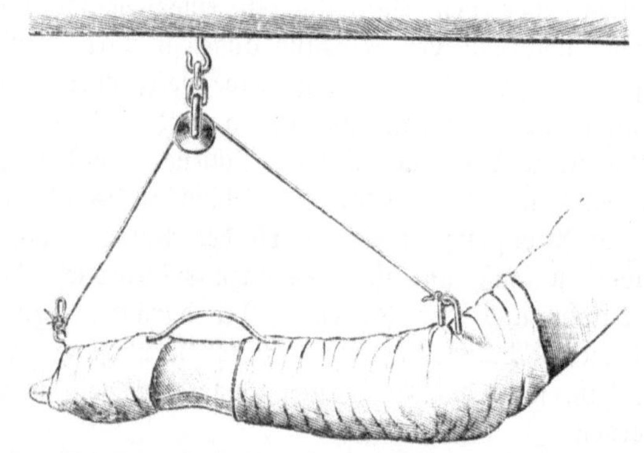

Abb. 32. Gipsverband mit Fenster für den Arm und Schwebeapparat.

Zu den Stützen rechnet man z. B. die doppelt geneigte
Ebene, auf welcher das Bein im Knie als höchstem Punkt ge-
beugt liegen kann, ferner die Volkmannsche Beinschiene, die aus
einem handbreiten leichtgebogenen Blech von der ungefähren
Länge des Beines besteht, an welcher am Fußende, der Länge
des Fußes entsprechend, im rechten Winkel, fest oder gelenkig,
eine zweite kleine Schiene angebracht ist. Aehnlich ist der
Stützapparat für den Arm, nur mit dem Unterschied, daß die
winklige Verbindung hier in der Gegend des Ellenbogens liegt.
Statt Blech kann Holz oder Pappe als Material gewählt
werden. Namentlich während des Verbandes, aber auch beim
beständigen Liegen kann die Unterstützung einer bestimmten
Körpergegend nothwendig sein; am häufigsten ist das beim

Becken der Fall, daher die Beckenstütze bekannt sein muß. Wenn es unmöglich ist, in der bisher geschilderten Form die Lagerung des Patienten vorzunehmen, kommen die Schweben in Betracht, z. B. wenn man Flüssigkeiten aus der kranken Stelle beständig ablaufen lassen will. Man läßt an Schnüren,

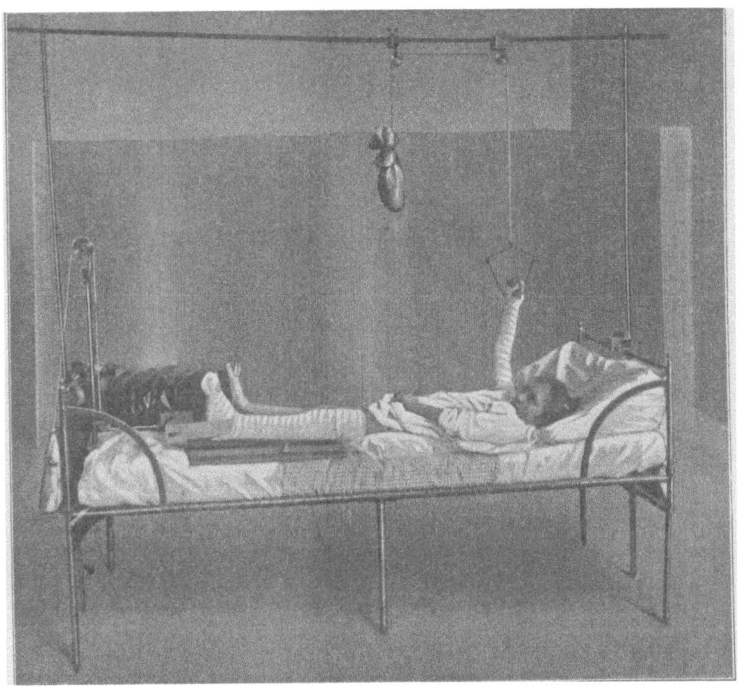

Abb. 33. Streckverband am linken Bein und rechten Arm. Das rechte Bein stützt sich auf ein großes Kissen.

die an der Zimmerdecke oder an besonderen Gerüsten (Galgen) befestigt sind, das vorher verbundene Glied (Arm, Bein ꝛc.) frei in der Luft hängen. Solche Vorrichtungen sieht man sehr oft vereinigt mit gewissen anderen Vorrichtungen zum Streckver- bande (Extensionsapparat). Will man nämlich einen Arm, ein Bein oder den ganzen Körper beständig in möglichst gestreckter Lage erhalten, so befestigt man durch einen Heftpflasterverband

an dem einen (freien) Ende Gewichte, und zum Gegenzug (Kontra-
extension) gebe man dem anderen Ende des betreffenden Gliedes
oder des ganzen Körpers einen festen Stützpunkt (s. Abb. 33). Es
läßt sich denken, daß, je hohler der zu streckende Theil liegt,
d. h. in der Schwebe gehalten wird, desto weniger Reibung
vorhanden ist und desto besser die Ausstreckung bewirkt werden
wird. Diese Art Verbände, in welchen Rollen und „Schlitten,"
Schrauben und Binden, Schienen und Schleifen ihre Anwendung
finden, müssen vielfach geübt sein; sie lassen sich aus Beschrei-
bungen nicht lernen.

Eine andere Art der Lagerung ergiebt sich für die erwähnte Behandlung, wenn der Patient das Bett verlassen kann.
Dann können Korsetts oder Krücken oder Stöcke dazu verwandt

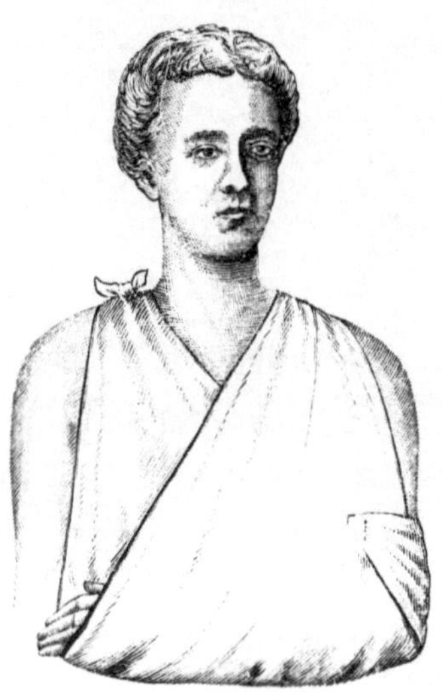

Abb. 34.   Tuchverband.

werden, um den verletzten Gliedmaßen die nöthige Ruhe zu gewähren. Die richtige Anwendung
dieser Apparate ergiebt sich entweder aus der eigenen Anschauung, oder sie wird nach den
Vorschriften des Arztes vollzogen.

Bei verbundenen Gliedmaaßen,
namentlich wenn es sich darum handelt, die oberen Extremitäten in
richtiger Lage zu erhalten, kommt
in erster Reihe in Betracht der
Tuchverband (s. Abb. 34). Es
sind dies diejenigen Fälle, in
denen der Patient das Bett verlassen kann und nur die Lagerung des Armes berücksichtigt
zu werden braucht. Zu diesem
Verbande wählt man ein qua-
dratisches Tuch, am liebsten aus Leinwand, welches eine
Seitenlänge von ca. $^3/_4$ Meter hat (sehr geeignet dazu sind die
Servietten). Abgesehen davon, daß dieses Tuch als Kompresse
und als Kravatte gebraucht werden kann, kommt es im vorliegenden Falle als dreieckiges Tuch Mitella in Betracht.

Man legt es dann mit zwei gegenüberliegenden Ecken aufeinander. Durchschneidet man nun noch die längste Seite, so
erhält man zwei dreieckige Tücher. Ein solches dreieckiges
Tuch heißt eine Mitella; dieselbe dient dazu, einen Arm zu
stützen. Indem man nämlich das Tuch so unter den Vorderarm schiebt, daß die rechtwinklige Spitze am Ellenbogen und
die andern beiden Ecken der Tücher gleichweit von der Hand
entfernt sind, legt man die zwischen Arm und Körper an-
liegende Tuchhälfte hinauf zur Schulter der gesunden Seite und
die andere Tuchhälfte hinauf zur Schulter der kranken Seite,
d. h. der Seite, an welcher Hand, Arm oder Schulter der Unterstützung bedürfen. Werden dann die beiden über die Schultern
gelegten Tuchecken im Nacken zusammengezogen, geknüpft oder
geheftet, so ruht der betreffende Arm fest im Tuch. Richtige
Lage und sichere Befestigung giebt man dem Verbande, wenn
die Hand höher als der Ellenbogen gelegt ist und wenn man,
damit der Arm nicht hinten hinausgeleitet, die rechtwinklige
Spitze am Ellenbogen, soweit sie den letzteren überragt, um-
schlägt und mit einer Sicherheitsnadel befestigt. Auf diese
Weise entsteht dann eine eckige Tasche, in welcher der Vorderarm fest ruht.

3. Hülfe bei Unfällen und Lebensgefahr.

Schon bei der Pflege der einzelnen Krankheiten ist darauf
hingewiesen worden, daß durch irgend einen Zwischenfall der
gewöhnliche Verlauf der Krankheit plötzlich geändert werden, eine
augenblickliche Lebensgefahr auftreten kann. Ich erinnere nur an
die Darmblutung beim Unterleibstyphus, an Krämpfe bei Ge-
hirnentzündung. Ebenso wie die Pflegerin auf diese Zwischenfälle aufmerksam gemacht worden ist, ebenso ist ihr aber auch
an derselben Stelle angegeben worden, wie sie, bis der Arzt
zur Stelle ist, denn nach diesem ist immer zuerst zu schicken,
hülfreich beispringen kann. In der richtigen Erkenntniß, daß
das von einer guten Krankenpflegerin zu erwarten ist, wird
nun auch das Publikum bei plötzlichen Unfällen und in Lebensgefahr von einer Pflegerin Hülfe im Augenblick beanspruchen.
Es sind hierbei namentlich jene Zufälle gemeint, die an den

Menschen mitten in blühender Gesundheit, oder doch wenigstens scheinbarer Gesundheit herantreten.

Als ein Hauptsatz ist immer wieder derjenige anzusehen, daß man in solchen Fällen erst mit allen andern Sinnen sich orientiren soll, bevor man angreift; so sehr beliebt gerade das Zufassen sein mag, so ist doch damit gewöhnlich eine Schmerz= erzeugung bei dem Patienten verbunden, die gar nicht selten unnöthig ist. Man suche sich durch eigenes Zusehen auf dem Ort, an welchem sich der Verunglückte befindet, über die Art des Unfalls zu unterrichten; man suche dann mit dem Auge etwaige Veränderungen am Aeußeren des Körpers wahrzunehmen, zwischendurch bemühe man sich, durch Fragen vom Verunglück= ten oder seiner Umgebung zu erfahren, was dem Unfall vor= hergegangen ist. Auch wird man häufig durch den Geruch auf die Entstehung des Unfalls hingewiesen.

a) Bei **Knochenbrüchen** und **Verrenkungen** ohne Verletzung der äußeren Haut weist der Verunglückte schon durch Schmerz= äußerung auf die betreffende Stelle, an welcher man auch äußerlich, ohne daß die Haut verletzt zu sein braucht, Ver= änderungen bemerkt. Ist der Verunglückte besinnungslos, so ergiebt sich oft aus der Art des Unglücksfalls und seinem Verlauf der Hinweis zunächst auf die Stelle, an welcher der Körper verletzt worden ist.

Wer ein richtiges Bild von der normalen Körperform hat, dem werden etwaige Veränderungen sich sofort kenntlich machen. So sehen wir beim Bruch eines Oberschenkels das Bein verkürzt, unnatürlich nach innen oder außen gedreht, ein ähnliches Bild beim Bruch der Unterschenkelknochen. Beim Armbruch sind ähnliche Beobachtungen möglich; die Hand namentlich ist in solchen Fällen in ganz abnormer Stellung. — Die äußere Haut, die, wie gesagt, gar nicht verletzt zu sein braucht, wird uns aber auch leicht durch eine Verfärbung oder Anschwellung einen Hinweis auf den Ort und die Art der Ver= letzung geben. Ist z. B. letztere erfolgt durch Einwirkung einer äußeren Gewalt, durch einen Schlag, oder indem ein schwerer Gegenstand auf Arm oder Bein gefallen ist, so verfärbt sich die Haut leicht roth oder blau. Wir finden aber auch häufig die schädigenden Gegenstände noch auf dem Körper des Verletzten oder ihn in der Lage, in der er sich verletzt hat (unter einem Pferde, einem Baumstamme liegend).

Nachdem die Verletzung festgestellt ist, ist sofort die schädigende Einwirkung zu entfernen. Dann sind Versuche zu machen, dem Schaden auf der Stelle abzuhelfen. Eine verrenkte Hand versuche man in die normale Lage zu bringen ꝛc. Gelingen diese Versuche nicht schnell, so verursache man dem Verletzten keine weiteren Schmerzen, sondern lasse ihn bis zur Ankunft des Arztes in der ihn am wenigsten Schmerzen bereitenden Lage und suche durch Kaltwasserumschläge ihm Kühlung zu verschaffen. Verzögert sich die Ankunft des Arztes oder ist der Ort der Verletzung ungeeignet auch nur zu einem kurzen weitern Aufenthalt, so schreitet man zum Nothverbande.

Bei Anlegung eines solchen Nothverbandes kann man besonders seine Geschicklichkeit zeigen. Es heißt in solchen Fällen, sich alles nutzbar machen, was man schnell und leicht erreichen kann. Man kann nicht wie zu einer Operation sich vorbereiten, die Zeit, die unbenutzt verloren geht, kann ausschlaggebend für den weitern Verlauf des Falles, ja sie kann sogar für das Leben oder Sterben bestimmend sein. Wollte man in Fällen eines Beinbruchs warten, bis die direkt dazu angegebenen Schienen da sind, so würden Stunden unbenutzt vorübergehen, während welcher der Patient schon verbunden in seinem Bett ruhen könnte. Ist eine Reinigung des verletzten Gliedes, eine Entfernung der Kleider oder dem Aehnliches nicht dringend geboten, so schreite man sofort dazu, die gebrochenen Gliedmaßen so schmerzlos als möglich in der dem Patienten bequemsten Lage transportfähig zu machen. Hier hilft ein Brett, ein Stock, ein Baumast, an welchen das verletzte Bein wohlverpackt wie an einer Schiene festgebunden ist, gerade so viel, ja, man hilft sich damit am schnellsten, daß man das verletzte Bein an das gesunde Bein, den verletzten Arm an den Rumpf fest bindet und ihnen auf diese Weise die nöthige Stütze gewährt. Es ist unmöglich, alle die Mittel, die man anwenden kann, anzugeben, die Geistesgegenwart, die man nie verlieren darf, muß im gegebenen Falle die richtigen Wege führen.

Zu den Knochenbrüchen gehören aber auch die Brüche der Rippen, der platten Schädelknochen, der Wirbel. Es bedarf deswegen der besonderen Erwähnung, weil bei Knochenbrüchen zunächst an die Röhrenknochen gedacht wird, und außerdem die Brüche der vorhergenannten Knochen wenig durch äußere Anzeichen hervortreten. Dagegen wird der an die bestimmte Stelle verlegte Schmerz und die Beschreibung des Unfalls auch hierbei die richtigen Wege weisen. Hier kann weniger ein besonders erdachter Verband, als vielmehr eine richtige bequeme Lagerung nutzen.

Sind die genannten Knochenverletzungen mit Wunden der Haut verbunden, so ist gleichzeitig mit zweckmäßiger Lagerung die Behandlung der Wunde nothwendig. Allem voran steht die sorgfältige Reinigung. Nicht allein, daß man dadurch erst den richtigen Einblick in die Verwundung gewinnt, sondern es wird auch auf diese Weise dem Eindringen von Fäulnißerregern am besten entgegengetreten.

Eine Verletzung der äußern Haut bei Brüchen unterscheidet sich übrigens in nichts oder höchstens dann, wenn die Knochenenden in der Wunde hervorragen, von einer solchen ohne Knochenbrüche. Solche durch Unfälle bewirkte Wunden sind gewöhnlich durch die darüber liegenden Kleider, durch Erde und Staub stark verunreinigt, noch mehr aber trägt das aus der Wunde sickernde Blut, das sich mit der Wundbedeckung vermischt, dazu bei, der Wunde eine schmutzige Decke zu geben. Ist diese Decke durch reines Wasser vorsichtig abgewaschen, dann ist es besonders wichtig, sich mit den Blutungen in der Wunde zu beschäftigen. Sickert das Blut tropfenweise hervor, so genügt es zunächst, einen Ballen reiner Watte fest daraufzulegen. Ein solcher Druck ist ausreichend, Blutungen dieser Art durch Gerinnung zum Stillstand zu bringen. Dasselbe Verfahren gelingt auch, wenn die Blutung aus einer größeren Blutader erfolgt. Man erkennt dies daran, daß das Blut, dunkel gefärbt, langsam abfließt. Wird der auf die Wunde aufgelegte Wattebausch mit einem Tuch oder einer Binde fest angedrückt, so pflegen solche Blutungen schnell zu stehen oder wenigstens bis zur Ankunft des Arztes nicht gefährlich zu werden.

b) Anders verhält es sich bei **Blutungen aus Schlagadern.** Mit Blutungen dieser Art hat man es zu thun, wenn das Blut in einem Strahl aus der Wunde herausspritzt und

hellrothe Farbe hat. Hier ist schleunige Hülfe dringend nothwendig. Ein aufgelegter Wattebausch nützt nicht, hier kann
von Stopfen und Gerinnen keine Rede sein. Handelt es sich
um eine derartige Blutung an Armen oder Beinen, so um-
schnüre man mit einem Handtuch, Taschentuch, Riemen rc. die
betreffende Extremität zwischen Wunde und Herz nahe der
Wunde. Man schiebt einen Stock nach Art eines Knebels unter
die Binde und sucht durch wiederholte Drehungen des Knebels
die Binde so fest anzuziehen, bis die Blutung steht.

Hat die Pflegerin übrigens den Lauf der Adern gut gelernt (s. S. 41), so wird sie bei Wunden an den Extremitäten
so gut wie bei anderen, wo überhaupt die oben geschilderten
Abschnürungen der Gefäße gar nicht
möglich sind, sich den Stamm des
Gefäßes nach Möglichkeit aufsuchen und
durch starken Druck mit dem Finger
auf den nächstliegenden Knochen so zu-
sammenpressen, daß Blut zur Wunde
nicht mehr fließen kann (s. Abb. 35). Es
kann dann in aller Ruhe noch ein Druck-
verband angelegt werden, wie er vorher
geschildert worden ist, oder wenn dies
nicht möglich sein sollte, muß bis zur Ankunft des Arztes der Fingerdruck, bei
dem man sich übrigens vorsichtig ab-
lösen lassen kann, ausgeübt werden.

c) Lebensgefährlich können ferner auch **Blutungen aus den natürlichen Körperöffnungen** werden. Am
häufigsten kommt in dieser Beziehung
das Nasenbluten zur Beobachtung.

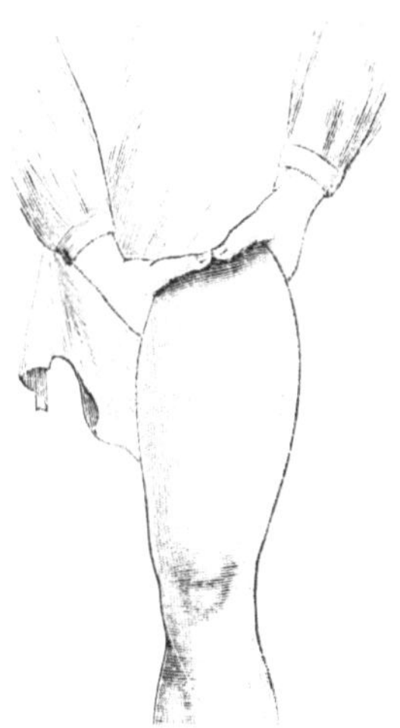

Abb. 35. Zusammendrücken
der Oberschenkelschlagader.

Das nächstliegendste und wirksamste für den ersten Moment ist, den
Patienten platt auf den Rücken zu legen und das Nasenloch,
aus welchem das Blut kommt, durch Fingerdruck zu schließen.
Sollte nach einigen Minuten, wenn man ganz allmählich den
Fingerdruck schwächer werden und so die Nase sich wieder öffnen
läßt, die Blutung noch nicht stehen, so stopfe man einen fest zu-
sammengewickelten Wattebausch in die Nase. Indem man mit

dem kleinen Finger diesen Bausch (Tampon) möglichst tief hineinzuschieben sich bemüht, gewinnt man Platz, noch einen zweiten,
vielleicht auch gar dritten Pfropfen nachzuschieben. Je fester
die Nase auf diese Weise ausgestopft ist, desto eher hört die
Blutung auf. Jedenfalls gewinnt man dadurch eine momentane
Stillung der Blutung bis der Arzt kommt. Es darf übrigens
bei derartigen Blutungen nicht übersehen werden, daß, wenn
das Abfließen des Blutes vorn zur Nase heraus durch die
Tampons verhindert ist, es immer noch hinten durch den
Rachen fortbestehen kann. Man kann sich davon überzeugen,
ob letzteres der Fall ist, wenn man den Patienten häufig aus-
speien läßt und nachsieht, ob er dabei Blut entleert. Von den
anderen, im Volke sehr beliebten Mitteln, kaltes Wasser oder
Essigwasser durch die Nase hinaufzuziehen, um so die Blutung
zu stillen, ist kaum ein Erfolg zu erwarten, sehr häufig können
aber Ohrenleiden dadurch geschaffen werden. Auch die aus
der Apotheke leicht herbeizuschaffende Eisenchloridwatte, die
zu Tampons benutzt wird, empfehle ich nicht, da sie leicht
zu Verletzungen der Nasenschleimhaut, Aetzung ꝛc. Veranlassung giebt.

Blutentleerungen aus dem Munde kommen gewöhnlich aus der Lunge oder dem Magen. Sie können in so großer
Menge erfolgen, daß die Patienten nicht Athem holen können,
oder das Blut füllt, wenn es aus der Lunge kommt, geradezu
die oberen Luftwege total aus. Immerhin ist das höchst selten,
so daß man über die Gefahr, zu ersticken, was dem Patienten
immer die meiste Angst einflößt, ihn vollkommen beruhigen
kann. Bei Blutungen dieser Art, bei denen namentlich die Aufregung des Patienten sehr groß, die Wirksamkeit unserer
Mittel aber auch leider eine so sehr kleine ist, besteht überhaupt nächst der durch den Augenblick gebotenen Lagerung die
Hauptaufgabe der ersten Hülfe in der Beruhigung des Patienten.

Bei Lungenblutungen ist das Blut ziemlich hellroth,
schaumig und gewöhnlich von leichten Hustenstößen begleitet.
Man gestatte dem Patienten nur bei ganz starken Blutungen sich
vorsichtig aufzusetzen, resp. man unterstütze ihn dabei und ermahne
ihn, sich möglichst ruhig zu verhalten. Er soll mäßig tief athmen,
nicht sprechen und sich nicht bewegen. Man reiche ihm eine

Limonade und lege eine Eiskompresse auf die Herzgegend. Man sorge für gute, frische und möglichst kühle Luft im Zimmer!

Bei Magenblutungen, die am Erbrechen von dunkelm, theerartigen Blut, oder auch von Speiseresten, die mit Blut gemischt sind und kaffeesatzähnlich aussehen, zu erkennen sind, lasse man Eispillen schlucken und lege eine Eiskompresse auf die Magengegend. Absolute Bettruhe ist schleunigst zu verschaffen.

Bei Blutungen aus der Scheide oder dem After, die höchst selten bedrohlicher Natur sind, ist Ruhe und möglichst horizontale Lage des Patienten das Einzige, was bis zur Anwesenheit des Arztes geschehen kann.

Blutungen aus dem Ohr, die bei schweren Unglücksfällen zur Beobachtung kommen, sind an und für sich wohl nie lebensgefährlich, aber als ein Zeichen schwerer Schädelverletzung zu betrachten und insofern von großer Bedeutung. Man tamponire (verstopfe mit lockeren Wattebäuschen) das Ohr, rufe aber schleunigst den Arzt.

d) **Fremdkörper**, die durch die natürlichen Oeffnungen in den Körper gelangt sind, brauchen nicht immer lebensgefährlich zu werden, können aber dadurch schon bedeutsam genug sein, daß sie zur unwiederherstellbaren Verletzung eines wichtigen Körperorgans führen. Beim Eindringen von Fremdkörpern in das Auge sind namentlich diejenigen die gefährlichsten, die ihrer Kleinheit wegen nicht zu fassen sind und ihrer scharfen Rinde wegen sich leicht immer tiefer in den Augapfel hineinbohren. Bei derartigen Verletzungen lasse sich die Pflegerin auf keinerlei Versuche, die Fremdkörper zu entfernen, ein, sie verhindere auch den Patienten, durch Reiben und Drücken selbstständig Entfernungsversuche zu machen und bewirke die sofortige Ueberführung des Patienten zum Arzte. Das Reiben und Drücken ist übrigens auch bei unschuldigen Verletzungen am wenigsten geeignet, zu nützen, sondern schadet viel eher. Am häufigsten entfernen sich kleine Fremdkörper bei einiger Ruhe von selbst, die Thränenflüssigkeit spült sie heraus. Ist dies nicht der Fall, so genügt es häufig, das obere Augenlid umzustülpen, ein Handgriff, der aber gelernt sein muß. Jedenfalls hüte man sich, viele Versuche zu machen. Gelingt es nicht gleich, den Fremdkörper zu entfernen, so ist ärztliche Hülfe in Anspruch zu nehmen.

Fremdkörper, die in Nase und Ohr der Kinder, namentlich beim Fallen oder Spielen gelangen, sind nur dann von der Pflegerin zu entfernen, wenn dies sehr leicht zu bewerkstelligen ist, andernfalls gebe man sofort alle weiteren Versuche auf, da sie meist den Fremdkörper nur fester einkeilen, und warte die ärzliche Hülfe ab. Die Fremdkörper entfernt man am leichtesten mit einer Haarnadel oder einem Ohrlöffel, wenn es möglich ist, genannte Dinge hinter den Fremdkörper zu bringen und ihn so herauszuziehen; keinesfalls darf bei diesen Versuchen die innere Nase oder das Ohr verletzt werden. Auch mit Einspritzungen hüte man sich, da durch dieselben die in den Höhlen sitzenden Körper (Bohnen ꝛc.) aufquellen und sich erst recht festsetzen.

Von den Fremdkörpern im Rachen ist nicht viel zu sagen, da dieselben leicht zu sehen und in Folge dessen leicht zu entfernen sind. Am häufigsten handelt es sich hier wohl um Fischgräten. Dieselben sind sehr störend und können leicht erregbare Menschen in förmliche Todesangst versetzen. Sieht und erkennt man den Fremdkörper, so ist es bei gut heruntergedrückter Zunge leicht, ihn mit dem Finger schon zu entfernen. Man hüte sich dabei aber, die Schleimhaut des Rachens zu zerkratzen; durch die Schmerzen, die diese Verletzung erzeugt, werden nämlich die Patienten, wenn der Fremdkörper auch längst entfernt ist, die Angst nicht los, „daß noch immer etwas im Halse steckt.“ Eine andere Art von Fremdkörpern ist beobachtet worden, nämlich große Speisemassen, die bei sehr schnellem Essen wegen mangelhaften Kauens oder bei einem plötzlichen Schreck (der Bissen bleibt in der Kehle stecken) sich über dem Kehlkopf im Rachen so fest einkeilen, daß der Patient zu ersticken droht. Es gelingt sehr leicht, mit dem Finger solche Massen sofort herauszuholen. Während also eigentlich bei Fremdkörpern im Rachen höchstens bei dem letztgenannten eine momentane Lebensgefahr vorliegt, ist dies bei den Fremdkörpern im Kehlkopf oder in der Luftröhre sehr leicht der Fall. Es giebt hier eine ganze Reihe von Fremdkörpern, die beim Eindringen in den Kehlkopf zunächst nur geringe Unbequemlichkeiten machen, die aber, wenn sie weiter in die

Luftröhre gelangen, durch plötzlichen Verschluß derselben den sofortigen Tod herbeiführen können. Das beste Beispiel dafür ist eine Münze, die, solange sie auf ihren Rand gestellt, eingekeilt ist, beim Ein- und Ausströmen der Luft keinen Widerstand entgegensetzt. Durch einen Hustenstoß kann die Lage der Münze aber so verändert werden, daß sie quer zu liegen kommt, und sofort ist der Durchtritt der Luft gehindert und der Mensch erstickt. Da man die Fremdkörper im Kehlkopf nur selten mit bloßem Auge sieht, ist es dringend geboten, eine sofortige Untersuchung durch einen Arzt zu bewirken.

e) Bei **Verbrennung** ist die erste Aufgabe, dasjenige, was die Verbrennung verursacht hat, zu entfernen oder wenigstens seine Wirkung schleunigst auszuschließen. Einen Menschen, dessen Kleidung brennt, wird man sofort mit einer dicken Decke fest umwickeln und immer neue Decken auf ihn legen, bis die Flammen erstickt sind. Man wird ihn dann reichlich mit Wasser begießen, damit die kohlenden und glühenden Kleider nicht weiter durch ihre Hitze wirken. Die Kleider müssen förmlich mit Wasser durchtränkt sein, damit sie sich von selbst vom Körper abheben; was von ihnen festklebt, darf unter keiner Bedingung mit Gewalt abgerissen werden. Ist die Verbrennung durch heißen Dampf, heißes Wasser, durch Kalk, oder durch Seifenlauge oder Säuren veranlaßt, so wirkt die Begießung mit kaltem Wasser kühlend und mildernd. Auch hier ist die gewaltmäßige Entfernung der Kleider streng untersagt. Was am verbrannten Körper bloß liegt, suche man so schnell als möglich vor der Luft zu schützen, indem man es mit Oel oder ungesalzenem Fett dick überstreicht. Leinöl und Kalkwasser ist ein ebenso beliebtes wie bewährtes Mittel, das auf Watte gestrichen auf die Haut gelegt wird. Sind bereits Brandblasen entstanden, so steche man dieselben mit einer reinen, am besten vorher ausgeglühten Stecknadel vorsichtig auf, damit die darin angesammelte Ausschwitzungsflüssigkeit ablaufen kann und so der spannende Schmerz gehoben wird. Bei weit ausgedehnten Verbrennungen der Haut spare man nicht mit Oel. Nachdem durch Uebergießen mit kaltem Wasser gekühlt worden ist, bedecke man mit großen in Oel getränkten Stücken Watte oder Leinwand die verletzte Haut und packe immer wieder Oel und Watte darauf, namentlich wenn es sich um Körperstellen handelt, auf die sich der Mensch stützen muß, oder auf denen er liegt. Je weiter ausgedehnt die Brandverletzung ist, desto schneller ist ärztliche Hilfe nothwendig.

f) **Erfrorene** sind zunächst nicht, wie man annehmen sollte, ins warme Zimmer zu bringen, sondern mit Schnee oder Tüchern, die in kaltes Wasser getaucht sind oder mit Bürsten zu reiben. Fangen die Gliedmaaßen an gelenkig zu werden, dann bringe man den Verunglückten in ein kaltes Bett, setze die Reibungen unermüdlich fort und flöße ihm lauwarmen Kaffee oder Glühwein ein. Erfrorene Theile, wie Füße, Finger, die Ohren, die Nase, kurz die kleinen, an der äußersten Oberfläche des Körpers befindlichen Theile bepacke man mit Eis und beginne damit, daß man sie erst leicht drückt, streicht, und wenn sie geschmeidiger werden, reibt. Man muß bei der Berührung Erfrorener sehr vorsichtig sein, da dieselben vom Frost so starr sind, daß Ohren, Nasen, Zehen, Finger förmlich abbrechen.

g) Bei **Vergiftungen** kommt es, um schnell helfen zu können, hauptsächlich darauf an, zu erfahren, welches Gift angewandt ist. Hat der Zufall bei der Vergiftung mitgespielt, so wird es ja leicht sein, von der Umgebung des Verunglückten oder von diesem selbst Näheres zu erfahren. Schwieriger ist dies bei Selbstmördern oder bei derartig schweren Fällen, wo die Verunglückten selbst nichts mehr anzugeben im Stande sind. Auch aus kriminellen Rücksichten ist es gut, alles was den Vergifteten umgiebt, genau zu beachten, die Eindrücke, die man namentlich durch den Geruch gewinnt, genau aufzunehmen, etwaige Pulver oder Flüssigkeiten, sei es in Gläsern oder in Flaschen, oder sei es auch selbst Verunreinigung von Tischen und Geräthen, möglichst unberührt zu lassen.

Nach ihrer Wirkung, die sich auch meist äußerlich geltend macht, unterscheidet man betäubende und ätzende Gifte. Während man bei den ersteren nur wenig äußere Merkmale findet, sieht man bei den letzteren die ätzende Wirkung an den Lippen, an der Zunge, oder die Klagen der Patienten beziehen sich auf Schmerzen in der Speiseröhren= oder Magengegend, welche auf die ätzende Wirkung zurückzuführen sind.

Bei den betäubenden (berauschenden) Giften hat man zumeist an Opium, Morphium, Alkohol, Blausäure, Tollkirsche, Schierling, giftige Pilze zu denken. Die Wirkung derselben ist eine tiefe Betäubung, die bei einigen mit Krämpfen verbunden ist. Einzelne erkennt man am Geruch der Ausathmungsluft des Patienten, z. B. Alkohol, Blausäure (nach bittern Mandeln), andere an Veränderungen der Pupille, die bei Morphium ganz klein und zusammengezogen, bei Atropin auf's höchste erweitert ist. In diesen Fällen handelt es sich vor Allem darum, den im Zustand des höchsten Verfalles befindlichen Patienten durch starke Reizmittel zunächst zu beleben. Man reiche ihm schwarzen starken Kaffee, bespritze ihn mit kaltem Wasser, halte ihm stark riechende Stoffe unter die Nase, lege Senfpapiere auf die Haut und gebe ihm Klystiere von Reizmitteln. Bei Vergiftung durch Pilze kann man auch Brechmittel, vor denen man sich sonst hüten soll, anwenden.

Bei ätzenden Giften unterscheidet man Säuren und Laugen (Natronlösungen). Die Zeichen dieser Vergiftungen sind bereits erwähnt. Hier reiche man warmes Wasser mit Zusatz von Butter, Milch, schleimige Getränke in großen Mengen; man verursache durch Kitzeln des Schlundes Erbrechen. Bei Säuren lasse man Kalkwasser, gebrannte Magnesia mit Wasser trinken, bei Laugen lasse man Citronen- oder Essigwasser in großen Mengen nehmen.

Bei Arsenik ist bis zur Ankunft des in jeder Apotheke vorräthigen „Gegengift gegen Arsenik" Milch und gebrannte Magnesia zu reichen.

Bei Phosphor (Athem und Erbrochenes leuchten im Dunkeln) ebenso bei Grünspan vermeide man Oel oder Butter, man reiche viel Wasser.

Man spricht aber auch von Vergiftung bei der Einathmung schädlicher Gase, als solche sind die gewöhnlichsten Kohlendunst, Leuchtgas, Grubengas. Die Erscheinungen der Lebensgefahr sind dieselben wie bei jeder Erstickung. Die Hilfe besteht allein darin, so schnell als möglich frische Luft dem Verunglückten zur Athmung zu schaffen. Dies geschieht, indem man Thüren und Fenster öffnet, die Kleider lockert und ihn durch Zuruf oder Bespritzen mit kaltem Wasser zum tiefen

Athmen anregt oder indem man ihn aus dem Raume, in dem er sich befindet, an die atmosphärische Luft, ins Freie so schnell wie möglich bringt. Bei Verdacht auf Vergiftung durch Leuchtgas hüte man sich, den betreffenden Raum mit brennendem Licht zu betreten. Besonderer Vorsicht bedarf es ferner bei Rettung aus Gruben. Man suche durch aufgespannte Regenschirme, die in der betreffenden Grube schnell hin und herbewegt werden, Luftbewegung und damit Mischung der schlechten mit der atmosphärischen Luft zu bewirken. Derjenige, der die Rettung übernehmen will, befestige ein starkes Seil um seinen Körper, das von Außenstehenden stets straff angezogen gehalten werden muß. Durch ein zweites Seil stehe er mit den letzteren in Verbindung in dem Sinne, daß, wenn er dieses Seil scharf anzieht, er sofort herausbefördert zu werden wünscht. Den Verunglückten bindet der Rettende am besten mit einem anderen Strick an die gleiche Leine, an welcher er befestigt ist.

Im Zustande der Lebensgefahr befinden sich ferner Ertrunkene, Verschüttete, Erhängte und Erdrosselte. Hier besteht der erste Schritt der Rettung in dem Wegschaffen der Ursache, die sehr leicht erkennbar ist.

h) Der **Ertrunkene** ist selbstverständlich zuerst aus dem Wasser herauszubefördern. Dann lüfte man sofort seine Kleidung, lege ihn vorsichtig auf den Bauch, damit er von freien Stücken oder durch Erbrechen das geschluckte Wasser und die im Munde angesammelten Schleimmassen von sich giebt. Letzteres unterstützt man am besten dadurch, daß man mit dem mit irgend einem Tuch umwickelten Finger in den Mund greift und Erde, Schlamm ꝛc., soweit dies zu fassen ist, herausholt. Damit schon reizt man leicht zum Brechen. Man lege dann den Patienten wieder auf den Rücken und suche durch Hautreize, Reiben und Einwickeln in wollene Tücher ihn wieder zu beleben. Kann er schlucken, so reiche man ihm Kaffee, Thee in heißem Zustande.

i) Bei den **Verschütteten** ist zunächst darauf zu achten, daß Nase, Mund und Brust freigelegt, und, falls erstgenannte Höhlen mit Sand gefüllt sind, davon befreit werden. Dann handelt es sich darum, beim Abgraben zu berücksichtigen, daß Knochenbrüche, Verrenkungen eine sofortige Unterstützung nothwendig machen, wenn die Verschüttungsmassen von den verletzten Theilen entfernt sind.

k) Beim **Erhängten** ist das Erste, den Strick zu durch-
schneiden. Bei dem „Abschneiden" achte man darauf, daß der
Verunglückte nicht durch Fall Schaden nimmt. Die Schlinge
und die Kleider sind schleunigst zu lüften und durch Oeffnen
von Thüren und Fenstern der frischen Luft möglichst freier Zutritt zu gewähren.

Bisher haben wir uns mit der Hülfe in Unfällen und
Lebensgefahr insofern beschäftigt, als wir für die einzelnen Unfälle die zunächst für sie bestimmten Hülfsmaßregeln angegeben
haben. Außerdem ist aber noch in Betracht zu ziehen, daß
im weiteren Verlauf der einzelnen Unfälle die Lebensgefahr so
erhöht und gesteigert sein kann, daß ein Zustand eintritt, und
der ist allen diesen Unfällen gemeinsam, den wir mit Scheintod bezeichnen: die Fähigkeit, sich zu bewegen und zu empfinden,
ist gänzlich aufgehoben und die Athmung und der Herzschlag
sind nicht mehr wahrzunehmen.

Es ist dies ein Zustand, der nur sehr schwer vom wirklichen Tode zu unterscheiden ist und der, — hierdurch weicht
er ab von einem andern ebenfalls sehr ähnlichen, der Ohnmacht, — sehr leicht und schnell in den wirklichen Tod übergehen kann.

Bei einer Ohnmacht fällt der Mensch unter der
Empfindung von Schwindel und Uebelkeit in einen solchen
Schwächezustand, daß er vollkommen die Besinnung verliert.
Er kann sich nicht bewegen, er fühlt nichts, die Athmung wird
ganz oberflächlich, der Puls ist fast verschwunden, das Gesicht
ist fahl, die Glieder schlaff. Die Dauer dieses Zustandes ist
sehr verschieden; er wird am schnellsten gelöst, wenn man unter
Zuführung frischer Luft durch Oeffnen von Thüren und Fenstern,
die Kleider des Patienten schleunigst lüftet (Korsett bei Frauen)
und ihn in eine horizontale Lage, den Kopf mindestens in
gleicher Höhe mit dem Becken, bringt. Man besprenge das
Gesicht mit kaltem Wasser und reize die Nasenschleimhaut zum
Niesen. Kehrt der Patient zur Besinnung zurück, so reiche
man ihm Wein oder Aether und lasse ihn bis zur völligen
Wiederkehr seiner Kraft ruhig liegen.

Ungleich bedrohlicher als die Ohnmacht ist der Scheintod;
von ihm bis zum wirklichen Tode ist, wie gesagt, oft nur ein sehr

kleiner Schritt, und der Geschicklichkeit und Geistesgegenwart der
Umgebung ist oft allein die Rückkehr ins Leben zu danken.
Hülfe ist hier nur möglich, wenn sie schnell und sachgemäß erfolgt. Ist ein Verunglückter ohne Empfindung und ohne Bewegung, athmet er nicht und ist kein Puls oder Herzschlag zu
fühlen, so ist zunächst sofort künstliche Athmung einzuleiten.
Der Unterkiefer wird nach vorn geschoben und aus dem so geöffneten Mund, nachdem, wie schon oben erwähnt, etwaige
Hindernisse, die im Munde oder in der Nase liegen, entfernt

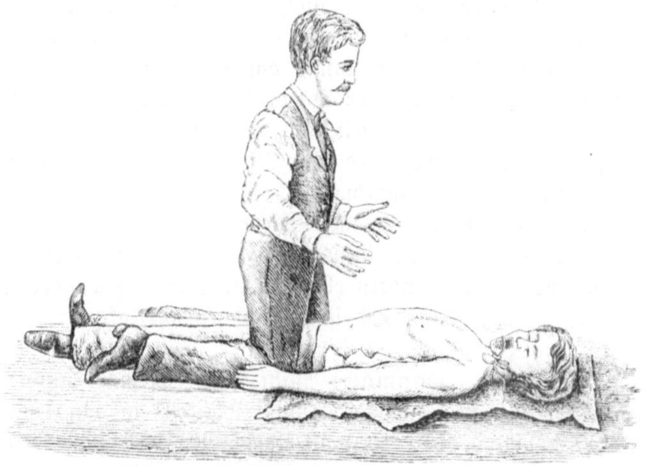

Abb. 36. Künstliche Athmung: Einathmen.

sind, die Zunge möglichst weit herausgezogen. Diese wird nun
mit einem Taschentuch umwickelt, von einem Gehülfen festgehalten oder im Nothfall mit einem Band umschlungen am
Unterkiefer festgebunden. Sodann wird der Patient platt
auf die Erde gelegt, durch untergeschobene, zusammengerollte
Decken oder Kleider wird die Nackengegend etwas erhöht. Man
nimmt sodann am Kopfende, hinter dem Kopf des Patienten
Aufstellung, stehend oder kauernd, je nachdem der Patient auf
dem Tisch oder auf der Erde liegt, man ergreift mit der eignen
rechten Hand die rechte, mit der linken die linke Hand des
Patienten und bewirkt ein Zusammenschlagen der Hände über
dem Kopf. Dadurch wird der Brustkorb ausgedehnt und Luft

in die Lungen hineingesogen. Führt man die Arme dann wieder
an den Rumpf, so sinkt der Brustkorb zusammen, die Luft
strömt aus der Lunge heraus. Da auf diese Weise der Zweck
der Athmung künstlich hergestellt wird, so gehört nun noch dazu,
daß diese einzelnen Athembewegungen so oft wie die Athemzüge in der Minute wiederholt werden, also ca. 16 Mal.

Statt dieser Art künstlicher Athmung kann man eine
andere anwenden, indem man sich vor den liegenden Patienten
so stellt, daß man seine eigenen Hände an die Seiten und
Vorderfläche des Brustkorbes des Patienten legen kann, Gesicht
gegen Gesicht. Uebt man nun mit seinen Händen einen starken
Druck von vorn und unten nach hinten und oben, so drückt
man den Brustkorb stark zusammen (Ausathmung) und läßt man

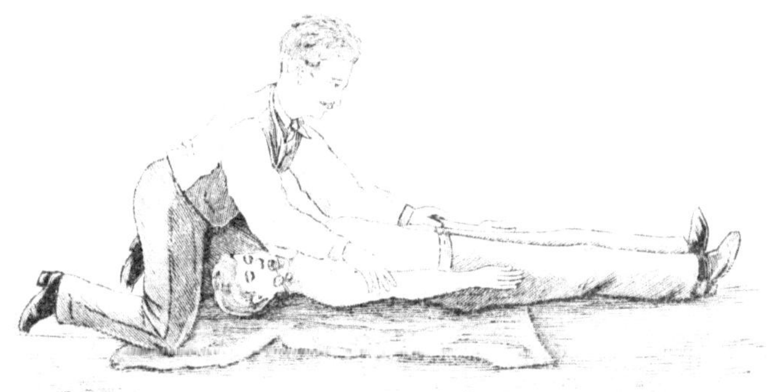

Abb. 37. Künstliche Athmung: Ausathmung.

plötzlich dann mit dem Druck nach, so erweitert sich der Brustkorb von selbst (Einathmung). Auch dieses Verfahren ist
ca. 16 Mal in der Minute zu wiederholen (s. Abb. 36 und 37).

Aber alle diese Mühe findet selten schnellen Erfolg; um
einen Scheintodten ins Leben zurückzurufen, muß man bisweilen
stundenlang die künstliche Athmung fortsetzen, jedenfalls darf sie
nicht eher unterbrochen werden, bis nicht entweder die Zeichen
des Lebens wieder sicher zurückgekehrt sind oder andernfalls
sich die sichern Zeichen des Todes eingestellt haben.

Das Leben kehrt zurück, sobald der Patient selbstständig zu
athmen beginnt. Man lasse sich aber durch den ersten Athemzug

nicht verleiten, die künstliche Athmung einzustellen. Erst wenn die Athemzüge des Patienten von selbst tief geworden, wenn die fahle Blässe des Gesichts, die blaue Farbe der Lippen geschwunden, der Puls wieder fühlbar ist, dann kann man mit diesem Verfahren aufhören und greift dann zu den Wiederbelebungsmitteln, wie sie früher schon geschildert sind: warmes Bett, Reiben der Glieder, Einflößen von Kaffee 2c.

Am Anfang dieses Kapitels, wie auch an allen den Stellen, wo schon vorübergehend auf die Pflegethätigkeit in lebenbedrohenden Zwischenfällen die Rede kam, ist stets betont worden, daß sofort ein Arzt benachrichtigt und herbeigeholt werden soll. So wenig dadurch Jemand sich wird bestimmen lassen, etwa zu warten, oder sich wird abhalten lassen, sofort hilfreiche Hand anzulegen, so wenig wird man aber auch zögern dürfen, falls der Verunglückte transportfähig ist, ihn von der Unglücksstätte fort unter die möglichst günstigen Verhältnisse zu bringen: Krankenhaus oder eigne Wohnung.

4. Transport Verunglückter.

So zweckmäßig und bequem auch die Beförderungsmittel sein mögen, die namentlich in der Neuzeit zur Fortschaffung von Verletzten angegeben worden sind, so liegt es doch in den Verhältnissen der kleinen Städte und Dörfer, daß man sich dort ohne jene behelfen muß. Hier spielt nun die Findigkeit, die der Helfende beim ersten Verband oder bei der Lagerung zeigen kann, auch wieder eine sehr große Rolle. Man kann selbstverständlich von einem Menschen allein höchstens erwarten, daß er den Verunglückten eine kurze Strecke trägt, oder, falls der Letztere gehen kann, ihn beim Gehen genügend unterstützt. Sobald aber zwei gesunde Menschen zur Verfügung stehen, ist der Transport eines Verletzten eigentlich immer ausführbar.

Die beste Art der Unterstützung, welche man einem Verletzten zu gewähren im Stande ist, der sich wenigstens noch auf seine Beine verlassen kann, ist diejenige, daß man einen Arm des Verletzten sich um den Hals legt und den eignen Arm an der Seite, an welcher der Verletzte geht, um den Rücken unter den Schultern des letzteren herumschlägt, so daß der Patient eine Stütze im Arme des

Begleiters hat und sich noch mit seinem anderen Arm an diesem festhalten kann. Den Verletzten auf den Armen oder auf dem Rücken zu tragen, wird nur auf kurze Strecken gelingen, da die eignen Kräfte des Trägers dazu nur in den seltensten Fällen ausreichen und andererseits die verletzten Stellen sehr leicht gedrückt oder gezerrt werden können. Die Rücksicht darauf aber, daß gerade diesem letzteren Uebelstande vorgebeugt werde, hat uns an anderer Stelle schon bestimmt, darauf hinzuweisen, daß zunächst überhaupt für die richtige Lagerung der verletzten Glieder gesorgt werden soll. In dieser Beziehung ist es zu empfehlen, nicht nur den Verband und die Lagerung nicht zu ändern, sondern gleich auf Fortschaffung durch eine Bahre Bedacht zu nehmen.

Für eine solche Bahre ist zunächst nothwendig eine feste oder elastische Unterlage: ein Brett, ein Strohsack, ein Plaid 2c. Nachdem der Patient auf diese vorsichtig gelegt, kann man ihn bequem ziemliche Strecken tragen. Man kann auch gewöhnlicher Leiter- oder Bretterwagen sich bedienen, wenn man nur dafür sorgt, daß durch reichliche Stroh- oder Bettenunterlagen (Laub 2c.) die Stöße des Wagens gemildert werden. Sind zu zu einem solchen Transport, wie dies ja nicht anders gedacht werden kann, mehrere Menschen nothwendig und zur Verfügung, so ist dringend geboten, daß sie sich dem Willen eines Einzigen fügen. Dieser bestimmt die Stelle, wo jeder Einzelne den Verletzten anfaßt, er kommandirt: aufheben, marsch, halt, absetzen, loslassen. Mehrere Träger, die mit einer Bahre auf ihren Schultern einen Verletzten tragen, sollen nicht im militärischen Tritt, sondern im Gebirgsschritt gehen, d. h. unabhängig von einander; ein Jeder achte darauf, daß der Patient möglichst wenig Erschütterungen erfährt. Jeder Träger gehe in vorsichtigem Schritt, immer bedacht auf die Ruhe des Verletzten.

Sind Treppen oder Anhöhen zu besteigen, so ist der Kopf (nicht das Gesicht) des Verletzten immer gegen die Höhe zu richten, ebenso beim Absteigen; nur beachte man stets, daß der Körper nicht gleitet und so der Verband oder die Lagerung verschoben wird. Man soll sich während des Transports überhaupt beständig überzeugen, weniger durch Fragen als durch Beobachten des Gesichts, wie das Allgemeinbefinden des Verletzten ist (Ohnmacht!) oder ob an der Wunde eine Blutung, oder sonst ein Zwischenfall eingetreten ist. Was die Vorschriften für die Beförderung auf die Bahre und das Abheben von ihr anlangt, so verweise ich auf dasjenige Kapitel, in welchem wir uns mit dem Umbetten beschäftigt haben.

5. Die Pflege der Sterbenden.

Bei der Pflege der Kranken, ebenso wie bei der Pflege Verwundeter und Verletzter und aller derer, die sich sonst wie in einem lebensgefährlichen Zustande befinden, ist es uns nicht immer beschieden, Leben und Gesundheit wiederkehren zu sehen. Der Ausgang kann auch der Tod des Patienten sein. So schwer sich die Familie und sonstige Näherstehende mit diesem Gedanken auch vertraut machen können, so wird er sich doch einer aufmerksamen Pflegerin sehr bald mit Bestimmtheit aufdrängen, wenn gewisse Zeichen eintreten. Sie hat dann sofort dem Arzt darüber Mittheilung zu machen. Es ist trotz vieler Anzeichen des nahenden oder des schon eingetretenen Todes (s. Kapitel Scheintod) die Lebensfähigkeit wiedergewonnen worden. Wie wir dies in dem bezeichneten Kapitel gesehen, so haben wir auch namentlich bei den sogenannten akuten Krankheiten gar nicht selten Gelegenheit, zu beobachten, daß wie durch ein Wunder die völlig gesunkenen, fast erloschenen Lebenskräfte unter Anwendung geeigneter Mittel seitens des Arztes noch einmal wiederkehren und so der Patient dem Leben wiedergegeben wird. Immerhin sind das doch nur Ausnahmen. Wenn die Athmung eine laut röchelnde — man hört dieses Geräusch bisweilen durch mehrere Zimmer — wenn der Puls jagend oder aussetzend, kaum fühlbar ist, wenn reichlicher Schweiß auf dem ganzen Körper die Haut kalt und klebrig macht, wenn die Gesichtshaut welk erscheint, die Nase spitzig hervortritt und die Augen ihren sichern Blick und Glanz verlieren; dann ist die Todesstunde nah. Aber rastlos, wie bisher, erfülle die Pflegerin ihre Pflicht, sie trockne immer wieder den Schweiß, sie wehre den Fliegen, sie reiche den trocknen Lippen und der ebenso trocknen Zunge einen Löffel voll Flüssigkeit;

sie entferne jede Verunreinigung — sie suche immer wieder die kalten, erstarrten Glieder zu erwärmen durch Wärmflaschen und Reiben und wenn die Umgebung in nicht mehr zurückzuhaltende laute Schmerzensäußerungen ausbricht, so suche sie schonend und doch energisch mit dem Hinweis darauf, daß dem Sterbenden seine letzten Minuten nicht schwer gemacht werden sollen, die Ruhe wieder herzustellen. Selbst wenn der Tod wirklich eingetreten ist, so eile sie nicht mit der Erklärung dieser Thatsache, denn gar nicht selten erfolgt noch ein hörbares Luftentweichen, ein Schluckgeräusch, oder der Mund verzieht sich, so daß die das Schlimmste nicht glaubenwollende Umgebung sich wieder zu neuer Hoffnung verleiten läßt.

Ist der Tod durch den Arzt sicher festgestellt oder sind die sicheren Anzeichen desselben vorhanden, dann soll die Leiche aus dem Bett entfernt werden, weil durch die Bettwärme der Körper noch lange warm erhalten wird und dadurch Zweifel an dem wirklichen Eintritt des Todes erweckt werden könnten. Der Tod ist sicher konstatirt, sobald Leichenstarre eingetreten ist, und sobald die Körperhaut, namentlich an den abhängigen Stellen, rothe und weiterhin grünblaue Flecke zeigt.

Bei Todesfällen nach ansteckenden Krankheiten hat die Pflegerin die Pflicht, darauf aufmerksam zu machen, daß durch geeignete Desinfektion die Ansteckungsgefahr gehoben wird.

Und wenn die Pflegerin, die sonst nach Rückkehr der Gesundheit des Patienten innerlich befriedigt und äußerlich mit Dank vom Genesenen und seiner Umgebung überhäuft heimkehrt, heute aus dem Hause, das unter dem Verlust eines Familienmitglieds in tiefer Trauer schwebt, scheidet, und vielleicht sogar als traurige Mahnung an die überstandenen schweren Tage sich verlassen und gemieden sieht — oder wenn die Mutter, die selbst als Pflegerin ihres Kindes, die Gattin oder Tochter all ihr Kämpfen und Mühen fruchtlos und vergeblich anerkennen muß, da der unerbittliche Tod ihr das Theuerste geraubt hat, — das Gefühl treuer Pflichterfüllung, das immer wieder dem Menschen seinen innern Halt zurückgiebt, das wird auch Jedem, der sich der Krankenpflege widmet, Trost, Stütze und Genugthuung sein.

6. Desinfektion.

Ueber Desinfektionsmaßregeln ist fast in jedem Kapitel schon gesprochen worden, bald war die Rede von der Desinfektion des Zimmers, der Personen, der Instrumente, bald von derjenigen der Kleider, Abgänge 2c. Im Folgenden möchte ich die Grundzüge aller Desinfektion mit wenigen Worten zusammenfassen. Unter Desinfektion versteht man die Entfernung alles dessen, wodurch eine Ansteckung vermittelt werden kann. Diese Vermittlung geht vom kranken Menschen, seinen Ausscheidungen und seiner Umgebung aus.

Es muß daher der mit einer ansteckenden Krankheit Behaftete abgesperrt werden. Der Genesene darf nicht eher als ungefährlich für den Verkehr mit Gesunden angesehen werden, bevor er nicht ein Reinigungsbad genommen hat. Die Leichen von an gewissen Krankheiten, wie Cholera, Pocken, Diphtherie 2c. Verstorbenen sind nach besonderen polizeilichen Vorschriften zu behandeln. In diesen Vorschriften sind die Krankheiten speciell angegeben.

Die Desinfektion der Ausscheidungen besteht darin, daß man sie, wenn nicht entgegengesetzte Anordnungen des behandelnden Arztes bestehen, in Gefäßen auffängt, die mit einer desinficirenden Flüssigkeit (fünfprozentige Karbolsäurelösung) zur Hälfte angefüllt sind und sie sofort entfernt. Die Benutzung von Klosets ist solchen Patienten nicht erlaubt.

Die Desinfektion der Umgebung ist eine mannigfache, je nachdem es sich um die Personen oder Sachen handelt, die mit dem Kranken in Berührung gekommen sind. Die Personen haben jeden direkten Verkehr mit andern zu vermeiden, wenn sie nicht vorher die Kleidung gewechselt und sich gründlich gereinigt haben. Sie verhindern am besten die eigene Ansteckung, indem sie sich selbst auf das peinlichste rein halten, sich während der Pflege nur solcher Kleidung bedienen, die oft gewechselt und gewaschen werden kann und sich reichlich frische Luft gönnen. Was für die Pflegerin gilt, gilt auch für Jeden, der solche Kranke besucht.

Die Desinfektion der Sachen geschieht am besten durch Vernichtung derselben. Das ist radikal, aber nicht immer möglich. Es ist geboten, dies jedenfalls so weit als möglich auf die Gebrauchsgegenstände auszudehnen. Alle Wäschestücke sind gleich nach dem Gebrauch in eine desinficirende Flüssigkeit zu legen, bis sie der weiteren Reinigung übergeben werden. Was ohne ruinirt zu werden, heißem Dampf ausgesetzt werden kann, soll damit behandelt werden.

Die im Krankenzimmer befindlichen Möbelstücke und Wände reinige man durch Waschung mit fünfprocentiger Karbolsäurelösung, Tapeten entferne man oder reibe sie mit Brod ab. Man lasse ein auf diese Weise gereinigtes Krankenzimmer am besten dann noch mindestens 24 Stunden unbewohnt. In dieser Zeit kann man noch zuerst ca. vier Stunden bei verschlossenen Thüren und Fenstern Chlorkalk, der in flachen Schaalen im Zimmer aufgestellt ist, verdunsten lassen, dann aber gebe man der frischen Luft freien Zutritt.

Anhang.

Wie man in der ärztlichen Thätigkeit mit gutem Grunde Spezialfächer eingeführt hat, Frauen-, Augen-, Ohren-, Nerven-Heilkunde ꝛc., so ist es richtig und muß voll anerkannt werden, daß auch die Pflege solcher Kranken ganz bestimmte Ausbildung in Fertigkeiten voraussetzt. Diese Fertigkeiten werden aber nur durch tägliche Uebung erlangt. Soweit sie auf einer einfachen Belehrung beruhen, kann ich nur auf die betreffenden Kapitel, in denen von Einreibung, Einträufeln, Ausspritzen und der allgemeinen chirurgischen Hülfeleistung ꝛc. die Rede ist, verweisen.

Eine vom Publikum sehr beliebte Scheidung ist dann noch die zwischen Kranken- und Wochenpflege. Auch diese ist wohl begründet. Zwar ist das Wochenbett an sich nicht als eine Krankheit zu betrachten, es ist ein im normalen Leben der Frau sich abspielender Vorgang, der aber, da er an die Kräfte der Frau ganz besonders hohe Ansprüche stellt und mit einer Veränderung der Beschaffenheit und Verrichtung gewisser Organe einhergeht, besonderer Berücksichtigung bedarf. Diese wird nun zunächst darin bestehen, daß man in Anbetracht der Anstrengung und der Veränderung jegliche Schädigung von außen der Wöchnerin fernhält. Es ist jede Ansteckungsgefahr ängstlich zu verhüten. In dieser Beziehung gelten hier alle die Regeln und Vorschriften in erhöhtem Maaße — wenn möglich —, die wir bei der Pflege chirurgisch Kranker zu befolgen haben: das gilt für das Bett der Kreißenden, das gilt für die Gebärende und für das ganze Wochenbett. Die handlichen Fertigkeiten, die hier nothwendig sind, und die eine staatliche Anerkennung in der Konzessionirung des Hebammenwesens gefunden haben, können nicht durch Lesen und Lernen von Anleitungen gewonnen werden und dürfen nur durch Hebammen ausgeführt werden. Die Aufmerksamkeit der Pflegerin möchte ich aber auf gewisse Einzelheiten, die nur im Wochenbett vorkommen, lenken.

In der ersten Stunde nach der Entbindung, wenn Arzt und Hebamme sich entfernt haben, ist für die Wöchnerin geistige und körperliche Ruhe dringend nothwendig. Die Pflegerin soll in dieser Zeit aber eine besondere Aufmerksamkeit der Wöchnerin widmen: sie beobachte das Gesicht, ob es seine natürliche Farbe und gewohnten Ausdruck hat, ob die Haut allmählich sich mit Schweiß bedeckt, ob Ruhe und ein erquickender Schlaf sich einstellen. Wird die Wöchnerin unruhig, blaß, zeigt sie besondern Durst, ist ihre Haut kühl, der Puls klein, ist die Gebärmutter als ein schlaffer, fast weicher, bis an den Nabel hinaufreichender Körper zu fühlen, klagt die Wöchnerin über Schwindel — so ist die Gefahr einer inneren Blutung vorhanden und der Arzt schleunigst herbeizurufen. Die Pflegerin selbst reiche sofort eine Tasse warmen schwarzen Kaffee, besorge Wärmflaschen und reibe mit leichtem Druck die Gebärmutter.

In den ersten Tagen treten noch sogenannte Nachwehen ein, den wirklichen Wehen ähnliche Schmerzen. Es ist dies eine natürliche Erscheinung, die aber in dem Bericht, den die Pflegerin dem Arzt zu geben hat, pünktlich vermerkt sein muß. — Ebenso hat die Pflegerin dem „Wochenfluß" ihre Aufmerksamkeit zuzuwenden, namentlich seiner Beimischung mit Blut und seinem Geruch. Es ist rathsam, die vor die Scheide gelegten Wattestücke dem Arzt zur Kontrole vorzulegen.

In ihrem täglichen Bericht an den Arzt muß die Wärterin genau Bescheid wissen, wie sich namentlich auch der Verdauungsapparat verhält bezüglich Appetit und Stuhlgang. Im Uebrigen ist die Wöchnerin als Rekonvalescentin zu betrachten und gelten für Ernährung, Reinigung, Toilette, Ventilation des Zimmers alle die Regeln, wie sie für Krankheitsfälle beobachtet werden müssen.

Ob die Mutter ihr Kind stillen, d. h. an ihrer Brust ernähren kann, bestimmt der Arzt; auch bezüglich der Ernährung der stillenden Wöchnerin ist es gut, sich die Vorschrift des Arztes einzuholen.

Ein besonders wichtiger Theil der Wochenpflege ist die Pflege des Neugeborenen. Nachdem das Kind geboren ist, d. h. nachdem es durch Durchschneidung der Nabelschnur vom Mutterleibe getrennt ist, bedarf es, da es nicht selbstständig für sich sorgen kann, der Fürsorge seiner Umgebung. Man

hülle es zunächst in eine warme Flanelldecke bis das Bad vorbereitet ist, welches 27—28° R. haben soll und in welchem
eine gründliche Reinigung des Kindes vorgenommen wird. Solch
kleines Kind hält die Pflegerin am besten in der Badewanne,
indem sie seinen Kopf auf ihrer linken Hand oder auf ihrem
linken Vorderarm über dem Wasser ruhen läßt und mit der
rechten Hand die Waschung vornimmt.

Die Reinigung geschieht möglichst gründlich mit Seife.
Dabei beachte man genau das Aeußere des Kindes und be-
nachrichtige den Arzt (nie die Eltern!) falls etwas auffällig
erscheint. Eine besondere Beachtung widme man den Augen,
ob dieselben verklebt sind, ob Eiter zwischen den Lidern her-
vorquillt oder auch nur in dem Augenwinkel zu bemerken ist,
ob die Lider auffallend geröthet sind.

Die Wärterin hat darüber auch schon dem Arzte zu berichten, wenn sich eine von den genannten Erscheinungen auch nur
auf ein Auge bezieht. Zunächst sind die Augen mit einem
Wattebäuschchen, das in reines abgekochtes und abgekühltes
Wasser getaucht ist, zu reinigen. — Beim Bade ist ferner auf
den am Körper des Kindes befindlichen Nabelschnurrest noch
zu achten, daß derselbe nicht gezerrt wird. — An das allgemeine Bad schließt sich die Reinigung des Mundes an, welche
am besten ebenfalls mit einem mit abgekochtem, gekühltem
Wasser getränkten Wattebausch vorgenommen wird.

Nach beendetem Bade wird das Kind in ein vorher er-
wärmtes Flanelltuch gelegt und getrocknet, und nun beginnt die
Bekleidung des Kindes. Es wird ihm dann ein Hemdchen angezogen, die Nabelschnur wird mit Watte umgeben und durch
eine kurze, um den Körper locker gelegte Binde befestigt. Die
ellenlangen, fest um den Rumpf gewickelten Binden (Wickeln)
sind, da sie zum mindesten das Athmen hindern, entschieden zu
vermeiden. Der Unterkörper, Bauch und Beine, wird dann
in eine Windel eingeschlagen. Darauf wird der Körper in eine
leichte Flanelldecke eingehüllt, aber so daß die Arme frei
bleiben und in ein Steckkissen gelegt. In das letztere hat man,
um es vor Durchfeuchtung mit Urin oder Koth zu schützen, eine
wasserdichte Unterlage hineinzuschieben. Sämmtliche hier genannten
Bekleidungsstücke sind vor dem Gebrauch zu wärmen, wie man

überhaupt darauf zu achten hat, daß das Kind in einer Temperatur erhalten wird, die höher sein muß, als sie der Erwachsene gebraucht. Andererseits ist vor dem schweren Mißgriff zu warnen, der leider so sehr beliebt ist, das Kind mit schweren Decken so zu bepacken, daß kaum das Gesicht frei bleibt, ja daß über das letztere sogar noch eine Decke gelegt wird, als wenn dem Neugebornen frische Luft zum Athmen nicht ebenso nöthig wäre, wie dem Erwachsenen. Im Gegentheil, wie die Kleidung des Letzteren Ausdünstung gestatten muß, so muß auch die Kleidung des Kindes schon daraufhin berechnet sein. Es soll auch darauf Bedacht genommen werden, daß man sich leicht durch einen Griff in die Windeln überzeugen kann, ob das Kind trocken liegt, da es dringend nothwendig ist, dasselbe möglichst sauber zu erhalten, seinen Körper, sowie er verunreinigt ist, gleich wieder zu reinigen. Sollte bei dem Bekleiden des Kindes eine Nadel nothwendig werden, so bediene man sich nur der Sicherheitsnadeln, nie der Stecknadeln. Das so bekleidete Kind wird dann in den Kinderwagen, Korb oder in ein Kinderbett gelegt. Vom Gebrauch der Wiegen ist man ganz und gar abgekommen, in der richtigen Erkenntniß, daß die schaukelnde Bewegung des Wiegens höchst nachtheilig auf das Gehirn des Kindes wirkt. Durch das Schaukeln in der Wiege gerade so wie durch das übermäßige Hin- und Herschwenken auf dem Arm wird das Kind nicht beruhigt, sondern betäubt. Die Ruhestätte des Kindes sei stets sein eignes Bettchen, weder nehme es die Pflegerin, um es zu beruhigen, des Nachts zu sich in das Bett, noch gestatte sie dieses der Mutter oder der Amme. Abgesehen von dem Einfluß der Ausdünstungen der Erwachsenen auf das Kind, ist das Letztere, wenn der Erwachsene einschläft und seine Lage ändert, in Gefahr, erdrückt oder aus dem Bett herausgeworfen zu werden. Das Kinderbett stehe so, daß mildes Licht und Luft stets Zutritt zum Gesicht des Kindes haben. Blendende Beleuchtung und Zug sind zu verhüten. Außerdem muß aber auch darauf geachtet werden, daß das Kind nicht durch Geräusch im Schlafe gestört wird. Im Schlafe entwickelt sich das Kind am besten sowohl körperlich, wie geistig. Das Schlafbedürfniß eines Kindes ist daher auch ein viel größeres, als beim Erwachsenen, namentlich in den ersten Lebenstagen.

Eine Erkältung kann sehr leicht zu Schnupfen führen, und dieser ist für die Säuglinge bei den kleinen, noch sehr engen Nasenräumen, und da sie gewöhnlich nur durch Saugen ihre Nahrung zu sich nehmen können, bisweilen lebensgefährlich. Die Kinder bekommen, wenn sie Schnupfen haben, keine Luft durch die Nase während des Saugens, und können entweder nicht saugen oder gerathen dabei außer Athem. Während der ersten Lebensmonate sind die Kinder täglich zu baden. Es wird hierdurch nicht allein den Anforderungen der Sauberkeit und der Pflege der Haut im Allgemeinen genügt, sondern auch eine gewisse Abhärtung, eine Widerstandsfähigkeit gegen Erkältungen erzielt.

Die Ansicht, daß die Kinder schreien müßten, um ihre Luftwege vom Schleim zu befreien, und daß sie vom Schreien eine gesunde Lunge bekämen, ist so offenkundig irrig, daß man sich das Widerlegen derselben füglich ersparen kann. Ein Kind, das durch nichts gestört wird, schreit nicht und braucht auch nicht zu schreien. Das Schreien des Kindes ist das Zeichen, daß es innerlich oder äußerlich durch irgend etwas in seinem Wohlbehagen Einbuße erleidet. Die Wärterin soll sich schleunigst überzeugen, ob Verunreinigung (Naßliegen), Falten in den Deckchen, eine unbequeme Lage des Körpers, oder irgend ein in die Decken gerathenes Ungeziefer, kurz irgend etwas nicht Hineingehöriges das Kind belästigt, oder ob durch irgend welche Abwehrbewegung, durch Anziehen der Beine, oder unerklärliche Bewegungen derselben oder der Arme nicht vielleicht ein innerer Schmerz seinen Ausdruck findet. Eine aufmerksame Pflegerin wird in dieser Beziehung, wenn sie sucht, auch oft den Grund des Schreiens entdecken und dem kleinen Kinde wieder Ruhe und Behagen schaffen, ohne etwa zu jenen Aushülfsmitteln des Betäubens durch Schaukeln und Wiegen oder noch viel weniger zu dem in keinem Kinderzimmer zu duldenden Lutscher ihre Zuflucht zu nehmen.

Die Ernährung des Neugeborenen findet am besten durch die von der Natur vorgezeichneten Wege, die Mutterbrust statt. Sollte jedoch diese unmöglich sein, so kann sie durch Ammen- oder Kuhmilch ersetzt werden. In den ersten Lebenstagen ist der Bedarf an Nahrung ein sehr geringer. Ein so junges Kind ist mit wenigen Schlucken abgekochten Wassers für den ganzen Tag zu befriedigen. Und wenn dieses Wasser in der Form eines schwachen Fenchel- oder Lindenblüthenthees, oder wie sonst die beliebten Theeaufgüsse heißen mögen, gereicht wird, so schadet es nichts, wenn es auch nichts mehr nützt als reines Wasser.

Das Urtheil über die richtige Beschaffenheit der Brüste, in Bezug auf Produktion und Darreichung der Milch bei den Müttern wie bei den Ammen hat der Arzt; die Pflegerin achte nur darauf, daß die Brüste rein und die Warzen gesund sind; sie achte ferner darauf, daß dem Säugling das Trinken leicht gemacht werde, damit er sich nicht beim Saugen allzusehr anzustrengen brauche. Wie beim Erwachsenen, so muß auch beim Säugling eine gewisse Regelmäßigkeit in den Mahlzeiten innegehalten werden. Um all diesen Anforderungen zu genügen, ist es nothwendig, daß die Brüste der Nährenden ein- bis zweimal täglich sorgfältig, ohne gedrückt zu werden, mit lauwarmem Seifenwasser abgewaschen, daß die Warzen jedesmal, nachdem das Kind getrunken, mit einer desinfizirenden Flüssigkeit gereinigt werden; daß die Warzen genau untersucht werden, ob sich Risse oder Schrunden in ihnen zeigen, ob sie bluten ꝛc., und daß in dieser Beziehung außer der Desinfektion weitere Anordnungen vom Arzt erbeten werden. Es ist aber auch gut, wenn vor dem Anlegen des Kindes die Warze noch einmal, wenn auch nur mit kaltem Wasser, gewaschen wird. Bei allzustrotzenden Brüsten kann die Nase des Säuglings während des Saugens so zusammengedrückt werden, daß das Kind keine Luft durch die Nase bekommen und in Folge dessen nicht athmen und nicht saugen kann. Die Nährende wird daher gut thun, die Umgebung der Warze mit zwei Fingern in geeigneter Weise vom Gesichte des Kindes wegzudrücken. Das Kind soll in den ersten Lebensmonaten während des Tages alle zwei Stunden angelegt werden, während der Nacht (von 10 Abends bis 6 Morgens) genügt es, zweimal die Brust zu reichen. Selbstverständlich wird dabei vorausgesetzt, daß die Milch nach Menge und Beschaffenheit normal ist. Während das Urtheil, ob die Milch ihrer Beschaffenheit nach für den Säugling geeignet ist, dem Arzt allein zusteht, kann das Urtheil, ob die Menge der zur Verfügung stehenden Milch genügt, am besten von der

Pflegerin gewonnen werden, die beim Nähren, während das Kind an der Brust liegt, zugegen ist. Sie sieht alsdann, ob das Kind gesättigt ist, bevor die Brüste entleert sind, oder ob das Umgekehrte der Fall ist. Die Kinder, die schreien, thuen dies häufig nur deswegen, weil sie nicht satt, sondern geradezu hungrig sind.

Zahlreiche Gründe veranlassen uns oft, statt Mutter- oder Ammenmilch die Kuhmilch als Ernährungsmittel zu wählen. Abgesehen davon, daß Kuhmilch überhaupt nie, ohne daß sie vorher abgekocht ist, von Menschen genossen werden sollte, wird sie für Neugeborne noch nach anderen Richtungen einer sorgfältigen Zubereitung bedürfen. Der Magen des Kindes ist überaus empfindlich und die Verdauungsfähigkeit und Thätigkeit desselben kann sehr leicht gestört werden. Peinlichste Sauberkeit, unerschütterliche Ruhe und Geduld, Sorgfalt und Gewissenhaftigkeit gehören dazu, ein Kind mit Kuhmilch aufzuziehen. Die hierzu zu verwendende Milch wird am besten immer von derselben Kuh genommen, die nur Trockenfutter erhält und deren eigene Gesundheit festgestellt sein muß. Die Milch wird, wenn möglich, gleich nach dem Melken oder wenigstens sobald wie möglich nach demselben ca. eine halbe Stunde lang gekocht. Bevor sie dann aber dem Kinde gereicht wird, muß sie nach Menge und Verdünnung (da die Kuhmilch schwerer zu verdauen als die Muttermilch ist), genau regulirt werden und einer nochmaligen Befreiung von Keimen irgend welcher Art durch wiederholtes Aufkochen unterworfen werden. Die richtige Temperatur erhält die Milch dann durch Abkühlung am besten, wenn sie in ein Gefäß mit kaltem Wasser eine bestimmte Zeit gestellt wird. Bezüglich Menge und Verdünnung ist je nach dem Kräftezustand und Alter des Kindes die Bestimmung sehr wechselnd und geht allein vom Arzt aus. Die Temperatur ist gewöhnlich dieselbe, ca. 32 Grad Celsius und wird nur in Krankheitsfällen geändert. Der Schwerpunkt der Ernährung mit Kuhmilch liegt in der keimfreien Darstellung derselben. Die verschiedenen Apparate, die zu diesem Zwecke angegeben sind, haben in den meisten Kreisen Eingang gefunden. Bei ihrer Benutzung hält man sich genau an die dem Apparate beigefügte Anweisung. Die Menge, die für jedes

Mal vorbereitet werden soll, beträgt ca. 150 Gramm. Diese Bestimmungen können mancherlei Veränderungen durch den Arzt erfahren, wie auch die Darreichung statt aus der Flasche mit dem Sauger, durch Löffel, Schnabeltassen 2c. bewerkstelligt werden kann. Es soll noch speciell darauf aufmerksam gemacht werden, daß die bei der Ernährung des Säuglings in Betracht kommende Reinlichkeit der als chirurgischen Reinlichkeit geschilderten gleichkommen muß, sowohl was die Pflegerin selbst, als was die anzuwendenden Gefäße, kurz, alles, was mit dem Kinde beim Füttern in Berührung kommt, anlangt. Ist das Kind gesättigt, so ist der Mund mit abgekochtem, kühlen Wasser zu reinigen. Ist das Kind während des Saugens eingeschlafen, so ist die Flasche sofort zu entfernen, der Rest Milch wegzugießen, die Flasche und der Mund des Kindes zu reinigen. Die Rücksicht auf den Schlaf des Kindes soll nicht von der Reinigung abhalten, da die Kinder leicht wieder einschlafen, andernfalls das Zurückbleiben von Milchresten im Munde sehr leicht zu Mundkrankheiten (Mundfäule, Schwämme) führt. Zur Reinigung der Gefäße, der Sauger und Löffel wähle man nur in seltensten Fällen antiseptische Flüssigkeiten, es genügt kochendes Wasser. Als Sauger verwende man nur weiche Gummistücke, niemals Glas- oder Holzröhren. Eine plötzliche Bewegung des Kindes kann bei unnachgiebigem Material schwere Verletzungen des Kindes hervorrufen.

Ist oben bei Gelegenheit der Beruhigung des schreienden Kindes schon vor der Anwendung des Lutschers gewarnt worden, so ist dies hier zu wiederholen. Namentlich hüte man sich vor der Verwendung des im Lutscher gereichten Semmelbreies. So verpönt wie der Lutscher, ist aber auch der einfache Gummisauger, der dem Kinde in den Mund gesteckt wird, damit es dadurch zum Saugen angeregt und so durch Vortäuschung des Fütterns beruhigt wird. Dieses Saugen ist die Vorbildung zum Nuddeln, Ludeln, einer höchst verderblichen Gewohnheit kleiner Kinder, ganz abgesehen davon, daß durch diese Sauger allerlei Mundkrankheiten aufs leichteste erzeugt werden können.

Es erübrigt noch bei der Pflege der Neugeborenen mit einigen Worten auf Stuhlgang und Urin einzugehen. Der erstere ist in den ersten Lebenstagen von tiefschwarzer Farbe und wird mehrfach am Tage entleert. Einer erfahrenen Pflegerin ist diese Thatsache wohl bekannt. Es wird aber gut sein, auch die Angehörigen und namentlich die Mutter, um sie vor Schreck zu bewahren, zu unterweisen, daß dies rein normale Vorgänge sind. Sobald das Kind einige Tage Milch zu sich genommen und genügend Entleerungen gehabt hat, hellt sich die Farbe des Stuhlgangs auf. Eine gewisse Aufmerksamkeit soll aber die Pflegerin auf die Urinentleerung des Neugeborenen richten. Es kommt gar nicht selten vor, daß das Uriniren Beschwerden macht, oder daß der Urin gar nicht entleert werden kann. Es kann dies, da Stuhlgang erfolgt, sogar einen Tag und länger unbemerkt bleiben. Man achte daher genau darauf, ob dem Stuhlgang Urin beigemischt ist, was man leicht daran erkennt, wenn der Stuhlgang heller als normal und besonders dünnflüssig ist; man achte ferner auch darauf, ob nicht im Bade oder gleich nach demselben das Kind Urin läßt, und man achte besonders darauf, ob nicht das Kind außergewöhnliche Unruhe zeigt, die Beine an den Rumpf anzieht und bei Berührung der Blasengegend besonders ängstlich schreit. Dem Arzt ist bei Verdacht auf Urinverhaltung oder mangelhafte Urinentleerung sofort Bericht zu erstatten.

Wenn ich zum Schluß dieses Kapitels noch der Feststellung des Gewichts der Neugeborenen Erwähnung thue, so geschieht es, um darauf aufmerksam zu machen, daß das Wiegen eine sehr vortheilhafte Einrichtung ist, um die Körperzunahme genau feststellen zu können, daß man aber durch allzu häufiges Wiegen, mehr als einmal in der Woche, in einen Unfug verfällt, der ganz unnöthiger Weise zu Beängstigung Veranlassung geben kann. Man vergesse auch nicht, daß das Gewicht, welches gleich nach der Geburt festgestellt ist, nach den ersten 24 Stunden entschieden abnimmt, um aber unter normalen Verhältnissen dann stetig zu steigen.

Sachregister.

(Die Ziffern geben die Seitenzahlen an.)